护士岗位技能训练 50 项考评指南

主编 钟印芹 叶美霞

U0189442

中国科学技术出版社
·北 京·

图书在版编目（CIP）数据

护士岗位技能训练50项考评指南 / 钟印芹，叶美霞主编 . — 北京：中国科学技术出版社，2020.8

ISBN 978-7-5046-8693-0

Ⅰ . ①护… Ⅱ . ①钟… ②叶… Ⅲ . ①护士—岗位培训—自学参考资料 Ⅳ . ① R192.6

中国版本图书馆 CIP 数据核字 (2020) 第 104251 号

策划编辑	焦健姿　韩　翔
责任编辑	孙　超
装帧设计	佳木水轩
责任印制	李晓霖

出　　版	中国科学技术出版社
发　　行	中国科学技术出版社有限公司发行部
地　　址	北京市海淀区中关村南大街 16 号
邮　　编	100081
发行电话	010-62173865
传　　真	010-62179148
网　　址	http://www.cspbooks.com.cn

开　　本	710mm×1000mm　1/16
字　　数	295 千字
印　　张	17
版　　次	2020 年 8 月第 1 版
印　　次	2020 年 8 月第 1 次印刷
印　　刷	天津翔远印刷有限公司
书　　号	ISBN 978-7-5046-8693-0 / R · 2555
定　　价	49.80 元

编委会名单

内容提要

　　编者结合全国卫生系统护士岗位技能训练和竞赛活动中有关护理技术项目的相关考核要点，对护士岗位50项技能训练的相关知识及考核要点进行了全面总结。全书分上、下两篇，上篇为护理技术操作项目训练及考评指导，针对50项技能训练项目进行了程序细化，按操作的准确和熟练程度加以评定；下篇为护士岗位技能训练及竞赛活动训练项目试卷，以单选题、填空题、判断题、问答题的形式对护士岗位技能训练的相关知识予以考评。本书内容全面，兼具指导性与可操作性，有利于提高护理专业人员应试水平，非常适合青年护士参考、学习。

前　言

　　护理工作贯穿于医疗活动的全过程，是医疗工作的重要组成部分。在医疗工作中，护理人员不仅能在患者入院、出院、协助检查、诊断工作中提供基本医疗服务，而且有部分护理技术本身就具有一定的治疗效果，能够为患者接受治疗、手术、用药提供良好的身心环境。加强护理操作标准化、规范化既顺应了当前医疗技术发展进步的潮流，又满足了广大群众日益提高的精神和健康需求。

　　目前，护理前沿知识和专科知识有了较大更新。为了进一步加强护理人员专业技能和综合素质培养，规范开展专科护理人员技能培训工作，全面提高护理人员的专科护理技能水平，我们参考国家卫生健康委员会下发的《新入职护士培训大纲》及广东省护理学会下发的《临床护理技术规范（基础篇）》（第2版），根据其中的常见临床护理操作技术及专业理论与实践能力培训内容及要求确定了本书收录的岗位技能训练项目，并结合当前临床工作的实际与新技术、新设备的更新情况，编写了这本《护士岗位技能训练50项考评指南》。

　　全书分上、下两篇。上篇为护理技术操作项目训练及考评指导，主要内容为各操作项目的目的、操作方法、注意事项及评分标准，可为临床护理人员提供准确清晰的目的及操作步骤，同时为操作者提供操作注意要点及操作重点，确保操作实施的准确性；下篇为护士岗位技能训练及竞赛活动训练项目试卷，分为单选题、填空题、判断题、问答题，可为临床护理人员提供操作项目必备的理论知识和注意重点，试题内容详细、可操作性强，具有比较强的指导意义。

　　本书编写历时1年，经诸位编者反复多次修改、校订，终于交付定稿。书中介绍的操作项目覆盖各专科，贴近临床，符合临床工作实际，相关的理论知识全面、简明扼要、针对性强，可以让护士知其然而所做，具有很强的指导意义，希望能为临床护理人员的训练应试及日常操作中提供帮助。

　　由于书中内容涉及广泛，可能存在不尽完善之处，诚望同行专家指正。

钟印芹

目 录

上篇　护理技术操作项目训练及考评指导

下篇　护士岗位技能训练及竞赛活动训练项目试卷

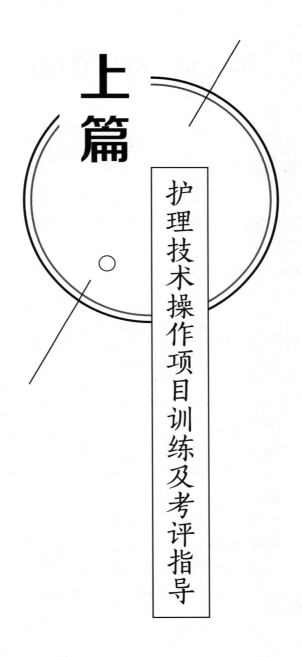

上篇

护理技术操作项目训练及考评指导

第1章　心血管内科

一、心电监护

【目的】

准确监测患者的心率，了解心血管功能及血容量的变化，为疾病诊疗和制定护理措施提供依据。

【操作方法】

具体见表1-1。

表1-1　心电监护操作方法

项目	实施要点
操作准备	心电监护仪、电极片、酒精棉球、护士着装整齐
操作前评估	1. 评估患者病情、意识状态、合作程度
	2. 评估患者皮肤情况、二便情况
	3. 对清醒患者，告知监测的目的及方法，取得患者合作
	4. 评估患者周围环境、光照情况、有无电磁波干扰
心电监护要点	1. 检查监护仪功能及导线连接是否正常
	2. 清洁皮肤，保证电极片与皮肤充分接触
	3. 正确连接粘贴电极片位置，避开伤口、起搏器，必要时避开除颤部位
	4. 选择合适的导联，监测波形清晰，设置合理的报警界限
指导患者	1. 告知患者勿自行移动或摘除电极片，告知患者和家属避免在检测仪附近使用手机，以免干扰监测波形
	2. 指导患者学会观察电极片周围皮肤情况，如有痒痛感及时告诉医护人员

【注意事项】

1. 密切观察心电图波形，及时处理干扰和电极脱落。

2. 告知患者和家属避免在检测仪附近使用手机，以免干扰监测波形。

3. 正确设定报警界限，不能关闭报警声音。

4. 定期观察患者粘贴电极片处的皮肤，定时更换电极片和电极片位置。

5. 对躁动患者，应当固定好电极和导线，避免打折、缠绕、脱位。

6. 停机时，向患者说明，取得合作后关机，断开电源。

7. 注意保护患者的隐私。

【评分标准】

具体见表1-2。

表1-2 心电监护评分标准

项目	分值	考评评价要点	评分等级					得分	存在问题
			I	II	III	IV	V		
操作准备（20分）	5	1. 评估患者病情、意识状态、合作程度	5	4	3	2	1		
	5	2. 评估患者皮肤情况、二便情况	5	4	3	2	1		
	5	3. 对清醒患者，告知监测的目的及方法，取得患者合作、取合适体位	5	4	3	2	1		
	5	4. 评估患者周围环境、光照情况、有无电磁波干扰	5	4	3	2	1		
操作步骤（60分）	10	1. 检查监护仪功能及导线连接是否正常	10	8	6	4	2		
	10	2. 清洁皮肤，保证电极片与皮肤充分接触	10	8	6	4	2		
	20	3. 正确连接粘贴电极片位置，避开伤口、起搏器，必要时避开除颤部位	20	15	10	8	4		
	20	4. 选择合适的导联，监测波形清晰，设置合理的报警界限	20	15	10	8	4		
指导患者（10分）	5	1. 告知患者勿自行移动或摘除电极片，告知患者和家属避免在检测仪附近使用手机，以免干扰监测波形	5	4	3	2	1		
	5	2. 指导患者学会观察电极片周围皮肤情况，如有痒痛感及时告诉医护人员	5	4	3	2	1		
提问（10分）	5	目的	5	4	3	2	1		
	5	注意事项	5	4	3	2	1		
总分	100		100	78	56	40	20		

I 级表示操作熟练、规范，无缺项，与患者沟通自然，语言通俗易懂；II 级表示操作熟练、规范，有 1~2 处缺项，与患者沟通不够自然；III 级表示操作欠熟练、规范，有 2~3 处缺项，与患者沟通较少；IV 级表示操作欠熟练、规范，有 4 处以上缺项，与患者无沟通；V 级表示操作混乱、无序

二、除颤

【目的】

在短时间内使心肌瞬间同时除极，消除异位性快速心律失常，使之转复为窦性心律。

【操作方法】

具体见表1-3。

表1-3 除颤操作方法

项目	实施要点
操作准备	除颤仪、呼吸球囊、心肺复苏板、导电糊
操作前评估	1. 评估患者病情、意识状态
	2. 评估患者脉搏、心电图状态以及是否有心室颤动或心室扑动
	3. 评估患者周围环境、患者身上是否潮湿、有无金属制品
除颤要点	1. 打开除颤仪，分析患者心律，确认是否需要除颤
	2. 清洁患者皮肤，选择"除颤档"
	3. 电极板涂以专用导电糊，并均匀分布
	4. 选择非同步方式及合适能量
	5. 电极板放置准确，与患者皮肤贴紧
	6. 再次确认患者心律，充电
	7. 放电前确定周围人员无直接或间接与患者接触，放电
指导患者	告知家属操作中可能出现的风险和并发症

【注意事项】

1. 除颤仪未到达前应先予胸外按压及呼吸球囊辅助呼吸。

2. 操作时注意保护患者隐私。

3. 确认周围人员无直接或间接与患者接触才可以放电。

4. 放电时应暂时关闭氧气，以防爆炸、起火。

5. 放电后立即予心肺复苏术，2min后评估患者心律。

6. 如患者带有植入性起搏器，应注意避开起搏器部位至少10cm，选择前后位放置电极板方式。

【评分标准】

具体见表1-4。

表 1-4 除颤评分标准

项目	分值	考评评价要点	评分等级					得分	存在问题
			I	II	III	IV	V		
操作准备（15分）	5	1. 评估患者病情、意识状态	5	4	3	2	1		
	5	2. 评估患者脉搏、心电图状态以及是否有心室颤动或心室扑动	5	4	3	2	1		
	5	3. 评估患者周围环境、患者身上是否潮湿、有无金属制品	5	4	3	2	1		
操作步骤（70分）	10	1. 打开除颤仪，分析患者心律，确认是否需要除颤	10	8	6	4	2		
	10	2. 清洁患者皮肤，选择"除颤档"	10	8	6	4	2		
	10	3. 电极板涂以专用导电糊，并均匀分布	10	8	6	4	2		
	10	4. 选择非同步方式及合适能量	10	8	6	4	2		
	10	5. 电极板放置准确，与患者皮肤贴紧	10	8	6	4	2		
	10	6. 再次确认患者心律，充电	10	8	6	4	2		
	10	7. 放电前确定周围人员无直接或间接与患者接触，放电	10	8	6	4	2		
指导患者（5分）	5	告知家属操作中可能出现的风险和并发症	5	4	3	2	1		
提问（10分）	5	目的	5	4	3	2	1		
	5	注意事项	5	4	3	2	1		
总分	100		100	80	60	40	20		

I 级表示操作熟练、规范，无缺项，与患者沟通自然，语言通俗易懂；II 级表示操作熟练、规范，有1～2处缺项，与患者沟通不够自然；III 级表示操作欠熟练、规范，有2～3处缺项，与患者沟通较少；IV级表示操作欠熟练、规范，有4处以上缺项，与患者无沟通；V级表示操作混乱、无序

第 2 章　呼吸内科

一、经鼻 / 口腔吸痰法

【目的】

清除呼吸道分泌物，保持气道通畅。

【操作方法】

具体见表 2-1。

表 2-1　经鼻 / 口腔吸痰法操作方法

项目	实施要点
评估	1.病情、意识状态、生命体征、痰液的量及黏稠度
	2.呼吸状况：有无呼吸困难和发绀，血氧饱和度值，有无痰鸣音
	3.口鼻黏膜情况，心理状态、合作能力
准备	1.操作者：洗手，戴口罩
	2.用物：负压吸引装置，吸痰管、吸痰连接管、听诊器、掌式血氧监测仪
	3.患者准备：头偏向一侧，检查口腔 / 鼻黏膜，取下活动义齿，颌下铺治疗巾
	4. 调节好负压：成人 300～400mmHg（40～53kPa）；小儿 250～300mmHg（33～40kPa）
实施	1.连接吸痰管，试吸力，湿润导管
	2.插管：进管前阻断负压，经口鼻插管深度 14～16cm，经鼻腔插管深度 22～25cm，气管套管 10～20cm，气管插管 10～25cm，原则上超过气管插管的长度，插管至合适深度，遇阻力向外退出 1cm 后吸引
	3.严格执行无菌操作，痰液黏稠者可以雾化或拍背 3～5min 后再进行
	4.吸痰：左、右旋转，向外脱出，吸干净痰液，每次吸痰时间不超过 15s，间歇 3～5min，吸痰后及时吸引治疗盘内的盐水冲干净管道
	5.若有气管插管或气管切开，应先抽吸气管插管或气管切开处，再抽吸口鼻处
	6.吸痰结束，肺部听诊及测手指血氧饱和度，整理用物
观察与记录	1.观察呼吸是否改善、痰液吸引情况、生命体征及血氧饱和情况
	2.记录痰量、性状及颜色

【注意事项】

1. 视痰液的多少决定吸痰的时间和次数。

2. 病情危重突发时立即实施操作，然后再向患者及家属解释。

3. 机械通气患者吸痰前后给予高浓度氧气吸入。

4. 吸痰管一用一换，吸痰的治疗盘每4小时更换一次。

【评分标准】

具体见表2-2。

表2-2　经鼻/口腔吸痰法评分标准

项目	分值	考评评价要点	评分等级				得分	存在问题
			I	II	III	IV		
操作前准备（10分）	5	着装整洁，洗手，戴口罩	5	4	3	2		
	5	备齐用物：电动吸引器（连接好导管，接头处用纱布包裹）、接线板、有盖方盘（内盛纱块、压舌板、开口器、镊子或弯血管钳、接头）、外用生理盐水、吸痰管2根以上、无菌持物钳、盛消毒液试管（瓶）、弯盘、听诊器、电筒、治疗巾（或毛巾）、治疗卡	5	4	3	1		
操作过程（70分）	10	查对医嘱，（评估→洗手→戴口罩）。备齐用物，携至患者床旁，对床号、姓名，并向清醒患者解释，取得配合	10	8	6	4		
	10	1.将盛消毒液的试管（瓶）固定于床头边缘的栏杆上　2.接通电源，打开吸引器开关，检查吸引器性能，调节合适的负压（一般成人40～53kPa，小儿33～40kPa）。将导管接头处插入盛消毒液的试管（瓶）内	10	8	6	4		
	10	协助患者取舒适体位，头转向操作者侧，铺治疗巾于患者颌下及枕上，置弯盘于口角旁，取出压舌板，检查口腔，取下活动义齿，放于冷水杯内。昏迷患者用开口器协助张口	10	8	6	4		
	15	1.连接吸痰管，润滑冲洗吸痰管　2.轻轻插入口腔或鼻腔，吸出口腔及咽喉部分泌物。注意插管深度适宜，进吸痰管时不可带负压，吸痰时轻轻左右旋转吸痰管上提吸痰。如果经口腔吸痰，告诉患者张口。对昏迷患者可以使用压舌板或开口器（或口咽通道）帮助患者张口	15	10	7	5		

项目	分值	考评评价要点	评分等级				得分	存在问题
			I	II	III	IV		
操作过程（70分）	5	拔出吸痰管后吸入生理盐水冲洗吸痰管，分离吸痰管。将导管接头处插入盛消毒液的试管（瓶）内	5	4	3	1		
	10	每次吸痰前应给予高流量吸氧，吸痰时间不超过15s，如痰液较多，需要再次吸引，应间隔3～5min，并给予高浓度吸氧，待患者耐受后再吸。一根吸痰管只能使用一次。如痰液黏稠应做相应处理	10	8	6	4		
	10	1. 判断吸痰效果（使用听诊器），观察口腔黏膜有无损伤及患者反应 2. 清洁患者口鼻部，撤弯盘及治疗巾，协助取舒适体位 3. 核对，指导有效咳嗽及排痰（报告操作完毕）	10	8	6	4		
操作后（10分）	10	关闭电源，清理用物（垃圾分类处置） 洗手，做好记录	10	8	6	4		
理论提问（10分）	5	吸痰的目的	5	4	3	1		
	5	吸痰的注意事项	5	4	3	1		
总分	100		100	78	58	35		

Ⅰ级表示操作熟练、规范，无缺项，与患者沟通自然，语言通俗易懂；Ⅱ级表示操作熟练、规范，有1～2处缺项，与患者沟通不够自然；Ⅲ级表示操作欠熟练、规范，有2～3处缺项，与患者沟通较少；Ⅳ级表示操作欠熟练、规范，有4处以上缺项，与患者无沟通；Ⅴ级表示操作混乱、无序

二、雾化吸入技术

【目的】

通过雾化装置将药液分散成细小的雾粒，通过呼吸道由肺部组织吸收而产生全身性的疗效。

【操作方法】

具体见表2-3。

表2-3 雾化吸入技术操作方法

项目	实施要点
评估	1.病情、意识状态、呼吸及痰液，过敏史等
	2.患者的自理能力及自行排痰情况
	3.患者对雾化的认知及合作程度
准备	1.操作者：检查雾化装置是否正常
	2.环境：无火险隐患及易燃易爆物品
	3.用物：备好药物、氧气雾化装置或空气压缩式雾化器
	4.患者体位：取坐位或侧卧位，颌下垫治疗巾
实施	1.雾化前连接各种衔接管道
	2.将药物倒入一次性雾化器内
	3.氧气雾化者调节氧流量至6~8L/min，空气压缩式雾化器直接打开开关，观察出雾情况
	4.将雾化器的口含嘴放入口中或面罩置于口鼻处
	5.指导患者用鼻呼吸，口含吸嘴吸气，进行深呼吸，至所有雾液吸入完毕
	6.治疗完毕关氧气开关，空气压缩式雾化器关开关
	7.漱口，擦洗面部，整理用物
观察与记录	1.观察患者的反应，记录雾化后的效果及反应
	2.观察呼吸情况，防窒息，药液勿喷到眼睛

【注意事项】

1.对不能自行排痰者必须床边准备吸痰装置。

2.雾化时间一般10~15min，不可太长。

3.雾化器必须专人专用，用后交代患者自行清洗，并放在清洁的袋子里。

4.儿童的雾化量应较小，为成人的1/3或1/2，以面罩吸入为佳。

5.注意用氧安全。

6.进行氧气雾化时不用湿化水，以防瓶内液体进入雾化器，稀释药液。

【评分标准】

具体见表2-4。

表2-4　雾化吸入技术评分标准

项目	分值	考评评价要点	评分等级				得分	存在问题
			I	II	III	IV		
操作前准备（15分）	10	护士准备：着装整洁，洗手，戴口罩	10	8	6	4		
	5	用物：超声雾化吸入器及其附件、冷蒸馏水、药物、一次性注射器、棉签、砂轮、0.5%碘伏、治疗巾或毛巾	5	4	3	1		
操作过程（65分）	5	查对医嘱，正确评估患者情况	5	4	3	1		
	15	1. 连接雾化器主件与附件，水槽内盛冷蒸馏水，至浮标浮起，水量视不同类型的雾化器而定，要求浸没雾化罐底部的透明膜 2. 按正确方法配药，注入雾化罐内，检查无漏水后，放入水槽，盖紧槽盖	15	10	7	5		
	20	1. 携用物至床旁，核对床号、姓名、解释，协助取舒适体位。垫治疗巾或毛巾于患者颌下 2. 将雾化器移至床头柜上，接通电源，打开电源开关（指示灯亮），预热3～5min，调整定时开关至所需时间，打开雾化开关，根据需要调节雾量	20	15	10	5		
	10	气雾喷出时，协助患者将口含嘴放入患者口中（或面罩），指导患者紧闭口唇，深吸气。（指导患者用口吸气、鼻呼气方法及注意事项）	10	8	6	4		
	15	1. 再次核对，治疗毕，取出口含嘴（或面罩），用治疗巾或毛巾擦净患者脸部雾珠 2. 先关雾化开关，再关电源开关。协助其取舒适体位，整理床单位。报告操作完毕	15	10	7	5		
操作后（10分）	10	整理用物（垃圾分类处置），洗手，做好记录	10	8	6	4		
理论提问（10分）	5	雾化吸入的目的	5	4	3	1		
	5	雾化吸入的常用药物	5	4	3	1		
总分	100		100	75	54	31		

I级表示操作熟练、规范，无缺项，与患者沟通自然，语言通俗易懂；II级表示操作熟练、规范，有1～2处缺项，与患者沟通不够自然；III级表示操作欠熟练、规范，有2～3处缺项，与患者沟通较少；IV级表示操作欠熟练、规范，有4处以上缺项，与患者无沟通；V级表示操作混乱、无序

三、氧气吸入技术

【目的】

纠正缺氧，以维持人体代谢及生理需要。

【操作方法】

具体见表 2-5。

表 2-5 氧气吸入技术操作方法

项目	实施要点
评估	1. 病情、意识状态、呼吸、缺氧程度
	2. 患者有无口、鼻、呼吸道的损伤或畸形
	3. 患者对吸氧的认知及合作程度
准备	1. 操作者：洗手、戴口罩
	2. 环境：防震、防热、防油、防火
	3. 用物：选择合适的供氧装置，湿化水、氧气管或氧气面罩
	4. 患者：取合适、舒适的体位
实施	1. 清洁鼻腔
	2. 连接鼻导管，调节氧流量
	3. 鼻塞塞入鼻孔、面罩置于口鼻部、头罩给氧罩在婴幼儿的头部，妥善固定
	4. 氧疗结束，停止氧疗，取下吸氧装置，关闭流量开关
	5. 整理用物，取舒适体位
观察与记录	1. 记录给氧、停氧时间，记录给氧浓度
	2. 观察并记录氧疗改善效果

【注意事项】

1. 根据评估结果选择合适的氧疗方法和吸氧浓度。

2. 做好患者及家属的教育，不可自行调节氧流量。

3. 使用一次性湿化水进行氧气湿化，一人一用，开启的湿化水根据产品说明书的要求进行更换。

4. 面罩给氧最小氧流量是 6L/min，避免重复呼吸。

5. 用带储氧袋的面罩时，贮气囊至少保持 1/3 充盈。

6. 头罩的选择：早产儿至新生儿选小号，新生儿至 4 岁的儿童选中号，一般大于 4 岁的儿童选大号。

7. 使用氧气筒进行吸氧时，氧气压力表＜ 5kg/cm^2 时禁用，对于未用或已用空的氧气筒，要用标志区分。

8. 床边挂用氧标识及氧气"四防"标识。

【评分标准】

具体见表 2-6。

表 2-6　氧气吸入技术评分标准

项目	分值	考评评价要点	评分等级				得分	存在问题
			I	II	III	IV		
操作前准备（20分）	5	1. 仪表端庄、着装整洁、剪指甲、洗手	5	4	3	1		
	5	2. 操作前评估：患者意识状态、呼吸情况、缺氧程度、鼻部情况，氧气装置是否适用	5	4	3	1		
	10	3. 用物准备：内铺清洁治疗巾的治疗盘，中心供氧装置 1 套（配"四防"标识的流量表、湿化瓶内装 1/3～1/2 冷开水），鼻塞导管 1 套（单鼻或双鼻导管），治疗碗 2 个分别内置纱布、通气管、镊子、冷开水、棉签、用氧记录单、笔、手表、盛污物容器	10	8	6	4		
操作流程（55分）	5	1. 患者安全与舒适：查对床号、姓名、氧流量，向患者解释，取舒适体位	5	4	3	1		
	5	2. 用湿棉签清洁鼻孔（双鼻塞导管要用 2 根棉签）	5	4	3	1		
	5	3. 将流量表安装在中心供氧装置上，关闭流量开关，将湿化瓶与流量表连接，检查装表后有无漏气	5	4	3	1		
	5	4. 鼻导管与流量表连接，并打开流量表开关，调节氧流量，试水确定氧气流出通畅	5	4	3	1		
	5	5. 将鼻塞轻轻置入鼻孔，妥善固定	5	4	3	1		
	5	6. 记录用氧时间及氧流量	5	4	3	1		
	5	7. 告知用氧安全注意事项，整理用物、床单元，协助患者取舒适体位，向患者致谢	5	4	3	1		

项目	分值	考评评价要点	评分等级				得分	存在问题
			I	II	III	IV		
操作流程（55分）	5	8.停氧时，核对床号、姓名，向患者解释，取下鼻塞，擦净鼻部，关流量表，弃去氧导管	5	4	3	1		
	5	9.记录停氧时间并签名	5	4	3	1		
	5	10.整理用物、床单元，协助患者取舒适体位，向患者致谢	5	4	3	1		
	5	11.拆除氧气装置	5	4	3	1		
操作后（15分）	5	操作后评估：观察缺氧症状有无改善；用后物品符合消毒技术规范	5	4	3	1		
	10	终末质量：全过程稳、准、轻、快，符合操作原则 时间：全程 10min，其中准备用物 3min，操作流程 5min，回答问题 2min	10	8	6	4		
观察及注意事项（10分）	10	提问目的、注意事项 1.目的：提高血氧含量及动脉血氧饱和度，纠正机体缺氧 2.注意事项 （1）严格遵守操作规程，切实做好"四防"，注意用氧安全 （2）持续吸氧患者鼻塞每日更换 1 次，双侧鼻孔交替置管，及时清理鼻腔分泌物，保证用氧安全 （3）使用氧气时，应先调节流量后应用，停氧时先拔出鼻塞，再关闭氧气开关 （4）用氧过程中，准确评估患者生命体征，判断用氧效果，做到用氧安全	10	8	6	4		
总分	100		100	80	60	26		

I 级表示操作熟练、规范，无缺项，与患者沟通自然，语言通俗易懂；II 级表示操作熟练、规范，有 1～2 处缺项，与患者沟通不够自然；III 级表示操作欠熟练、规范，有 2～3 处缺项，与患者沟通较少；IV 级表示操作欠熟练、规范，有 4 处以上缺项，与患者无沟通；V 级表示操作混乱、无序。

四、胸部物理治疗

【目的】

促进痰液引流，保持呼吸道通畅。

【操作方法】

具体见表 2-7。

表 2-7　胸部物理治疗操作方法

项目	实施要点
评估	1. 病情、意识状态、耐受能力
	2. 患者的自理能力及自行排痰情况
	3. 患者合作程度，湿啰音集中的部位，胸片提示的炎性病灶位置
准备	1. 操作者：洗手
	2. 环境：舒适，清洁，温湿度适宜
	3. 物品：枕头、软垫等协助体位摆放的用物、听诊器
	4. 患者：胸部物理治疗的目的、步骤及配合的方法，按需大小便
实施	1. 选择有效体位：坐位或半坐卧位促进肺上叶引流；由一侧卧位转为仰卧位，再转为另一侧卧位，有利于肺中叶引流；头低足高位、俯卧位有利于肺下叶引流
	2. 体位引流的同时可以配合胸部叩击震颤
	3. 叩击：五指并拢呈空杯状，利用腕部力量快速而有节奏地叩击胸部（背部），每个部位 1~3min
	4. 震颤：呼气期手掌紧贴胸壁，施加一定压力并做轻柔的上下抖动，每个部位重复 6~7 个呼吸周期
	5. 也可根据需要选择体外震动排痰机或排痰背心
	6. 鼓励患者间歇深呼吸并用力咳痰
	7. 排痰后再次进行肺部听诊
	8. 协助患者摆放舒适体位
观察与记录	1. 观察病情、生命体征、呼吸情况
	2. 记录体位引流的效果，排出痰液性状、颜色和量

【注意事项】

1. 进行体位引流前，必须听诊双肺湿啰音，查阅胸片，确定病灶位置。

2 体位引流的时间：通常在餐前或睡前，每日 1~3 次，每次 15min，引流多个部位总时间不超过 45min，每种体位维持 5~10min，身体倾斜度为 10°~45°。

3. 体位摆放要充分考虑患者的病情及耐受能力。

4. 叩击原则：按从下至上、从外至内，避免乳房和心脏，勿在脊柱、骨突处进行。

5. 震颤紧跟叩击后进行，并只在呼气期震颤，不宜用于婴幼儿及儿童。

6. 叩击加震颤的时间以 15～20min 为宜。

7. 操作中专人守护，注意安全，出现呼吸困难、发绀等不适，应立即停止。

【评分标准】

具体见表 2-8。

表 2-8 胸部物理治疗评分标准

项目	分 值	考评评价要点	评分等级				得分	存在问题
			I	II	III	IV		
操作前（20分）	5	操作者：着装规范、洗手、戴口罩	5	4	3	1		
	10	1. 核对患者信息正确 2. 评估患者病情、意识、呼吸道分泌物情况、口腔、鼻腔情况、合作程度、心理反应 3. 解释胸部叩击的目的及注意事项、按需大小便	10	8	6	4		
	5	备物：脉氧仪、听诊器、胸部叩击治疗仪	5	4	3	1		
操作过程（50分）	5	安全：患者舒适，体位合适	5	4	3	1		
	5	检查：听诊肺部，听诊顺序正确	5	4	3	1		
	10	1. 体位引流：体位正确 2. 引流时间合适，患者安全	10	8	6	4		
	10	叩背：手势规范，拍背手法正确，处理应急事件得当	10	8	6	4		
	5	指导患者有效咳嗽方法	5	4	3	1		
	5	观察：过程中不良反应	5	4	3	1		
	10	整理床单位，协助患者取舒适体位，污物乱放、遗留用物在病房，分类放置、洗手	10	8	6	4		

续　表

项目	分　值	考评评价要点	评分等级				得分	存在问题
			I	II	III	IV		
评价（30分）	10	态度认真，沟通技巧佳	10	8	6	4		
	10	整体性，计划性好，操作时间不超过20min	10	8	6	4		
	10	相关知识掌握全面	10	8	6	4		
总分	100		100	80	60	34		

　I级表示操作熟练、规范，无缺项，与患者沟通自然，语言通俗易懂；II级表示操作熟练、规范，有1～2处缺项，与患者沟通不够自然；III级表示操作欠熟练、规范，有2～3处缺项，与患者沟通较少；IV级表示操作欠熟练、规范，有4处以上缺项，与患者无沟通；V级表示操作混乱、无序

第3章 消化内科

一、胃肠减压技术

【目的】

解除或缓解肠梗阻所致的症状。进行胃肠道手术前的准备，以减少胃肠胀气。术后持续胃肠减压可降低胃肠道内压力，减轻腹胀并减轻缝线张力，促进伤口愈合；同时改善胃肠壁血液循环，促进消化道功能恢复。通过对胃肠减压吸出物的判断，可观察病情变化协助诊断。

【操作方法】

具体见表3-1。

表3-1 胃肠减压技术操作方法

项目	实施要点
操作准备	治疗盘：一次性胃管，一次性手套、液状石蜡、棉签、胶布、别针、听诊器、适量温开水、50ml注射器、一次性治疗巾、手电筒、一次性胃肠减压器，必要时备压舌板、换药盘
操作评估	1. 询问、了解患者身体状况
	2. 向患者解释，取得患者配合
操作步骤	1. 核对患者，准备用物
	2. 携物品至患者床旁，为患者选择适当体位
	3. 检查胃管是否通畅，测量胃管放置长度
	4. 为患者进行插管操作，插入适当深度并检查胃管是否在胃内
	5. 调整减压装置，将胃管与负压装置连接，妥善固定于床旁
指导患者	1. 告知患者胃肠减压的目的、方法及注意事项
	2. 告知患者留置胃肠减压管期间禁止饮水和进食，保持口腔清洁

【注意事项】

1. 操作时动作应轻稳，以防损伤鼻腔及食管黏膜。

2. 胃肠减压者应每天进行口腔护理，每周更换胃管一次，晚间拔出，翌晨从另侧鼻孔插入。

3. 告知患者留置胃肠减压期间禁止饮水和进食。

4. 经常检查胃肠减压器吸引力的大小、管道是否通畅、胃肠减压器有无漏气。

【评分标准】

具体见表3-2。

表 3-2　胃肠减压技术评分标准

项目	分　值	考评评价要点	评分等级				得分	存在问题
			I	II	III	IV		
操作前评估（15分）	8	询问、了解患者身体状况	8	6	4	2		
	7	向患者解释，取得患者配合	7	6	5	3		
操作步骤（65分）	10	核对患者，准备用物	10	8	6	4		
	10	携物品至患者床旁，为患者选择适当体位	10	8	6	4		
	10	检查胃管是否通畅，测量胃管放置长度	10	8	6	4		
	20	为患者进行插管操作，插入适当深度并检查胃管是否在胃内	20	16	12	8		
	15	调整减压装置，将胃管与负压装置连接，妥善固定于床旁	15	12	9	6		
指导患者（10分）	5	告知患者胃肠减压的目的、方法及注意事项	5	4	3	2		
	5	告知患者留置胃肠减压管期间禁止饮水和进食，保持口腔清洁	5	4	3	2		
提问（10分）	5	目的	5	4	3	2		
	5	注意事项	5	4	3	2		
总分	100		100	80	60	40		

I 级表示操作熟练、规范，无缺项，与患者沟通自然，语言通俗易懂；II 级表示操作熟练、规范，有1~2处缺项，与患者沟通不够自然；III 级表示操作欠熟练、规范，有2~3处缺项，与患者沟通较少；IV 级表示操作欠熟练、规范，有4处以上缺项，与患者无沟通；V 级表示操作混乱、无序

二、三腔二囊管技术

【目的】

对食管、胃底静脉曲张破裂出血起到有效的止血作用；适用于对血管加压素和内镜治疗无效的患者。

【操作方法】

具体见表3-3。

表3-3 三腔二囊管技术操作方法

项目	实施要点
操作前准备	1. 操作者：着装整洁，洗手、戴口罩
	2. 用物：三腔二囊管、测压计、听诊器、手电筒、压舌板、50ml 注射器 2 个、止血钳 3 把、镊子 2 个、治疗碗 2 个、无菌手套 2 副、无菌纱布 2 包、液状石蜡、胶布、棉签、500ml 生理盐水 1 包，治疗巾 1 个、白扁带
	3. 环境：清洁、安静
操作前评估	1. 核对：患者床号、姓名、年龄、手腕带 / ID 号、医嘱
	2. 评估患者病情、意识、停留三腔二囊管的原因、心理状态和合作程度
	3. 告知：操作的目的及配合注意事项
操作要点	1. 床边再次双人核对
	2. 体位准备：患者取平卧位头偏向一侧，也可取侧卧位，最好取左侧卧位。休克患者取去枕仰卧位，头后仰
	3. 检查三腔二囊管有无漏气、标记管道名称
	4. 颌下铺治疗巾，清洗鼻腔，测量插入管道的长度
	5. 液状石蜡充分润滑管道，嘱患者口服无菌液状石蜡 20～30ml，戴无菌手套，缓慢置入 55～65cm
	6. 确定管腔已在胃内
	7. 用 50ml 注射器向胃囊内注气 150～200ml 后用止血钳夹闭注气口
	8. 管道轻轻往外拉，遇弹性阻力时用胶布双层固定管道
	9. 根据止血情况，必要时可再充食管囊约 100ml
	10. 用白扁带将 0.5g 重量系于管道末端后向床位中央牵拉固定在输液架上
	11. 标记胃管腔：刻度、插管日期等
	12. 协助患者漱口、清理污物，整理床单位，取舒适体位
	13. 指导患者注意事项
	14. 洗手后准确记录

【注意事项】

1. 导管三个腔的外口应分别标记清楚。

2. 对烦躁或不配合的患者给予适当约束。

3. 密切观察有无出现呼吸困难、面色发绀、呼吸骤停等窒息的表现。

4. 若患者出现上述症状，抽尽两个气囊内的气体（用床旁备用的剪刀剪断三腔二囊管的三叉处）迅速拔出管道，立即抢救，呼吸、心搏恢复后方可重新置管。

5. 置管期间床边备 50ml 注射器一个，以备应急放气用。

6. 牵引方向应顺身体纵轴与患者鼻唇成 45° 持续牵引，重力为 0.5g，更换体位时注意调整牵引方向。

7. 每隔 12～24h 放气 15～30min，以免食管胃底黏膜因受压过久而缺血坏死。

8. 气囊压迫期间，须密切观察脉搏、呼吸、血压、心律的变化。严密观察病情变化，加强基础护理，注意防止并发症。主要并发症有胃底、食管及鼻黏膜发生溃疡、频繁期前收缩、吸入性肺炎及窒息等。

9. 气囊压迫时间一般不超过 3d，以免黏膜长期受压出现溃疡，或缺血坏死。

10. 置管期间应予以禁食，做好口、鼻腔清洁。鼻腔滴油润滑，每天 3～5 次。

【评分标准】

具体见表 3-4。

表 3-4　三腔二囊管技术评分标准

项目	分值	考评评价要点	评分等级				得分	存在问题
			I	II	III	IV		
操作前准备（15分）	3	操作者：着装整洁，洗手、戴口罩	3	2	1	0		
	10	用物：三腔二囊管、测压计、听诊器、手电筒、压舌板、50ml 注射器 2 个、止血钳 3 把、镊子 2 个、治疗碗 2 个、无菌手套 2 副、无菌纱布 2 包、液状石蜡、胶布、棉签、500ml 生理盐水 1 包、治疗巾 1 个、白扁带	10	8	6	4		
	2	环境：清洁、安静	2	1	0	0		

续 表

项目	分值	考评评价要点	评分等级				得分	存在问题
			I	II	III	IV		
操作前评估（10分）	2	核对：患者床号、姓名、年龄、手腕带/ID号、医嘱	2	1	0	0		
	5	评估患者病情、意识、停留三腔二囊管的原因、心理状态和合作程度	5	4	3	2		
	3	告知：操作的目的及配合注意事项	3	2	1	0		
操作要点（65分）	3	1. 床边再次双人核对	3	2	1	0		
	3	2. 体位准备：患者取平卧位头偏向一侧，也可取侧卧位，最好取左侧卧位。休克患者取去枕仰卧位，头后仰	3	2	1	0		
	5	3. 检查三腔二囊管有无漏气，标记管道名称	5	4	3	2		
	5	4. 颌下铺治疗巾，清洗鼻腔，测量插入管道的长度	5	4	3	2		
	6	5. 液状石蜡充分润滑管道，嘱患者口服无菌液状石蜡20～30ml，戴无菌手套，缓慢置入55～65cm	6	5	4	3		
	6	6. 确定管腔已在胃内	6	4	2	0		
	5	7. 用50ml注射器向胃囊内注气150～200ml后用止血钳夹闭注气口	5	4	3	2		
	5	8. 管道轻轻往外拉，遇弹性阻力时用胶布双层固定管道	5	4	3	2		
	4	9. 根据止血情况，必要时可再充食管囊约100ml	4	3	2	1		
	6	10. 用白扁带将0.5g重量系于管道末端后向床位中央牵拉固定在输液架上	6	5	4	3		
	5	11. 标记胃管腔：刻度、插管日期等	5	4	3	2		
	5	12. 协助患者漱口、清理污物，整理床单位，取舒适体位	5	4	3	2		
	3	13. 指导患者注意事项	3	2	1	0		
	4	14. 洗手后准确记录	4	3	2	1		

续　表

项目	分值	考评评价要点	评分等级				得分	存在问题
			I	II	III	IV		
提问（10分）	5	目的	5	3	1	0		
	5	注意事项	5	3	1	0		
总分	100		100	74	48	26		

Ⅰ级表示操作熟练、规范，无缺项，与患者沟通自然，语言通俗易懂；Ⅱ级表示操作熟练、规范，有1～2处缺项，与患者沟通不够自然；Ⅲ级表示操作欠熟练、规范，有2～3处缺项，与患者沟通较少；Ⅳ级表示操作欠熟练、规范，有4处以上缺项，与患者无沟通；Ⅴ级表示操作混乱、无序

三、灌肠技术

（一）大量不保留灌肠

【目的】

1.解除便秘、肠胀气。

2.清洁肠道，为肠道手术、检查或分娩做准备。

3.减轻中毒，稀释并清除肠道内有害物质、减轻中毒。

4.降低体温。

【操作方法】

具体见表3-5。

表3-5　大量不保留灌肠技术操作方法

项目	实施要点
操作前准备	1.操作者：着装整洁，洗手、戴口罩
	2.患者：排尿
	3.灌肠袋、灌肠液、液状石蜡、棉签、水温计、床垫巾、便盆、纸巾、常用灌肠溶液
	4.环境：注意遮挡，保护患者隐私
操作前评估	1.核对：患者床号、姓名、年龄、手腕带/ID号、医嘱
	2.评估：①患者的意识状态、心理状态和合作程度。②肛门直肠疾病、灌肠禁忌证
	3.告知：患者和（或）家属了解灌肠的目的、方法并配合治疗

续 表

项目	实施要点
操作要点	1. 携用物至床旁，再次核对
	2. 协助患者取仰卧或左侧卧位，臀下铺垫巾，盖被保暖，暴露臀部
	3. 将灌肠溶液倒入灌肠袋，测量温度
	4. 灌肠袋挂于输液架上，液面距肛门40～60cm
	5. 戴手套
	6. 液状石蜡润滑肛管前端，排尽管内气体，关闭开关
	7. 一手垫卫生纸分开臀部，暴露肛门口，嘱患者深呼吸，一手将肛管轻轻插入直肠（成人7～10cm，小儿4～7cm），固定肛管
	8. 打开开关，使灌肠液缓缓流入，观察液面下降速度和患者情况
	9. 待灌肠液流尽时夹管，用卫生纸包裹肛管轻轻拔出，弃于医疗垃圾袋内
	10. 擦净肛门，脱下手套，消毒双手
	11. 协助患者取舒适卧位，嘱其尽量保留5～10min后再排便
	12. 整理用物
	13. 观察及记录灌肠后效果

【注意事项】

1. 妊娠、急腹症、严重心血管病变等患者禁忌灌肠。

2. 伤寒患者灌肠时溶液不得超过500ml，压力要低（液面不得超过肛门30cm）。

3. 肝性脑病患者灌肠时，禁用肥皂水，以减少氨的产生和吸收；充血性心力衰竭和水钠潴留患者禁用0.9%氯化钠溶液灌肠。

4. 准确掌握灌肠溶液的温度、浓度、流速、压力和溶液的量。

5. 灌肠时患者如有腹胀或便意时，应嘱患者做深呼吸，以减轻不适。

6. 灌肠过程中应随时注意观察患者的病情变化，如发现脉速、面色苍白、出冷汗、剧烈腹痛、心慌气急时，应立即停止灌肠并及时与医生联系，采取急救措施。

【评分标准】

具体见表3-6。

表 3-6 大量不保留灌肠技术评分标准

项目	分值	考评评价要点	评分等级				得分	存在问题
			I	II	III	IV		
操作前准备（15分）	2	1.操作者：着装整洁，洗手、戴口罩	2	1	0	0		
	2	2.患者：排尿	2	0	0	0		
	9	3.灌肠袋、灌肠液、液状石蜡、棉签、水温计、床垫巾、便盆、纸巾、常用灌肠溶液	9	7	5	3		
	2	4.环境：注意遮挡，保护患者隐私	2	0	0	0		
操作前评估（10分）	4	1.核对：患者床号、姓名、年龄、手腕带 / ID 号、医嘱	4	3	2	0		
	3	2.评估：①患者的意识状态、心理状态和合作程度。②肛门直肠疾病、灌肠禁忌证	3	2	1	0		
	3	3.告知：患者和（或）家属了解灌肠的目的、方法并配合治疗	3	2	1	0		
操作要点（65分）	4	1.携用物至床旁，再次核对	4	1	0	0		
	6	2.协助患者取仰卧或左侧卧位，臀下铺垫巾，盖被保暖，暴露臀部	6	4	3	2		
	5	3.将灌肠溶液倒入灌肠袋，测量温度	5	4	3	2		
	6	4.灌肠袋挂于输液架上，液面距肛门40～60cm	6	4	3	2		
	3	5.戴手套	3	2	0	0		
	6	6.液状石蜡润滑肛管前端，排尽管内气体，关闭开关	6	4	3	2		
	8	7.一手垫卫生纸分开臀部，暴露肛门口，嘱患者深呼吸，一手将肛管轻轻插入直肠（成人：7～10cm，小儿：4～7cm），固定肛管	8	6	4	3		
	8	8.打开开关，使灌肠液缓缓流入，观察液面下降速度和患者情况	8	6	4	3		
	5	9.待灌肠液流尽时夹管，用卫生纸包裹肛管轻轻拔出，弃于医疗垃圾袋内	5	3	2	1		
	3	10.擦净肛门，脱下手套，消毒双手	3	1	0	0		
	5	11.协助患者取舒适卧位，嘱其尽量保留5～10min后再排便	5	4	3	2		
	3	12.整理用物	3	2	1	0		
	3	13.观察及记录灌肠后效果	3	2	1	0		

续 表

项目	分值	考评评价要点	评分等级				得分	存在问题
			I	II	III	IV		
提问（10分）	2	1. 灌肠目的	2	1	0	0		
	3	2. 灌肠液种类	3	2	1	0		
	5	3. 注意事项	5	4	3	2		
总分	100		100	65	40	22		

I 级表示操作熟练、规范，无缺项，与患者沟通自然，语言通俗易懂；II 级表示操作熟练、规范，有 1～2 处缺项，与患者沟通不够自然；III 级表示操作欠熟练、规范，有 2～3 处缺项，与患者沟通较少；IV 级表示操作欠熟练、规范，有 4 处以上缺项，与患者无沟通；V 级表示操作混乱、无序

（二）保留灌肠

【目的】

镇静催眠；治疗肠道感染。

【操作方法】

具体见表 3-7。

表 3-7 保留灌肠技术操作方法

项目	实施要点
操作前准备	1. 操作者：着装整洁，洗手、戴口罩
	2. 患者：指导患者先排便排尿，排便后 30～60min 再行灌肠
	3. 灌肠袋、灌肠液、液状石蜡、棉签、水温计、小垫枕、治疗巾、便盆、纸巾、注射器、温开水 5～10ml、手消毒液
	4. 环境：注意遮挡，保护患者隐私
操作前评估	1. 核对：患者床号、姓名、年龄、手腕带 / ID 号、医嘱
	2. 评估：患者的年龄、病情、临床诊断、意识状态、心理状态、排便情况和合作程度
	告知：灌肠目的、操作程序及配合方法
操作要点	1. 操作前再次核对
	2. 准备体位：根据肠道疾病及病情选择体位及时间，将小垫枕和治疗巾垫于臀下，臀部抬高 10cm，注意保暖
	3. 将灌肠液倒入灌肠袋内，测量温度，将灌肠袋挂于输液架上

项目	实施要点
操作要点	4.戴手套，液状石蜡润滑肛管前端，排气后将肛管轻轻插入直肠 15～20cm，固定肛管，缓慢注入药液
	5.待药液注入完毕，再注入温开水 5～10ml，抬高肛管尾端，使管内溶液全部注完
	6.用卫生纸包裹肛管轻轻拔出弃于医疗垃圾袋内
	7.擦净肛门，脱下手套，消毒双手
	8.指导患者卧床休息，尽量保留药液 1h 以上
	9.整理用物
	10.观察及记录灌肠后效果

【注意事项】

1.保留灌肠前嘱患者排便，肠道排空利于药物吸收。

2.了解灌肠目的和病变部位，以确定患者的卧位和插入肛管的深度。

3.保留灌肠时，应选择稍细的肛管并且插入要深，液量不宜过多，压力要低，灌入速度宜慢，以减少刺激，使灌入的药液能保留较长时间，利于肠黏膜吸收。

4.肛门、直肠、结肠手术的患者及大便失禁的患者，不宜做保留灌肠。

【评分标准】

具体见表 3-8。

表 3-8 保留灌肠技术评分标准

项目	分值	考评评价要点	评分等级				得分	存在问题
			I	II	III	IV		
操作前准备（15分）	2	1.操作者：着装整洁，洗手、戴口罩	2	1	0	0		
	2	2.患者：指导患者先排便排尿，排便后 30～60min 再行灌肠	2	1	0	0		
	9	3.灌肠袋、灌肠液、液状石蜡、棉签、水温计、小垫枕、治疗巾、便盆、纸巾、注射器、温开水 5～10ml、手消毒液	9	7	5	3		
	2	4.环境：注意遮挡，保护患者隐私	2	1	0	0		

续 表

项目	分值	考评评价要点	评分等级				得分	存在问题
			I	II	III	IV		
操作前评估（10分）	4	1.核对：患者床号、姓名、年龄、手腕带/ID号、医嘱	4	3	2	0		
	3	2.评估：患者的年龄、病情、临床诊断、意识状态、心理状态、排便情况和合作程度	3	2	1	0		
	3	3.告知：灌肠目的、操作程序及配合方法	3	2	1	0		
操作要点（65分）	5	1.操作前再次核对	5	4	3	2		
	9	2.准备体位：根据肠道疾病及病情选择体位及时间，将小垫枕和治疗巾垫于臀下，臀部抬高10cm，注意保暖	9	7	5	3		
	7	3.将灌肠液倒入灌肠袋内，测量温度，将灌肠袋挂于输液架上	7	5	3	1		
	10	4.戴手套，液状石蜡润滑肛管前端，排气后将肛管轻轻插入直肠15~20cm，固定肛管，缓慢注入药液	10	8	6	4		
	9	5.待药液注入完毕，再注入温开水5~10ml，抬高肛管尾端，使管内溶液全部注完	9	7	5	3		
	5	6.用卫生纸包裹肛管轻轻拔出弃于医疗垃圾袋内	5	4	3	2		
	5	7.擦净肛门，脱下手套，消毒双手	5	4	3	2		
	5	8.指导患者卧床休息，尽量保留药液1h以上	5	4	3	2		
	5	9.整理用物	5	4	3	2		
	5	10.观察及记录灌肠后效果	5	4	3	2		
提问（10分）	5	1.灌肠目的	5	4	3	2		
	5	2.注意事项	5	4	3	2		
总分	100		100	76	52	30		

I级表示操作熟练、规范，无缺项，与患者沟通自然，语言通俗易懂；II级表示操作熟练、规范，有1~2处缺项，与患者沟通不够自然；III级表示操作欠熟练、规范，有2~3处缺项，与患者沟通较少；IV级表示操作欠熟练、规范，有4处以上缺项，与患者无沟通；V级表示操作混乱、无序

四、营养泵使用技术

【目的】

精准控制营养液输注速度，有利于营养物质的吸收；有效减少胃和食管的不适感，同时为吸收能力有限的患者提供最大限度的营养支持。

【操作方法】

具体见表 3-9。

表 3-9 营养泵使用技术操作方法

项目	操作要点
准备	1. 护士：着装规范、洗手、戴口罩 2. 查对：医嘱、患者床头卡、腕带 3. 用物：营养液、加温器、输液器、注射器、温开水、治疗盘、碘伏、棉签、手消毒液、标识牌
评估	1. 患者病情、意识状态、管饲通路情况、输注方式及合作程度 2. 有无禁忌证（麻痹性肠梗阻、上消化道出血、急性腹泻）
告知	告知患者/家属滴注肠内营养的目的、方法、注意事项
操作过程	1. 抬高床头 30°～40°，防止反流（颈椎、胸椎、腰椎损伤患者不宜抬高床头），协助患者取合适体位 2. 妥善固定营养泵，将营养泵固定在输液架上，连接外路电源 3. 查看体外鼻饲管刻度，从胃管内抽取胃液，确认鼻饲管在胃内 4. 滴入前用温开水 20ml 冲洗管道，将营养液连接营养管并排气，输液管与胃管连接，将营养管按正确方法与肠内营养泵连接，接通电源，进行调节，根据医嘱调节输注速度、输注总量及其他参数，将加热器安装在营养管上，妥善固定营养泵于输液架上，按确定键开通，告知患者不可自行调节 5. 挂上肠内营养液的标识 6. 滴注完毕后，关闭营养泵，用 20～50ml 温开水冲洗管道
观察	1. 滴入肠内营养液过程中观察有无呛咳、呼吸困难、恶心、呕吐等情况，如出现上述情况应立即停止滴注，并立即吸出口鼻腔及呼吸道的误吸物 2. 每 3 小时回抽胃液一次，如胃内残液量过多，应减慢滴入的速度或停止滴入 3. 滴入肠内营养液后观察大便性质，肠鸣音，有无腹胀等情况 4. 定时监测血糖、电解质的情况，观察意识变化，有无出汗、心悸等情况 5. 如果发现患者的摄入和消耗不平衡及时与医生联系，调整治疗护理方案
整理	1. 整理床单位 2. 协助患者取舒适体位 3. 分类处理用物，洗手
记录	再次查对，记录

【注意事项】

1.肠内营养泵是专门为肠内营养支持设计的，不能用于其他目的。

2.在使用前，应注意校正输注速度和输注总量。

3.输注泵应定期维护和清洁，备用蓄电池电能充足，确保设备正常工作。

4.长期使用肠内营养输注泵者，每24h更换泵管一次。

5.严密观察患者输注反应，如有不适，立即停止输注，通知医生处理。

【评分标准】

具体见表3-10。

表3-10 营养泵使用技术评分标准

项目		分值	扣分细则	评分等级				得分	存在问题
				I	II	III	IV		
操作前（26分）	操作者仪表	2	着装不规范	2	1.5	1	0		
		2	未洗手	2	1.5	1	0		
	核对	3	医嘱、患者床号、姓名、年龄	3	2	1.5	1		
	评估	6	未评估患者病情、意识、管饲通路情况、有无误吸风险及配合程度	6	5	4	3		
	告知	3	操作目的及配合方法	3	2	1.5	1		
	用物准备	10	少1件	10	8	6	4		
操作过程（59分）	安全舒适	2	1.未注意安全	2	1.5	1	0		
		2	2.未协助患者取舒适体位	2	1.5	1	0		
	操作	6	1.未妥善固定	6	4	3	2		
		4	2.不连接电源、打开开关	4	3	2	1		
		7	3.体位不正确、未确定胃管位置	7	5	3	1		
		4	4.安置营养泵管道不正确	4	3	2	1		
	操作	6	5.不会设定输注速度、总量及其他参数	6	5	3	2		
		3	6.不按开始键	3	2	1	0		

续　表

项目		分值	扣分细则	评分等级				得分	存在问题
				I	II	III	IV		
操作过程（59分）	观察	5	1. 未观察患者反应	5	4	2	1		
		4	2. 未观察输注情况	4	3	2	1		
		3	3. 未及时观察营养泵工作状态	3	2	1	0		
		3	4. 不会解除各种报警	3	2	1	0		
	整理	2	1. 未整理床单位	2	1.5	1	0		
		2	2. 未协助患者取舒适体位	2	1	0	0		
		2	3. 遗留用物	2	1	0	0		
		2	4. 未洗手、记录	2	1	0	0		
		2	5. 未再次核对	2	1	0	0		
评价（15分）	态度沟通	2	1. 态度不认真	2	1.5	1	0		
		2	2. 沟通技巧不佳	2	1	0	0		
	整体性计划性	3	1. 整体性欠佳	3	2	1	0		
		3	2. 计划性欠佳	3	2	1	1		
	相关知识	5	相关知识不熟悉	5	4	2	1		
总分		100		100	72	43	20		

I 级表示操作熟练、规范，无缺项，与患者沟通自然，语言通俗易懂；II 级表示操作熟练、规范，有 1～2 处缺项，与患者沟通不够自然；III 级表示操作欠熟练、规范，有 2～3 处缺项，与患者沟通较少；IV 级表示操作欠熟练、规范，有 4 处以上缺项，与患者无沟通；V 级表示操作混乱、无序

第4章 血液内科

一、密闭式静脉输血技术

【目的】

1.增加血容量：增加有效循环血量，改善心肌功能和全身血液灌流，提高血压，促进循环。

2.增加血红蛋白：促进携氧功能。

3.供给血小板和各种凝血因子：有助于止血。

4.输入抗体、补体：增强机体免疫能力。

5.增加白蛋白：维持胶体渗透压，减轻组织渗出和水肿。

【操作方法】

具体见表4-1。

表4-1 密闭式静脉输液技术操作方法

项目	实施要点
操作准备	血液制品、静脉输液用物、输血器、0.9% 氯化钠溶液、配血单、医嘱单、套管针等
输血指征	1.失血、失液引起的血容量减少或休克患者
	2.严重贫血患者
	3.凝血功能障碍患者
	4.严重感染患者
	5.低蛋白血症患者
操作要点	1.严格执行床边双人核对，包括医嘱、患者、输血史、同意书、血型、血液制品、交叉配血等
	2.取血前测量患者生命体征；做好配血、取血时的核对，如有异常及时联系输血科；按要求备好抢救药品及物品；做好血液运送和保存，使用取血专用箱，血液经血库发出后，应在 30min 内给患者输注

项目	实施要点
操作要点	3.输注起始速度宜慢，观察 15min 无不良反应后调整为正常速度输注速度；静脉输血 1h 后，应测量生命体征，查看患者有无不适反应，如发生输血反应按"输血反应处理流程"处理；血小板和冷沉淀融化后应尽快输注，应以患者可耐受的最快速度输注；需要同时输入多种成分血和血液制品时，应先输丙种球蛋白、再输血小板、再输红细胞；输注两袋血之间要用生理盐水冲管
	4.输血过程中，按要求巡视患者，观察有无局部疼痛，有无输血反应，如有严重反应，应立即停止输血，保留余血，以供检查分析原因
	5.输血完毕后再次核对，血袋由专人送回检验科保存 24h

【注意事项】

1.输血前和床旁输血时应分别经双人核对输血信息，无误方可输入。

2.取回的血应尽快输用，不得自行贮血。全血、成分血和其他血制品应从血库取出后 30 min 内输注，2 单位的全血或成分血应在 4h 内输完。从发血到输血结束，最长时限按医院血库规定执行。输血前将血袋内成分轻轻混匀，避免剧烈震荡。

3.输血过程中，应密切观察患者，每 15 分钟巡视一次，并在输液卡上记录，如有严重反应，应立即停止输血，保留余血，以供检查分析原因。

【评分标准】

具体见表 4-2。

表 4-2　密闭式静脉输血技术评分标准

项目	分值	考评评价要点	评分等级				得分	存在问题
			I	II	III	IV		
操作准备（10 分）	10	血液制品、静脉输液用物、输血器、0.9%氯化钠溶液、配血单、医嘱单、套管针等	10	8	6	4		
输血指征（15 分）	3	1.失血、失液引起的血容量减少或休克患者	3	2	1	0		
	3	2.严重贫血患者	3	2	1	0		
	3	3.凝血功能障碍患者	3	2	1	0		
	3	4.严重感染患者	3	2	1	0		
	3	5.低蛋白血症患者	3	2	1	0		
操作要点（65 分）	5	1.严格执行床边双人核对	5	4	3	2		
	10	2.输血前评估及准备	10	8	6	4		

续　表

项目	分值	考评评价要点	评分等级				得分	存在问题
			I	II	III	IV		
操作要点（65分）	20	3.输注起始速度宜慢，需要同时输入多种成分血和血液制品时，注意输血顺序，输注两袋血之间要用生理盐水冲管	20	16	12	8		
	20	4.输血过程中，按要求巡视患者，出现输血反应时按"输血反应处理流程"处理	20	16	12	8		
	10	5.输血完毕后再次核对，血袋由专人送回检验科保存24h	10	8	6	4		
提问（10分）	5	目的	5	4	3	2		
	5	注意事项	5	4	3	2		
总分	100		100	78	56	34		

Ⅰ级表示操作熟练、规范，无缺项，与患者沟通自然，语言通俗易懂；Ⅱ级表示操作熟练、规范，有1～2处缺项，与患者沟通不够自然；Ⅲ级表示操作欠熟练、规范，有2～3处缺项，与患者沟通较少；Ⅳ级表示操作欠熟练、规范，有4处以上缺项，与患者无沟通；Ⅴ级表示操作混乱、无序

二、经外周静脉置入中心静脉导管（PICC）维护技术

【目的】

为留置PICC的患者定期检查、更换敷料及辅助器材，及时发现和处理相关并发症；定期进行冲、封管，保持PICC导管的通畅，延长留置时间，保证患者完成间歇性、持续性静脉输液的治疗目的。

【操作方法】

具体见表4-3。

表4-3　经外周静脉置入中心静脉导管（PICC）维护技术操作方法

项目	实施要点
操作前评估	1.患者的合作程度
	2.是否有发热和多汗、关注血常规及胸片中导管位置
	3.轻压穿刺点，有无分泌物、渗血渗液、疼痛、硬结；周围皮肤有无瘙痒、皮疹
	4.查看记录，判断导管有无滑入体内或脱出
	5.评估置管侧肢体有无肿胀

项目	实施要点		
操作准备	1. 洗手，戴口罩，备用物至床边，核对床号、姓名		
	2. 向患者解释目的、方法及注意事项		
用物准备	无菌换药包、0.5%碘伏、10cm×12cm的透明贴膜、无菌手套、抗过敏胶布、75%乙醇及棉签、10ml以上的注射器（充好适量无菌生理盐水）、肝素帽		
操作步骤	1. 洗手、戴口罩		
	2. 换药	(1) 拆除原有敷料（从下向上小心拆除贴膜可以防止将导管带出体外），避免牵动导管及避免在靠近导管处使用剪刀或其他锐利物品	
		(2) 保护贴膜覆盖区域内的皮肤，以防污染贴膜所保护的无菌区	
		(3) 检查导管穿刺点有无发红、肿胀、有无渗出物，发现异常通知医生	
		(4) 再次洗手，打开无菌换药包，戴无菌手套	
		(5) 消毒：用三遍乙醇、三遍碘伏行皮肤从中心向外螺旋消毒，待干2min，范围是穿刺点上下各10cm，两侧到臂缘	
	3. 更换肝素帽	(1) 使用无菌技术打开肝素帽的包装，用生理盐水预冲肝素帽	
		(2) 拆除原有胶布，取下原有肝素帽	
		(3) 用酒精消毒三遍导管接头的外面	
		(4) 连接新的肝素帽，依据"冲洗导管的步骤"，用10ml生理盐水冲洗导管	
		(5) 用抗过敏胶布以蝶形交叉固定好连接器和肝素帽	
	4. 冲洗导管	(1) 用酒精棉签消毒肝素帽三遍，每次10s	
		(2) 把已经充有生理盐水的注射器连接肝素帽（一般常规维护使用10ml生理盐水，输血、血制品、TPN或取血后用20ml生理盐水）	
		(3) 以脉冲式方式注入生理盐水，当剩余最后0.5～1ml液体时，边推注注射器的活塞边撤出注射器正压封管	
	5. 固定	(1) 贴好透明贴膜（贴膜以穿刺点为中心覆盖全部体外部分导管，下面边缘固定到连接器的翼形部分的一半）	
		(2) 导管出皮肤处逆血管方向盘绕一流畅的S弯，可以更加牢固地固定导管	
		(3) 用抗过敏胶布以蝶形交叉方式妥善固定连接器和肝素帽	
		(4) 做好日期标记	
操作后	1. 填写PICC导管置入术后维护单		
	2. 指导患者带管注意事项		

【注意事项】

1. 评估 PICC 导管的置入深度或外露长度、敷料是否松脱；穿刺点周围皮肤是否出现红肿压痛或皮肤问题。

2. 使用正确的冲、封管方法，正确选择冲、封管液体。冲、封管过程中注意观察 PICC 导管穿刺点周围有无皮肤肿胀、疼痛；导管是否有液体渗漏；患者是否有寒战、发热等不适症状的出现。

3. 常用的冲、封管液有：0.9% 氯化钠溶液，每次 10～20ml，输液期间每隔 6～8h 冲管 1 次，治疗间歇期间每周冲、封管 1 次；肝素稀释液，浓度为 10U/ml，每次用 2～5ml，冲管后使用。

4. 确认患者是否对皮肤消毒剂、敷料或胶布过敏。选择合适患者使用的护理耗材。

5. 一般常规维护使用 10ml 生理盐水，输血、血制品、TPN 或取血后用 20ml 生理盐水；以脉冲式方式注入生理盐水，当剩余最后 0.5～1ml 液体时，边推注注射器的活塞边撤出注射器正压封管。

【评分标准】

具体见表 4-4。

表 4-4 经外周静脉置入中心静脉导管（PICC）维护技术评分标准

项目	分值	考核评价要点	评分等级					得分	存在问题
			I	II	III	IV	V		
仪表（2分）	2	仪表端庄，服装整洁	2	2	1	1	1		
评估（10分）	10	1. 患者的合作程度 2. 是否有发热和多汗、关注血常规及胸片中导管位置 3. 轻压穿刺点，有无分泌物、渗血渗液、疼痛、硬结；周围皮肤有无瘙痒、皮疹 4. 查看记录，判断导管有无滑入体内或脱出 5. 评估置管侧肢体有无肿胀	10	8	6	4	2		
用物准备（5分）	5	PICC 专用维护包、预冲式导管冲洗器（或 10ml 注射器 + 生理盐水 10ml）、正压接头（或肝素帽）、思乐扣、手消毒液、垃圾桶	5	4	2	1	1		

项目	分值	考核评价要点	评分等级					得分	存在问题
			I	II	III	IV	V		
操作准备（4分）	4	1. 洗手，戴口罩，备用物至床边，核对床号、姓名	2	2	1	1	1		
		2. 向患者解释目的、方法及注意事项	2	2	1	1	1		
操作步骤（45分）	45	1. 开包；测量臂围（肘横纹上10cm）	3	2	1	1	1		
		2. 手臂下垫治疗巾	3	2	1	1	1		
		3. 预冲式注射器、正压接头、思乐扣投至包内	3	2	1	1	1		
		4. 去除接头；戴手套，撕开酒精棉片，连接正压接头与预冲式导管冲洗器	3	2	1	1	1		
		5. 小纱布包住接头，酒精棉片用力多方位擦拭接头15s，待干	3	2	1	1	1		
		6. 排气、抽回血、脉冲式正压冲封管	3	2	1	1	1		
		7. 由下至上0º或180º无张力撕除贴膜，观察穿刺点	3	2	1	1	1		
		8. 打开锁扣，分离导管，酒精棉片浸润撕除思乐扣	3	2	1	1	1		
		9. 脱手套、快速洗手法洗手、戴无菌手套	3	2	2	1	1		
		10. 手持纱布提起接头，以75%乙醇及碘伏棉棒以顺时针、逆时针方向各消毒皮肤3遍，范围在穿刺点上下10cm，两侧到臂缘，酒精消毒时避开穿刺点1cm，待干	3	2	2	1	1		
		11. 调整好导管位置呈L形、C形或U形，避开上次受压部位，安装思乐扣	3	2	2	1	1		
		12. 无张力粘贴透明贴膜，穿刺点位于贴膜中心，贴膜下端贴至连接器的一半	3	2	2	1	1		
		13. 交叉固定连接器	3	2	2	1	1		
		14. 整理用物、床单位	3	3	3	1	1		
		15. 脱手套、洗手、敷料外固定条记录更换时间及签名	3	3	3	2	1		

续　表

项目	分值	考核评价要点	评分等级					得分	存在问题
			I	II	III	IV	V		
操作后（6分）	6	1. 填写深静脉导管置入术后维护单	3	3	3	2	1		
		2. 指导患者带管注意事项	3	3	3	2	1		
评价（20分）	20	1. 操作规范	4	3	3	2	1		
		2. 操作熟练、计划性好	4	3	3	2	1		
		3. 严格遵守无菌操作	4	4	4	1	1		
		4. 沟通良好	4	4	3	2	1		
		5. 垃圾分类正确	4	4	3	1	1		
提问（5分）	5	告知患者维护注意事项内容	5	3	2	2	1		
时间（3分）	3	12min	3	3	2	2	1		
总分	100		100	80	60	40	30		

I 级表示操作熟练、规范，无缺项，与患者沟通自然，语言通俗易懂；II 级表示操作熟练、规范，有1～2处缺项，与患者沟通不够自然；III 级表示操作欠熟练、规范，有2～3处缺项，与患者沟通较少；IV级表示操作欠熟练、规范，有4处以上缺项，与患者无沟通；V级表示操作混乱、无序

三、穿脱隔离衣

【目的】

用于保护医务人员避免受到血液、体液和其他感染性物质污染，或用于保护患者避免感染。

【操作方法】

具体见表4-5。

表4-5　穿脱隔离衣操作方法

项目	实施要点
操作准备	隔离衣、需要带入室的用物、洗手设备
穿脱隔离衣指征	1. 接触经接触传播的感染性疾病患者时，如传染病患者、多重耐药菌感染患者
	2. 对患者实施保护性隔离时，如大面积烧伤、骨髓移植等患者诊疗时
	3. 可能受到患者血液、体液、分泌物、排泄物喷溅时

项目	实施要点
穿脱隔离衣要点	1. 穿隔离衣：手持衣领取下隔离衣，两只手将衣领两端向外折，内面朝向操作者，漏出衣袖内口；一只手持衣领，另一只手伸入衣袖，举起手臂穿衣袖，同法穿另一侧衣袖；扣衣领、衣袖，对齐隔离衣两侧边缘，向一侧折叠，扎腰带，接触患者分泌物或传染病患者前戴手套
	2. 脱隔离衣：松腰带、袖扣，卷袖露前臂；洗手或手消毒，清洁干毛巾或软纸擦干双手；一只手再次伸入衣袖内拉下盖住手，衣袖遮盖的手拉着另一只衣袖的外面将衣袖拉下，双手从衣袖退出；根据隔离衣所挂区域不同，采用相应的折衣方法或挂好

【注意事项】

1. 隔离衣应长短合适，全部遮盖工作服，无破损。

2. 穿隔离衣时，衣袖勿触及面部。

3. 系领口时，袖口不可触及衣领、面部和帽子。

4. 穿隔离衣后不得进入清洁区。

5. 脱隔离衣时避免腰带脱垂，遭受污染。

6. 隔离衣挂在半污染区，清洁面向外，挂在污染区，则清洁面向内。

7. 隔离衣每日更换，如有潮湿或污染，应立即更换，一次性隔离衣一次性使用。

【评分标准】

具体见表 4-6。

表 4-6　穿脱隔离衣评分标准

项目	分值	考评评价要点	评分等级				得分	存在问题
			I	II	III	IV		
操作准备（10分）	10	隔离衣、需要带入室的用物、洗手设备	10	8	6	4		
穿脱隔离衣指征（15分）	5	1. 接触经接触传播的感染性疾病患者时，如传染病患者、多重耐药菌感染患者	5	4	3	2		
	5	2. 对患者实施保护性隔离时，如大面积烧伤、骨髓移植等患者诊疗时	5	4	3	2		
	5	3. 可能受到患者血液、体液、分泌物、排泄物喷溅时	5	4	3	2		

续　表

项目	分值	考评评价要点	评分等级				得分	存在问题
			I	II	III	IV		
穿脱隔离衣要点（65分）	35	1. 正确穿脱隔离衣，操作者未污染	35	28	21	14		
	20	2. 隔离衣清洁面未被污染，清洁区未污染	20	16	12	8		
	10	3. 使用后隔离衣正确处理	10	8	6	4		
提问（10分）	5	目的	5	4	3	2		
	5	注意事项	5	4	3	2		
总分	100		100	80	60	40		

I 级表示操作熟练、规范，无缺项，与患者沟通自然，语言通俗易懂；II 级表示操作熟练、规范，有 1～2 处缺项，与患者沟通不够自然；III 级表示操作欠熟练、规范，有 2～3 处缺项，与患者沟通较少；IV 级表示操作欠熟练、规范，有 4 处以上缺项，与患者无沟通；V 级表示操作混乱、无序

四、手卫生

（一）一般洗手

【目的】

去除手部皮肤污垢、碎屑和部分致病菌，切断通过手传播感染的途径。

【操作方法】

具体见表 4-7。

表 4-7　一般洗手操作方法

项目	实施要点
操作准备	肥皂液或肥皂、毛巾（纸巾或暖风吹手设备）、流动自来水及水池设备
洗手指征	1. 直接接触患者前后，从同一患者身体的污染部位移动到清洁部位时
	2. 接触患者黏膜、破损皮肤或伤口前后，接触患者的血液、体液、分泌物、排泄物、伤口敷料等之后
	3. 穿脱隔离衣前后，摘手套后
	4. 进行无菌操作、接触清洁、无菌物品之前
	5. 接触患者周围环境及物品后
洗手要点	1. 洗手前取下手表，卷袖过肘。正确应用六步洗手法，也可将洗手分为七步，增加清洗手腕
	2. 在流动水下，使双手充分淋湿

项目	实施要点
	3. 取适量肥皂（皂液），均匀涂抹至整个手掌、手背、手指和指缝
洗手要点	4. 认真揉搓双手至少 15s，应注意清洗双手所有皮肤，包括指背、指尖和指缝，具体揉搓步骤为：①掌心相对，手指并拢，相互揉搓；②手心对手背沿指缝相互揉搓，交替进行；③掌心相对，双手交叉指缝相互揉搓；④弯曲手指使关节在另一手掌心旋转揉搓，交替进行；⑤右手握住左手大拇指旋转揉搓，交替进行；⑥将五个手指尖并拢放在另一手掌心旋转揉搓，交替进行
	5. 在流动水下彻底冲净双手
	6. 用一次性纸巾／毛巾彻底擦干或烘干双手
	7. 如水龙头为手拧式开关，则应采用防止手部再污染的方法关闭水龙头

【注意事项】

1. 认真清洗指甲、指尖、指缝和指关节等易污染的部位。

2. 手部不佩戴戒指等饰物。

3. 应当使用一次性纸巾或者干净的小毛巾擦干双手，毛巾应当一用一消毒。

4. 手未受到患者血液、体液等物质明显污染时，可以使用速干手消毒剂消毒双手代替洗手，揉搓方法与洗手相同。

（二）手消毒

【目的】

清除或者杀灭手部的暂居菌和减少常居菌，预防或减少医院感染和交叉感染的发生。

【操作方法】

具体见表 4-8。

表 4-8　手消毒操作方法

项目	实施要点
操作准备	含抗菌剂肥皂、皂液或手消毒剂，洗手设施具备
手消毒指征	1. 接触患者的血液、体液和分泌物以及被传染性致病微生物污染的物品后
	2. 直接为传染病患者进行检查、治疗、护理或处理传染病患者污物后
	3. 接触具有传染性的血液、体液和分泌物，以及被传染性致病微生物污染的物品后

续 表

项目	实施要点
手消毒 指征	4. 出入隔离病房、重症监护病房、烧伤病房、新生儿重症病房和传染病病房等医院感染重点部门前后
	5. 检查、治疗、护理免疫功能低下的患者前
手消毒 要点	1. 卷衣袖至肘上，取下手部饰物和手表
	2. 取适量的速干手消毒剂于掌心
	3. 严格按照医务人员七步洗手法涂抹双手
	4. 揉搓双手直至手部彻底干燥

【注意事项】

1. 消毒剂的选用符合作用快、不损伤皮肤、无伤害、不引起过敏反应的要求。

2. 揉搓时保证手消毒剂完全覆盖手部皮肤，使双手达到消毒目的。

（三）外科手消毒

【目的】

通过机械性洗刷及化学消毒的方法，尽可能去除双手及前臂的暂居菌和部分常居菌，从而达到手消毒的目的。

【操作方法】

具体见表4-9。

表4-9 外科手消毒操作方法

项目	实施要点
操作准备	外科手消毒液、无菌洗手巾、流动自来水及感应式水池设备
外科手消 毒指征	进行外科手术前或其他按照外科手术要求操作前
外科手消 毒要点	1. 洗手之前应先摘除手部饰品，并修剪指甲，长度应不超过指尖
	2. 取适量的清洁剂清洁双手、前臂和上臂1/3，并认真揉搓，清洁双手时，应注意清洁指甲下的污垢和手部皮肤褶皱处
	3. 流动水冲洗双手、前臂和上臂下1/3

续 表

项目	实施要点
外科手消毒要点	4. 使用干手物品擦干双手、前臂和上臂下 1/3
	5. 冲洗手消毒方法：取适量的手消毒剂涂抹至双手的每个部位、前臂和、上臂下 1/3，认真揉搓 2～6min，用流动水冲净双手、前臂和上臂下 1/3，用无菌巾彻底擦干
	6. 免冲洗消毒方法：取适量的手消毒剂涂抹至双手的每个部位、前臂和上臂下 1/3，并认真揉搓直至消毒剂干燥。具体步骤：①取免冲洗手消毒剂于一侧手心，揉搓一侧指尖、手背、手腕，将剩余手消毒液环转揉搓至前臂和上臂下 1/3；②取免冲洗消毒剂于另一侧手心，步骤同上；③最后取手消毒剂按照六步洗手法揉搓双手至手腕部，揉搓至干燥
	7. 刷手消毒方法（不建议常规使用）：取无菌手刷，取适量洗手液或外科手消毒液，刷洗双手、前臂至上臂下 1/3，时间约 3min。刷时稍用力，先刷甲缘、甲沟、指蹼，再由拇指桡侧开始，渐次到指背、尺侧、掌侧，依次刷完双手手指。然后再分段交替刷左右手掌、手背、前臂至肘上

【注意事项】

1. 在整个过程中双手应保持位于胸前并高于肘部，保持手尖朝上，使水由指尖流向肘部，避免倒流。

2. 手部皮肤应无破损。

3. 冲洗双手时避免溅湿衣裤。

4. 戴无菌手套前，避免污染双手。

5. 摘除外科手套后应清洁洗手。

6. 外科手消毒剂开启后应标明日期、时间，易挥发的醇类产品开瓶后的使用期不得超过 30d，不易挥发的产品开瓶后使用期不得超过 60d。

【评分标准】

具体见表 4-10、表 4-11、表 4-12。

表 4-10 一般洗手评分标准

项目	分值	考评评价要点	评分等级				得分	存在问题
			I	II	III	IV		
操作准备（10分）	10	肥皂液或肥皂、毛巾（纸巾或暖风吹手设备）、流动自来水及水池设备	10	8	6	4		

续　表

项目	分值	考评评价要点	评分等级				得分	存在问题
			I	II	III	IV		
洗手指征（15分）	3	1. 直接接触患者前后，从同一患者身体的污染部位移动到清洁部位时	3	2	1	0		
	4	2. 接触患者黏膜、破损皮肤或伤口前后，接触患者的血液、体液、分泌物、排泄物、伤口敷料等之后	4	3	2	1		
	2	3. 穿脱隔离衣前后，摘手套后	2	1	1	0		
	2	4. 进行无菌操作、接触清洁、无菌物品之前	2	1	1	0		
	2	5. 接触患者周围环境及物品后	2	1	1	0		
	2	6. 处理药物或配餐前	2	1	1	0		
洗手要点（65分）	35	1. 正确应用七步洗手法，清洗双手	35	28	21	14		
	20	2. 流动水下彻底冲洗，然后用一次性纸巾或毛巾彻底擦干，或者用干手机干燥双手	20	16	12	8		
	10	3. 如水龙头为手拧开关，则应采用防止手部再污染的方法关闭水龙头	10	8	6	4		
提问（10分）	5	目的	5	4	3	2		
	5	注意事项	5	4	3	2		
总分	100		100	77	58	35		

I 级表示操作熟练、规范，无缺项，与患者沟通自然，语言通俗易懂；II 级表示操作熟练、规范，有 1～2 处缺项，与患者沟通不够自然；III 级表示操作欠熟练、规范，有 2～3 处缺项，与患者沟通较少；IV 级表示操作欠熟练、规范，有 4 处以上缺项，与患者无沟通；V 级表示操作混乱、无序

表 4-11　手消毒评分标准

项目	分值	考评评价要点	评分等级				得分	存在问题
			I	II	III	IV		
操作准备（10分）	10	含抗菌剂肥皂、皂液或手消毒剂，洗手设备	10	8	6	4		
手消毒指征（15分）	3	1. 接触患者的血液、体液和分泌物以及被传染性致病微生物污染的物品后	3	2	1	0		
	3	2. 直接为传染病患者进行检查、治疗、护理或处理传染病患者污物后	3	2	1	0		

项目	分值	考评评价要点	评分等级				得分	存在问题
			I	II	III	IV		
手消毒指征（15分）	3	3.接触具有传染性的血液、体液和分泌物以及被传染性致病微生物污染的物品后	3	2	1	0		
	3	4.出入隔离病房、重症监护病房、烧伤病房、新生儿重症病房和传染病病房等医院感染重点部门前后	3	2	1	0		
	3	5.检查、治疗、护理免疫功能低下的患者前	3	2	1	0		
手消毒要点（65分）	35	1.正确应用七步洗手法，保证手消毒剂完全覆盖皮肤	35	28	21	14		
	30	2.揉搓双手直至彻底干燥	30	24	18	12		
提问（10分）	5	目的	5	4	3	2		
	5	注意事项	5	4	3	2		
总分	100		100	78	56	34		

表 4-12　外科手消毒评分标准

项目	分值	考评评价要点	评分等级				得分	存在问题
			I	II	III	IV		
操作准备（10分）	10	外科手消毒液、无菌洗手巾、流动自来水及感应式水池设备	10	8	6	4		
外科手消毒指征（10分）	10	进行外科手术前或其他按照外科手术要求操作前	10	8	6	4		
外科手消毒要点（70分）	15	1.使用流动水彻底冲净双手，冲洗时避免水溅湿洗手衣	15	12	9	6		
	20	2.整个手消毒过程中应保持手指朝上，让手的位置高于肘部	20	16	12	8		
	20	3.刷手后的手臂、肘部不可触及他物，如不慎触及视为污染，必须重新刷洗	20	16	12	8		
	15	4.消毒后双手应置于胸前，肘部抬高外展，远离身体，迅速进入手术间避免污染	15	12	9	6		

项目	分值	考评评价要点	评分等级				得分	存在问题
			I	II	III	IV		
提问（10分）	5	目的	5	4	3	2		
	5	注意事项	5	4	3	2		
总分	100		100	80	60	40		

Ⅰ级表示操作熟练、规范，无缺项，与患者沟通自然，语言通俗易懂；Ⅱ级表示操作熟练、规范，有 1～2 处缺项，与患者沟通不够自然；Ⅲ级表示操作欠熟练、规范，有 2～3 处缺项，与患者沟通较少；Ⅳ级表示操作欠熟练、规范，有 4 处以上缺项，与患者无沟通；Ⅴ级表示操作混乱、无序

第 5 章 肾脏内科

一、腹膜透析

【目的】

利用腹膜作为半渗透膜，利用重力作用将配制好的透析液经导管灌入患者的腹膜腔，这样，在腹膜两侧存在溶质的浓度梯度差，高浓度一侧的溶质向低浓度一侧移动（弥散作用）；水分则从低渗一侧向高渗一侧移动（渗透作用）。通过腹腔透析液不断地更换，以达到清除体内代谢产物、毒性物质及纠正水、电解质平衡紊乱的目的。

【操作方法】

具体见表 5-1。

表 5-1 腹膜透析操作方法

项目	实施要点
用物准备	37℃腹膜透析液 1 袋、一次性碘伏帽 1 个、碘伏 1 瓶、蓝夹子 2 个、弹簧秤 1 个、治疗卡、腹膜透析记录本、手消毒液、1000mg/L 含氯消毒液清洁擦布
适应证	1. 慢性肾衰竭
	2. 急性肾衰竭或急性肾损伤
	3. 中毒性疾病
	4. 其他：充血性心力衰竭；急性胰腺炎；肝性脑病、高胆红素血症等肝病的辅助治疗；经腹腔给药和营养支持
绝对禁忌证	1. 慢性持续性或反复发作性腹腔感染或腹腔内肿瘤广泛腹膜转移导致患者腹膜广泛纤维化、粘连，透析面积减少，影响液体在腹腔内的流动，使腹膜的超滤功能减弱或丧失，溶质的转运效能降低
	2. 严重的皮肤病、腹壁广泛感染或腹部大面积烧伤患者无合适部位置入腹膜透析导管
	3. 难以纠正的机械性问题，如外科难以修补的疝、脐突出、腹裂、膀胱外翻等会影响腹膜透析有效性或增加感染的风险
	4. 严重腹膜缺损
	5. 精神障碍又无合适助手的患者

【注意事项】

1. 更换透析液时，要注意环境清洁、光线充足，交换透析液的场所要定期打扫，紫外线灯消毒和定期开窗通风。

2. 应注意检查透析导管与外接短管接头之间的紧密连接，避免脱落及腹腔外管路扭曲。

3. 每次操作前需仔细检查管路有无破损，一经发现应立即更换。

4. 注意腹膜透析导管保护，进行腹膜透析操作时应避免牵拉摆动腹膜透析导管。

5. 操作时不可接触剪刀等锐利物品。

6. 在进行接头连接时应注意无菌操作，避免接头污染。

7. 碘伏帽一次性使用。

8. 新开管患者 3 个月更换一次，之后每 6 个月应更换一次外接短管，如有破损或开关失灵应立即更换。

【评分标准】

具体见表 5-2。

表 5-2　腹膜透析评分标准

项目	分值	考评评价要点	评分等级				得分	存在问题
			I	II	III	IV		
操作准备（10分）	2	衣帽整齐，修剪指甲，洗手，戴口罩	2	1.5	1	0		
	8	用物准备：37℃腹膜透析液 1 袋、一次性碘伏帽 1 个、碘伏 1 瓶、蓝夹子 2 个、弹簧秤 1 个、治疗卡、腹膜透析记录本、手消毒液、1000mg/L 含氯消毒液清洁擦布 环境准备：关闭腹透室门窗，擦治疗台，洗手 患者准备：做好解释、告知，取得患者配合	8	6	4	2		
操作流程质量（75分）	5	核对医嘱及治疗单，洗手，从恒温箱中取出 37℃的腹膜透析液，并检查物品的外包装及有效期、透析液袋上浓度、容量标识、观察液体是否清澈、有无渗漏等	5	4	3	2		
	4	将腹膜透析外接短管移出，确认短管处于关闭状态	4	3	2	1		

项目	分值	考评评价要点	评分等级				得分	存在问题
			Ⅰ	Ⅱ	Ⅲ	Ⅳ		
操作流程质量（75分）	10	拉开腹透液接口拉环，取下短管碘伏帽，迅速将Y形管主干与短管连接，连接时应短管向下，旋拧至完全密合	10	8	6	4		
	10	蓝夹子夹闭入液管路，将透析液袋口的绿色出口塞折断，悬挂透析液袋，高于腹部50～60cm，将引流袋放于低位	10	8	6	4		
	10	打开短管旋钮开关开始引流，同时观察引流液是否混浊，引流完毕关闭短管	10	8	6	4		
	8	移开入液管路的蓝夹子，观察透析液流入引流袋，慢数到5s，再用蓝夹子夹闭出液管路	8	6	4	2		
	3	打开短管旋钮开关开始灌注新腹透液，看表计时间	3	2	1	0		
	3	灌注结束后关闭短管，看表计时间	3	2	1	0		
	3	用蓝夹子夹住入液管路	3	2	1	0		
	5	撕开碘伏帽的外包装，检查帽盖内海绵是否浸润碘伏	5	4	3	2		
	5	将Y形管主干末端接头与短管分离，短管朝下，旋钮碘伏帽至完全密合	5	4	3	2		
	4	观察引流袋内引流液情况，称重并记录	4	3	2	1		
	3	向患者交代注意事项	3	2	1	0		
	2	清理用物，洗手，记录	2	1.5	1	0		
终末质量（15分）	3	态度严谨，符合操作规程，效果好	3	2	1	0		
	3	无菌观念强，全程无污染（有污染不得分）	3	2	1	0		
	3	环境清洁、光线充足，并定期空气消毒	3	2	1	0		
	3	进行腹膜透析操作时应避免牵拉摆动腹膜透析导管	3	2	1	0		
	3	发现腹膜透析引流液混浊立即报告医师	3	2	1	0		
总分	100		100	75	50	24		

　　Ⅰ级表示操作熟练、规范，无缺项，与患者沟通自然，语言通俗易懂；Ⅱ级表示操作熟练、规范，有1～2处缺项，与患者沟通不够自然；Ⅲ级表示操作欠熟练、规范，有2～3处缺项，与患者沟通较少；Ⅳ级表示操作欠熟练、规范，有4处以上缺项，与患者无沟通；Ⅴ级表示操作混乱、无序

二、血液透析导管维护

（一）血液透析导管换药技术

【目的】

1. 观察伤口，了解其愈合情况。

2. 保持置管处皮肤清洁、干燥。

3. 可直接敷有效药物，使炎症局限。

4. 保护伤口，预防导管相关感染。

【操作方法】

具体见表 5-3。

表 5-3　血液透析导管换药技术操作方法

项目	实施要点
操作准备	换药包、3M 敷料、消毒液、小纱块、无菌手套、治疗车、速干洗手液
操作过程	1. 换药前 0.5h 停止清扫、减少走动，避免尘埃飞扬，保持环境清洁
	2. 禁止使用无菌干棉签擦拭碘伏消毒液或扇动周围空气加快待干
	3. 中心静脉导管常规隔日封管、换药一次，如有渗血渗液随时更换，敷料需标明换药日期
	4. 无菌敷料粘贴位置准确，临时导管需要完全覆盖导管缝线处。保持敷料清洁、干燥。打湿、卷边及渗血、渗液等，应重新更换敷料
	5. 避免抓挠导管部位皮肤、牵拉导管。颈部置管患者着宽松前扣式上衣，以免拉扯导管，造成导管松脱。股静脉置管患者下肢弯曲最好不要超过 90°，不宜剧烈活动者应少量运动
	6. 此类导管为血液透析专用通路，不能作为输液、输血、抽血等操作使用
	7. 置管当天应观察置管处有无血肿、疼痛，出现特殊情况及时与医生联系
患者管理	1. 加强患者导管自我管理宣教，告知相关注意事项
	2. 患者应注意个人卫生，保持敷料清洁干燥，避免伤口感染
	3. 患者和家属都不应随意打开导管敷料，以免感染。更不能随意打开导管盖帽，以免漏血进气等情况

【注意事项】

1. 置管部位如为颈部，操作时协助患者戴口罩或使用治疗巾遮盖口鼻，头偏向对侧。

2. 根据导管容积定量抽取中心静脉导管管腔内肝素盐水。

3. 导管端口连接紧密，防止空气进入管路。肝素帽一次性使用，不能重复使用。打开前，检查夹子处夹闭状态，避免空气栓塞。

4. 伤口敷料保持清洁、干燥，粘贴位置准确、舒适、牢固、美观。

【评分标准】

具体见表 5-4。

表 5-4　血液透析导管换药技术评分标准

项目	分值	考评评价要点	评分等级				得分	存在问题
			I	II	III	IV		
操作准备（10分）	10	服装整洁、洗手、戴口罩 用物：治疗盘、换药包、3M敷料、治疗巾、消毒液、无菌纱块、清洁手套和无菌手套各1副、速干手消毒液、管道标识	10	8	6	4		
操作过程（75分）	5	戴清洁手套、垫一次性治疗巾	5	3	2	1		
	10	撕敷贴：以180º或0º手法顺着穿刺方向撕除，同时评估穿刺点及周围皮肤	10	8	6	4		
	5	脱手套、快速手消毒液消毒手	5	3	2	1		
	25	清洁消毒：①打开换药包，用75%乙醇去残胶和进行皮肤清洁。②选择合适的消毒液消毒皮肤，皮肤消毒需使用摩擦力、持续15s以上、消毒范围直径达10cm×10cm以上。③对导管进行清洁消毒，待干	25	20	15	10		
	10	快速手消毒液消毒手，建立无菌区，打开敷料，戴无菌手套	10	8	6	4		
	10	更换新的无菌敷料：敷料的中心对准穿刺点，无张力粘贴、塑形，边粘贴边按压边框，粘贴舒适、牢固；穿刺点有渗血时需选择适宜敷料加压包扎	10	8	6	4		
	10	粘贴标签注明换药时间、签名，告知患者注意事项	10	8	6	4		

项目	分值	考评评价要点	评分等级				得分	存在问题
			I	II	III	IV		
操作后 （5分）	5	整理用物、脱手套、洗手、记录并签名、脱口罩、规定时间完成	5	4	3	2		
提问 （10分）	10	相关注意事项	10	8	6	4		
总分	100		100	78	58	38		

总分为 100 分；重点项目如违反无菌原则，扣（10 分）；计时从手消毒、戴口罩开始，至填写完记录单，完成时间为 20min。

Ⅰ级表示操作熟练、规范，无缺项，与患者沟通自然，语言通俗易懂；Ⅱ级表示操作熟练、规范，有 1～2 处缺项，与患者沟通不够自然；Ⅲ级表示操作欠熟练、规范，有 2～3 处缺项，与患者沟通较少；Ⅳ级表示操作欠熟练、规范，有 4 处以上缺项，与患者无沟通；Ⅴ级表示操作混乱、无序

（二）血液透析导管封管技术

【目的】

1. 保证血管通路的通畅。

2. 防止导管内血栓形成。

3. 防止导管感染。

【操作方法】

具体见表 5-5。

表 5-5　血液透析导管封管技术操作方法

项目	实施要点
操作准备	换药包、10ml 注射器 2 个、20ml 注射器 2 个、5ml 注射器 1 个、0.9% 氯化钠注射液 100ml、肝素帽 2 个、肝素注射液、氯己定消毒液、小纱块、无菌手套、治疗车、速干洗手液
操作过程	1. 封管前 0.5h 停止清扫、减少走动，避免尘埃飞扬，保持环境清洁
	2. 肝素封管液配制方法：0.9% 氯化钠注射液 2ml + 肝素钠注射液（25 万 U/ 支）2ml
	3. 中心静脉导管常规隔日封管一次，如管腔充满血液随时冲管
	4. 导管消毒方法：取出氯己定消毒纱布块，左手拇指和示指捏起一侧导管，将导管置于棉片心位置，包裹导管口翻转 180° 消毒一侧导管口 15s，依次消毒导管安全夹及导管，将消毒后的导管置于治疗巾内层。一片消毒纱布块只能消毒一侧导管。以同样方法消毒另一侧导管。将用后的消毒棉片置于一次性医疗垃圾袋内

项目	实施要点
操作过程	5.导管口消毒方法：夹取无菌纱布垫于导管口，用氯己定消毒纱布块，180°翻转消毒导管口15s。另一侧同上
	6.盐水封管：选用20ml封管盐水，连接导管口，一手固定导管，另一只手推注。使用脉冲式注入（推一下，停一下，使导管内形成涡流，把导管各个方向的血液冲洗干净。推注力度以每频幅1ml为宜）。迅速关闭导管安全夹。保持封管盐水注射器与导管口衔接状态
	7.肝素封管：取下封管盐水注射器，连接导管口，仔细观察导管容积，严格按容积量弹丸式（瞬间注射，注射完毕迅速关闭导管安全夹）注入封管肝素液。另一侧同上
	8.取无菌纺纱2块，双层包裹导管，胶布固定纱布。用3条胶布平行固定于患者皮肤上

【注意事项】

1.封管隔日1次。

2.封管严格要求无菌原则。打开保护帽前，检查夹子处于夹闭状态，避免发生空气栓塞。导管端口保护帽连接紧密防止空气进入体内。

3.导管螺扣处有血渍，用氯己定消毒纱布块反复探搓，清洁干净。肝素帽为一次性物品，不得重复使用。

4.避免应用导管进行输液、输血、抽血等操作。

5.注入封管肝素时，具体容量应依据所用导管动、静脉管壁表面的标记，为的是肝素充满整个管腔，建议实际封管剂量比标记容量多0.1～0.2ml。

6.用脉冲式方法注入，正压情况下边冲管边夹闭夹子，保持管腔呈正压状态，避免血液反流至管腔中形成凝血块。

【评分标准】

具体见表5-6。

表5-6　血液透析导管封管技术评分标准

项目	分值	考评评价要点	评分等级				得分	存在问题
			I	II	III	IV		
操作准备（10分）	10	服装整洁、洗手、戴口罩 用物：换药包、10ml注射器2个、20ml注射器2个、5ml注射器1个、0.9%氯化钠注射液100ml、肝素帽2个、肝素注射液、酒精棉片若干、小纱布块、无菌手套、速干手消毒液	10	8	6	4		

续　表

项目	分值	考评评价要点	评分等级				得分	存在问题
			I	II	III	IV		
操作过程（70分）	6	检查一次性换药包、打开酒精棉片、新肝素帽或正压接头排气后置于换药包内、戴无菌手套	6	4	2	1		
	4	取换药包内无菌治疗巾分层打开垫于导管下、取下肝素帽	4	3	2	1		
	10	用酒精棉片分别消毒导管口、导管安全夹及导管、置于无菌治疗巾内层	10	8	6	4		
	6	脱手套、洗手、戴无菌手套、打开无菌治疗巾暴露导管	6	4	2	1		
	8	夹取无菌纱布垫于导管口、用力正反摩擦消毒导管螺纹口 15s 以上、同样方法消毒另一侧导管口	8	6	4	2		
	12	检查一次性 10ml 注射器、分别连接动脉导管口、静脉导管口、负压回抽导管封管液 2ml、推注至换药盘内无菌纱布上、观察是否有凝血块、如有凝血块则再次回抽直至无血凝块抽出，无血凝块则以 20ml 生理盐水注射器，回抽，确定管道通畅	12	10	8	6		
	6	用 20ml 生理盐水脉冲式注入导管动脉端、静脉端同上	6	4	2	1		
	10	用配制好的封管肝素液、按管腔容积量弹丸式注入导管动脉端、快速夹闭导管，静脉端同上，拧紧新接头保护固定	10	8	6	4		
	8	夹取无菌纱布 2 块、双层包裹导管接头部位、固定、向患者或家属交代注意事项	8	6	4	2		
操作后（10分）	10	整理用物、脱手套、洗手、记录并签名、规定时间完成	10	8	6	4		
提问（10分）	10	目的及注意事项	10	8	6	4		
总分	100		100	77	54	34		

总分为 100 分；重点项目如违反无菌原则，扣（10 分）；计时从手消毒、戴口罩开始，至填写完血液净化记录单，完成时间为 20min

I 级表示操作熟练、规范，无缺项，与患者沟通自然，语言通俗易懂；II 级表示操作熟练、规范，有 1～2 处缺项，与患者沟通不够自然；III 级表示操作欠熟练、规范，有 2～3 处缺项，与患者沟通较少；IV 级表示操作欠熟练、规范，有 4 处以上缺项，与患者无沟通；V 级表示操作混乱、无序

三、胰岛素注射技术

【目的】

通过外源性胰岛素的注射，降低血糖，促进脂肪、糖原、蛋白质的合成。

【操作方法】

具体见表 5-7。

表 5-7　胰岛素注射技术操作方法

项目	实施要点
操作准备	治疗单、无菌治疗盘、胰岛素笔及胰岛素笔芯（未开封的笔芯应提前 30min 取出，在室温下回暖）、75% 乙醇、无菌棉签、弯盘、污物桶（医用垃圾桶及生活垃圾桶）、锐器盒、手消毒液
操作前评估	1. 核对：医嘱、患者床号、姓名、年龄、手腕带（双人核对）
	2. 评估：①患者病情、进食情况、合作能力；②患者餐前血糖情况；③注射皮肤是否清洁完好，有无破损、皮下血肿、硬结、感染等；④患者餐饭准备情况；⑤患者或家属是否对胰岛素注射了解，以及接受情况
	3. 告知：①患者使用胰岛素的种类、使用时间及剂量；②注射胰岛素后进餐时间；③注射后可能发生的不良反应及注意事项
操作要点	1. 洗手、戴口罩
	2. 操作前核对医嘱（双人核对）、用物及药物（包括胰岛素剂型、药物质量、开启时间及有效期，胰岛素余液量）
	3. 安装胰岛素：取下笔帽，拧开笔芯架，活塞杆复位，核对好胰岛素剂型后，将新笔芯颜色代码帽一端向下装入笔芯架内，拧紧笔芯架和笔杆
	4. 推车至患者床旁，核对床号、姓名，解释，协助患者取舒适体位
	5. 选取注射部位，75% 乙醇消毒注射皮肤 2 次
	6. 将胰岛素充分混匀：将胰岛素平放在手心，水平滚动 10 次，然后双手夹住胰岛素笔，通过肘关节和前臂的上下摆动，上下翻动 10 次，直至胰岛素转变成均匀的云雾状白色液体
	7. 安装针头：75% 乙醇消毒两次胰岛素笔芯胶塞，撕开针座盖贴，安装旋紧针头，取下外针帽和内针帽
	8. 排气：调节剂量 2U，针尖向上直立，轻弹笔芯架数次，使空气聚集在上部后，按压注射键，直至一滴胰岛素从针头溢出
	9. 调节剂量：调节旋钮至所需剂量

续　表

项目	实施要点
操作要点	10. 注射前再次双人核对胰岛素剂型及剂量
	11. 注射：一手直握胰岛素笔，根据患者皮下脂肪情况判断是否捏起皮肤，根据针头型号选择合适注射手法及进针角度，快速进针，拇指按压注射键缓慢注射药物，注射完毕后针头停留至少10s，快速拔出针头
	12. 注射后处理：单手回套外针帽，旋下针头，丢弃于锐器盒中，盖好笔帽
	13. 整理患者及用物，交代注意事项
	14. 洗手，操作后核对，记录

【注意事项】

1. 预混胰岛素应确保剩余量大于12U，以保证剩余胰岛素能充分混匀。

2. 如为正在使用的未用完胰岛素或特充胰岛素笔，此步骤省略。

3. 混匀胰岛素时应当避免剧烈摇晃，非预混胰岛素此步骤省略。

4. 每次注射，部位都应轮换，原则为同一穿刺点需间隔2周以上方可重复注射，每两个注射部位相隔至少1cm，胰岛素注射部位为：①腹部（耻骨联合以上约1cm，最低肋缘以下约1cm，脐周2.5cm以外的双侧腹部）；②上臂外侧的中1/3；双侧大腿前外侧的上1/3；③双侧臀部外上侧。

5. 根据患者皮下脂肪厚度及使用针头长度情况选择合适注射手法及进针角度，如进针时需捏起皮肤者需在注射完毕后才可松开皮肤。

6. 提问事项，主要包括胰岛素的剂型、起效时间、进餐时间；胰岛素的保存；胰岛素注射部位及轮换；胰岛素注射相关注意事项；针头重复使用的危害。

【评分标准】

具体见表5-8。

表5-8　胰岛素注射技术评分标准

项目	分值	考评评价要点	评分等级				得分	存在问题
			I	II	III	IV		
操作准备（10分）	2	1. 操作者：仪表整洁、符合要求	2	1.5	1	0		

项目	分值	考评评价要点	评分等级				得分	存在问题
			I	II	III	IV		
操作准备（10分）	6	2. 治疗单、无菌治疗盘、胰岛素笔及胰岛素笔芯（未开封的笔芯应提前30min取出，在室温下回暖）、75%乙醇、无菌棉签、弯盘、污物桶（医用垃圾桶及生活垃圾桶）、锐器盒、手消毒液	6	4	2	0		
	2	3. 放置有序，整齐明了，便于使用	2	1.5	1	0		
操作前评估（20分）	4	1. 核对：医嘱、患者床号、姓名、年龄手腕带（双人核对）	4	3	2	1		
	10	2. 评估：①患者病情、进食情况、合作能力；②患者餐前血糖情况；③注射皮肤是否清洁完好，有无破损、皮下血肿、硬结、感染等；④患者餐饭准备情况；⑤患者或家属是否对胰岛素注射了解，以及接受情况	10	8	6	4		
	6	3. 告知：①患者使用胰岛素的种类、使用时间及剂量；②注射胰岛素后进餐时间；③注射后可能发生的不良反应及注意事项	6	4	2	0		
操作要点（60分）	2	1. 洗手、戴口罩	2	1.5	1	0		
	2	2. 操作前核对医嘱（双人核对）、用物及药物（包括胰岛素剂型、药物质量、开启时间及有效期，胰岛素余液量）	2	1.5	1	0		
	6	3. 安装胰岛素：取下笔帽，拧开笔芯架，活塞杆复位，核对好胰岛素剂型后，将新笔芯颜色代码帽一端向下装入笔芯架内，拧紧笔芯架和笔杆（如为正在使用的未用完胰岛素或特充胰岛素笔，此步骤省略）	6	4	2			
	2	4. 推车至患者床旁，核对床号、姓名、解释、协助患者取舒适体位	2	1.5	1			
	6	5. 选取注射部位：75%乙醇消毒注射皮肤两次	6	4	2	0		
	4	6. 将胰岛素充分混匀：将胰岛素平放在手心，水平滚动10次，然后双手夹住胰岛素笔，通过肘关节和前臂的上下摆动，上下翻动10次，直至胰岛素转变成均匀的云雾状白色液体（非预混胰岛素此步骤省略）	4	3	2	1		

续 表

项目	分值	考评评价要点	评分等级				得分	存在问题
			I	II	III	IV		
操作要点（60分）	4	7. 安装针头：75% 乙醇消毒两次胰岛素胶塞，撕开针座盖贴，安装旋紧针头，取下外针帽和内针帽	4	2	1	0		
	8	8. 排气：调节剂量 2U，针尖向上直立，轻弹笔芯架数次，使空气聚集在上部后，按压注射键，直至一滴胰岛素从针头溢出	8	6	4	2		
	2	9. 调节剂量：调节旋钮至所需剂量	2	1	0	0		
	2	10. 注射前再次双人核对胰岛素剂型及剂量	2	1	0	0		
	10	11. 注射：一手直握胰岛素笔，根据患者皮下脂肪情况判断是否捏起皮肤，根据针头型号选择合适注射手法及进针角度，快速进针，拇指按压注射键缓慢注射药物，注射完毕后针头停留至少 10s，快速拔出针头	10	8	6	4		
	6	12. 注射后处理：单手回套外针帽，旋下针头，丢弃于锐器盒中，盖好笔帽	6	4	2	0		
	2	13. 整理患者及用物，交代注意事项	2	1	0	0		
	4	14. 洗手，操作后核对，记录	4	2	1	0		
提问（10分）	10	1. 胰岛素的剂型、起效时间、进餐时间 2. 胰岛素的保存 3. 胰岛素注射部位及轮换 4. 胰岛素注射相关注意事项 5. 针头重复使用的危害	10	8	6	4		
总分	100		100	70.5	43	16		

I 级表示操作熟练、规范，无缺项，与患者沟通自然，语言通俗易懂；II 级表示操作熟练、规范，有 1～2 处缺项，与患者沟通不够自然；III 级表示操作欠熟练、规范，有 2～3 处缺项，与患者沟通较少；IV 级表示操作欠熟练、规范，有 4 处以上缺项，与患者无沟通；V 级表示操作混乱、无序

第6章 内分泌科

一、血糖监测

【目的】

1. 评估糖尿病患者糖代谢紊乱的程度，制定合理的降糖方案。

2. 反映降糖治疗效果并指导治疗方案的调整。

【操作方法】

具体见表6-1。

表6-1 血糖监测操作方法

项目	实施要点
操作准备	治疗单、无菌治疗盘、75% 乙醇、无菌棉签、血糖仪、校对条、一次性采血针、血糖试纸、污物桶（医用垃圾桶及生活垃圾桶）、锐器盒、手消毒液
操作前评估	1. 核对：医嘱、患者床号、姓名、年龄手腕带（双人核对）
	2. 评估：①患者病情、意识、进食、水情况及合作能力；②患者血液循环情况；③采血部位皮肤情况；④患者或家属是否对监测血糖了解，以及接受情况；⑤有无酒精过敏史
操作要点	1. 洗手、戴口罩
	2. 操作前核对医嘱及用物，仔细检查仪器功能是否正常，检查用物及血糖试纸的有效期，校正血糖仪
	3. 推车至患者床旁，核对床号、姓名、解释
	4. 询问患者是否有清洁双手，协助取舒适体位
	5. 七步洗手法洗手
	6. 再次核对。选择好采血部位，酒精棉签消毒指尖2次，待干
	7. 安装试纸：将试纸插入血糖仪试纸插口区并推紧，血糖仪自动开机
	8. 确认血糖仪显示出试纸和闪烁的血滴符号
	9. 用拇指和示指固定要采血的指尖关节，采血针在指尖任一侧刺破皮肤，干棉签擦掉第一滴血，将第二滴血接触试纸末端白色目标区域，血滴将被吸入试纸，血糖仪开始进行测试

项目	实施要点
操作要点	10. 指导患者干棉签按压采血部位 1～2min
	11. 读取血糖值，取出试纸，按医疗垃圾分类处理
	12. 整理用物，告知患者血糖值，并告知注意事项
	13. 操作后核对，洗手，记录，签名

【注意事项】

1. 切勿将试纸反复插入仪器，尽量一次取足量血样，不要二次添血。

2. 消毒时应自然待干，手指垂直向下，切勿甩手。

3. 取血时不要用力挤压手指尖，如血量不够，应从近心端向远心端挤压手指。

4. 注意无菌操作，切勿污染试纸及已消毒过的手指。

【评分标准】

具体见表 6-2。

表 6-2　血糖监测评分标准

项目	分值	考评评价要点	评分等级				得分	存在问题
			I	II	III	IV		
操作准备（10分）	2	1. 操作者：仪表整洁、符合要求	2	1	0	0		
	6	2. 治疗单、无菌治疗盘、75% 乙醇、无菌棉签、血糖仪、校对条、一次性采血针、血糖试纸、污物桶（医用垃圾桶及生活垃圾桶）、锐器盒、手消毒液	6	4	2	0		
	2	3. 放置有序，整齐明了，便于使用	2	1	0	0		
操作前评估（16分）	6	1. 核对：医嘱、患者床号、姓名、年龄手腕带（双人核对）	6	4	2	0		
	10	2. 评估：①患者病情、意识、进食、水情况及合作能力；②患者血液循环情况；③采血部位皮肤情况；④患者或家属是否对监测血糖了解，以及接受情况；⑤有无酒精过敏史	10	8	6	4		

项目	分值	考评评价要点	评分等级				得分	存在问题
			I	II	III	IV		
操作要点（64分）	4	1. 洗手、戴口罩	4	2	0	0		
	10	2. 操作前核对医嘱及用物，仔细检查仪器功能是否正常，检查用物及血糖试纸的有效期，校正血糖仪	10	8	6	4		
	4	3. 推车至患者床旁，核对床号、姓名，解释	4	2	1	0		
	4	4. 询问患者是否有清洁双手，协助取舒适体位	4	2	1	0		
	2	5. 七步洗手法洗手	2	1	0	0		
	8	6. 再次核对。选择好采血部位，酒精棉签消毒指尖2次，待干	8	6	4	2		
	2	7. 安装试纸：将试纸插入血糖仪试纸插口区并推紧，血糖仪自动开机	2	0	0	0		
	2	8. 确认血糖仪显示出试纸和闪烁的血滴符号	2	0	0	0		
	8	9. 用拇指和示指固定要采血的指尖关节，采血针在指尖任一侧刺破皮肤，干棉签擦掉第一滴血，将第二滴血接触试纸末端白色目标区域，血滴将被吸入试纸，血糖仪开始进行测试	8	6	4	0		
	4	10. 指导患者干棉签按压采血部位1～2min	4	2	1	0		
	10	11. 读取血糖值，取出试纸，按医疗垃圾分类处理	10	8	6	4		
	6	12. 整理用物，告知患者血糖值，并告知注意事项	6	4	2	0		
提问（10分）	10	操作后核对，洗手，记录，签名	10	8	6	4		
总分	100		100	67	41	18		

Ⅰ级表示操作熟练、规范，无缺项，与患者沟通自然，语言通俗易懂；Ⅱ级表示操作熟练、规范，有1～2处缺项，与患者沟通不够自然；Ⅲ级表示操作欠熟练、规范，有2～3处缺项，与患者沟通较少；Ⅳ级表示操作欠熟练、规范，有4处以上缺项，与患者无沟通；Ⅴ级表示操作混乱、无序

二、微量泵的使用

【目的】

安全使用微量泵，根据病情和医嘱准确输入药物总量或单位时间药物剂量，保证用药安全，使药物发挥最佳的疗效。

【操作方法】

具体见表 6-3。

表 6-3 微量泵的使用操作方法

项目	实施要点
操作前评估	1. 患者的合作程度、患者病情、年龄、心理状况、合作能力
	2. 微量泵的性能、电量
	3. 药物的性质及量
操作准备	1. 洗手，戴口罩，备用物至床边，核对床号、姓名
	2. 向患者解释使用微量泵的目的、作用、注意事项，有报警信号及时通知医务人员
	3. 使用药物的特殊性、不能擅自调速
用物准备	环境适合无菌操作，输液架、注射泵、电源线、药物、合适的注射器、延长管，患者按需大小便，取舒适体位
操作步骤	1. 洗手、戴口罩；按医嘱准备静脉推注的药物及接好延长管
	2. 将微量泵固定在输液架上
	3. 将注射器安装在微量泵上，再将延长管与头皮针连接
	4. 打开电源
	5. 按医嘱设置注射速度
	6. 按启动键开始注射
	7. 核对设置速度是否正确
	8. 推注结束后关闭电源
	9. 从微量注射泵中取出注射器
	10. 分类处理用物
操作后	1. 患者获得准确输入药量，达到最佳治疗效果，及时发现报警并及时处理
	2. 指导患者微量泵使用期间注意事项

【注意事项】

1. 初次使用微量泵时应仔细阅读使用说明书，接受厂家的操作培训，熟悉操作程序、参数、报警界限的设定及故障的排除。

2. 使用前检查各部分的功能及报警系统，根据需要设定参数和报警界限。按要求连接专用配套微量注射装置。

3. 评估患者的年龄、病情、生命体征，确认患者的心理状态、合作能力、对治疗的依从性。了解药物的性质、药物动力学及内在的代谢情况。

4. 使用过程中加强巡视，观察微量泵的工作状态是否正常，参数是否正确，及时处理报警。

5. 因微量泵在使用过程中具有一定的输注压力，要注意加强巡查，观察穿刺部位有无药液的渗漏、肿胀、微量泵注射速度是否准确；观察患者的用药效果、对药物的反应等。准确及时记录注射过程中出现的特殊情况。

6. 停用微量泵时，先关闭电源，再打开装置，拆除注射装置。清洁、消毒整理微量泵后，充电泵用。

【评分标准】

具体见表 6-4。

表 6-4 微量泵的使用评分标准

评价内容	分值	考核评价要点	评分等级					得分	存在问题
			I	II	III	IV	V		
操作前评估（10分）	5	1. 了解患者身体状况，向患者解释，取得患者合作	5	4	3	2	1		
	5	2. 评估患者注射部位的皮肤及血管情况	5	4	3	2	1		
操作步骤（60分）	5	1. 核对医嘱，做好准备	5	4	3	2	1		
	5	2. 安全准确地安置微量泵	5	4	3	2	1		
	10	3. 正确安装管路于微量泵，并与患者输液管连接	10	8	6	4	2		
	20	4. 按照医嘱设定注射速度和注射量及其他需要设置的参数	20	16	12	8	4		
	20	5. 使用微量泵应将配好药液的注射器连接微量泵泵管，注射器正确安装于微量泵	20	16	12	8	4		

续　表

评价内容	分值	考核评价要点	评分等级					得分	存在问题
			I	II	III	IV	V		
指导患者（20分）	5	1. 告知患者使用微量泵的目的，输入药物名称及注射速度	5	4	3	2	1		
	5	2. 告知患者输液肢体不要进行剧烈活动	5	4	3	2	1		
	5	3. 告知患者或家属不要随意搬动或调注射泵保证用药安全	5	4	3	2	1		
	5	4. 告知患者有不适感觉或机械报警及时通知医护人员	5	4	3	2	1		
提问（10分）（1~2个问题）	5		5	4	3	2	1		
	5		5	4	3	2	1		
总分	100		100	80	60	40	20		

I 级表示操作熟练、规范，无缺项，与患者沟通自然，语言通俗易懂；II 级表示操作熟练、规范，有 1~2 处缺项，与患者沟通不够自然；III 级表示操作欠熟练、规范，有 2~3 处缺项，与患者沟通较少；IV 级表示操作欠熟练、规范，有 4 处以上缺项，与患者无沟通；V 级表示操作混乱、无序

第7章　神经内科

一、气管切开护理

【目的】

1. 确保人工气道通畅、固定稳妥。

2. 预防和及时处理人工气道的并发症。

【操作方法】

具体见表7-1。

表7-1　气管切开护理操作方法

项目	实施要点
核对	医嘱，患者床号、姓名
评估	1. 患者的病情、意识状态、呼吸、血氧饱和度、合作程度、痰液的黏稠度和量
	2. 气管切开伤口有无渗血、红肿及皮下气肿
告知	气管切开护理的目的，操作过程中可能出现的不适，教会患者配合的方法
准备	1. 操作者：洗手、戴口罩
	2. 环境：清洁、舒适
	3. 用物：备用的套管内套、无菌敷料等
	4. 患者：半卧位、去枕或后仰
实施	1. 更换清洗消毒气管内套 (1) 吸痰：先吸气管再吸口鼻腔的痰液 (2) 取出套管：把套管缺口旋至外套固定点，顺套管弧度方向取出 (3) 更换套管：将消毒好的另一内套放回气管套管内 (4) 清洗消毒内套：将患者更换取出的内套清洗后消毒备用
	2. 气管切开伤口换药 (1) 揭开旧敷料 (2) 用0.9%氯化钠溶液清洗后，再用医用酒精棉球消毒伤口周围的皮肤和套管翼 (3) 将敷料及凡士林纱布覆盖伤口 (4) 遵医嘱气管内滴药

续 表

项目	实施要点
实施	(5) 单层湿纱布盖住气管套管口 (6) 检查气管套管固定是否妥善
	3. 整理：患者体位舒适，用物分类处理
观察记录	1. 患者的呼吸、血氧饱和度，痰液的色、性状和量
	2. 气管切开伤口情况，套管是否通畅
评价	1. 气管套管固定通畅
	2. 气管分泌物及时排出，呼吸道并发症能及时发现并处理

【注意事项】

1. 气管内套定时更换，防止痰液血块阻塞，痰液黏稠者要缩短更换时间。

2. 从消毒液取出的内套需用无菌 0.9% 氯化钠溶液冲洗干净后方可使用。

3. 内套管的清洗要仔细，彻底清除管内的积痰和血块。

4. 金属套管可用煮沸法消毒，硅胶管禁煮沸。

5. 清洁伤口自内向外消毒，感染性伤口自外向内消毒。

6. 气管内滴药避免使用注射器，防止针头掉进气管。

【评分标准】

具体见表 7-2。

表 7-2　气管切开护理评分标准

项目	分值	考核评价要点	评分等级				得分	存在问题
			I	II	III	IV		
操作前 （20分）	4	操作者仪表：着装不规范 未洗手	4	3	2	0		
	3	核对：医嘱、患者床号、姓名	3	2	1	0		
	6	评估：未评估患者病情、意识、呼吸、血氧饱和度、合作程度、痰液的黏稠度、气管切开伤口有无渗血、红肿及皮下气肿	6	5	4	2		
	3	告知：气管切开护理的目的、操作中可能出现的不适，教会患者配合方法	3	2	1	0		
	4	用物准备：少1件	4	3	2	0		

项目	分值	考核评价要点	评分等级				得分	存在问题
			I	II	III	IV		
操作过程（65分）	5	1. 安全舒适 (1) 未注意安全 (2) 未协助患者取半坐卧位、去枕或后仰	5	4	3	0		
	15	2. 更换消毒气管内套 (1) 未吸痰 (2) 未取出内套 (3) 未更换内套 (4) 未消毒内套	15	10	8	6		
	40	3. 气管切开处伤口换药 (1) 未揭去旧敷料 (2) 未用 0.9% 氯化钠溶液清洗 (3) 未用医用酒精棉球消毒伤口周围皮肤和套管翼 (4) 未用敷料及凡士林纱布覆盖伤口 (5) 按医嘱气管内滴药 (6) 纱布盖住气管套管口 (7) 未检查气管套管固定是否妥善 (8) 未协助患者取舒适体位 (9) 用物未分类放置 (10) 未洗手	40	30	20	10		
	5	4. 观察与记录：观察呼吸是否改善、痰液的量、痰液的性状颜色、SpO$_2$；气管切开伤口情况，套管是否通畅	5	4	3	2		
评价（15分）	4	1. 态度沟通 (1) 态度不认真 (2) 沟通技巧不佳	4	3	2	0		
	6	2. 整体性、计划性 (1) 整体性欠佳 (2) 计划性欠佳	6	5	4	2		
	5	3. 相关知识：相关知识不熟悉	5	4	3	2		
总分	100		100	75	53	24		

注意：压力过大、损伤黏膜；吸痰顺序错误均为不及格

　I 级表示操作熟练、规范，无缺项，与患者沟通自然，语言通俗易懂；II 级表示操作熟练、规范，有 1~2 处缺项，与患者沟通不够自然；III 级表示操作欠熟练、规范，有 2~3 处缺项，与患者沟通较少；IV 级表示操作欠熟练、规范，有 4 处以上缺项，与患者无沟通；V 级表示操作混乱、无序

二、患者约束法

【目的】

预防医疗干扰，防止意识障碍患者自我伤害。临床上常根据患者意识状态、定向力、使用治疗设备情况和身体活动能力确定是否需要约束及约束等级。约束等级包括约束、不约束或采用其他护理措施替代约束，如将管道等设备移到患者的直接视野之外或密切观察。

【操作方法】

具体见表 7-3。

表 7-3　患者约束法操作方法

项目	实施要点
操作评估	1. 患者年龄、意识、活动能力等情况
	2. 全身和约束部位皮肤情况
	3. 患者及家属心理状况，对使用约束带的认知和接受程度
操作告知	1. 患者及家属约束的目的、等级、约束工具及类型、时间和方法
	2. 与家属签订知情同意书
约束准备	约束工具、棉垫等、患者
实施步骤	1. 将患者肢体摆放于功能位
	2. 以棉垫包裹约束部位
	3. 套约束带于约束部位
	4. 固定约束带
	5. 检查患者肢体活动程度与范围以及约束带的松紧度
	6. 调整约束带
	7. 交代约束后的注意事项
观察记录	1. 观察并记录患者的一般状况，局部皮肤、肢体末梢循环情况及约束效果
	2. 询问患者感受或观察患者的反应
	3. 记录约束原因、部位、起止时间和间隔时间
	4. 发生与约束相关并发症的症状及处理措施和效果

【注意事项】

1.约束工具只能在短期内使用。

2.极度消瘦、局部血液循环障碍的患者，应加强内层保护。

3.患者舒适卧位，四肢舒展，约束带必须系成活结，松紧度适宜，不影响血液循环。

4.15～30min 巡视患者 1 次，约束带 2h 松解 1 次，间歇 15～30min。

5.翻身或搬运患者时，应松解约束带，注意观察末梢循环情况。

【评分标准】

具体见表 7-4。

表 7-4　患者约束法评分标准

项目	分值	考评评价要点	评分等级				得分	存在问题
			I	II	III	IV		
操作前评估（10分）	6	1.评估患者病情、意识状态、肢体活动度、约束部位皮肤色泽、温度及完整性等。评估需要使用保护具的种类和时间	6	5	4	3		
	4	2.向患者和家属解释约束的必要性，保护具作用及使用方法，取得配合	4	3	2	1		
操作步骤（70分）	20	1.肢体约束法：暴露患者腕部或者踝部；用棉垫包裹腕部或踝部；将保护带打成双套结套在棉垫外，稍拉紧，使之不松脱；将保护带系于两侧床缘；为患者盖好被，整理床单位及用物	20	16	12	8		
	20	2.肩部约束法：暴露患者双肩；将患者双侧腋下垫棉垫；将保护带置于患者双肩下，双侧分别穿过患者腋下，在背部交叉后分别固定于床头；为患者盖好被，整理床单位及用物	20	16	12	8		
	30	3.全身约束法：多用于患儿的约束。具体方法：将大单折成自患儿肩部至踝部的长度，将患儿放于中间；用靠近护士一侧的大单紧紧包裹同侧患儿的手足至对侧，自患儿腋窝下掖于身下，再将大单的另一侧包裹手臂及身体后，紧于靠护士一侧身下；如患儿过分活动，可用绷带系好	30	24	18	12		

项目	分值	考评评价要点	评分等级				得分	存在问题
			I	II	III	IV		
指导患者（10 分）	4	1. 告知患者及家属实施约束的目的、方法、持续时间，使其理解保护具的重要性、安全性，征得同意方可使用	4	3	2	1		
	3	2. 告知患者和家属实施约束中，护士将随时观察约束局部皮肤有无损伤、皮肤颜色、温度、约束肢体末梢循环状况，定时松解	3	2.5	2	1.5		
	3	3. 指导患者和家属在约束期间保证肢体处于功能位，保持适当的活动度	3	2.5	2	1.5		
提问（10 分）	5	目的	5	4	3	2		
	5	注意事项	5	4	3	2		
总分	100		100	80	60	40		

　I 级表示操作熟练、规范，无缺项，与患者沟通自然，语言通俗易懂；II 级表示操作熟练、规范，有 1～2 处缺项，与患者沟通不够自然；III 级表示操作欠熟练、规范，有 2～3 缺项，与患者沟通较少；IV 级表示操作欠熟练、规范，有 4 处以上缺项，与患者无沟通；V 级表示操作混乱、无序

三、偏瘫患者卧位护理

【目的】

1. 预防或减轻痉挛、畸形的出现。

2. 使躯干及肢体保持在功能状态。

3. 定时更换体位有助于预防并发症的发生。

【操作方法】

具体见表 7-5。

表 7-5　偏瘫患者卧位护理操作方法

项目	实施要点
准备	1. 护士：着装规范、洗手、戴口罩 2. 查对：医嘱、患者床头卡、腕带 3. 用物：数个枕头（视患者情况而定）、翻身卡
评估	1. 患者的病情、意识状态、功能障碍情况 2. 评估患者及家属的心理状态与配合程度

项目	实施要点
告知	向患者及家属解释操作目的、方法、注意事项及配合要点
操作过程	1. 仰卧位 (1) 头部：不要明显的左右偏斜，可稍向患侧，避免使用过高枕头 (2) 患侧上肢：在肩下垫一软垫，使肩部上抬前挺以防肩胛骨向后挛缩，患侧上臂外旋稍外展，放置于在枕头上；肘关节、腕关节伸展，前臂旋后，掌心向上；手指伸直略分开，拇指外展 (3) 患侧下肢：在髋部下面垫软枕，髋关节稍内旋；患侧臀部、大腿外侧下放一枕头，其长度足以支撑整个大腿外侧，以防下肢外旋。膝关节微屈，膝下可垫一小枕；脚底不要接触任何东西 2. 健侧卧位 (1) 健侧肢体在下方，可放在自觉舒适的位置。患者的头下给予合适的软枕，胸前放一软枕 (2) 患侧上肢：肩向前伸，患侧肘关节伸展、腕及指关节伸展放在枕上，掌心向下 (3) 患侧下肢：髋关节和膝关节尽量前屈90°，置于软枕上，踝略背伸，踝关节不能内翻悬在软枕边上，以防造成足内翻下垂 3. 患侧卧位： (1) 患侧肢体在下方。患者的头下给予合适高度（一般为10~12cm）的软枕，躯干稍向后旋转，后背用枕头支撑 (2) 患侧上肢：患臂向前伸直，前臂外旋，将患肩拉出避免受压及后缩，手指伸展、手掌向上，手中不用放置任何东西 (3) 患侧下肢：患侧髋关节略后伸，膝关节略屈曲，放置舒适位，踝关节屈曲90°，防止足下垂的发生 (4) 健侧上肢放在身上或后边软枕上，避免放在身前，以免因带动整个躯干向前而引起患侧肩胛骨后缩。健侧下肢充分屈髋屈膝，腿下放一软枕作支撑 4. 床上坐位：背后给予多个软枕垫实，使脊柱伸展，头部无须支持固定。患侧上肢抬高，放置于软枕上，手指自然伸展，避免过度屈曲。给予一个横过床的可调节桌，桌上放一软枕，上肢放于软枕上，髋关节屈曲近90°
整理	1. 整理床单位 2. 协助患者取舒适体位 3. 分类处理用物，洗手
记录	再次查对，记录

【注意事项】

1. 为患者摆放良肢位时绝对不能托、拉患侧肢体，尤其是肩关节。

2. 良肢位摆放也应定时变化体位、定时翻身。

3. 注意仰卧位患者易出现压疮的位置要保持干净、干爽，尽量避免长时间仰卧位。足底不放任何东西，以防止增加不必要的伸肌模式的反射活动。

4.患侧卧位时一定要将患肩被动前伸，以免长时间受压，产生疼痛，影响患侧上肢循环。手中不用放置任何东西，避免诱发抓握反射而强化患侧手的屈曲痉挛。

5.健侧卧位时一定要注意患肢的细节，足不能内翻悬在枕头边缘，以防造成足内翻下垂。

【评分标准】

具体见表 7-6。

表 7-6　偏瘫患者卧位护理评分标准

项目	分值	考评评价要点	评分等级				得分	存在问题
			I	II	III	IV		
操作前评估（15分）	3	1.仪表：工作衣、帽、鞋穿戴整齐，规范	3	2	1	0		
	4	2.讲解体位摆放、转移的重要性，取得配合	4	3	2	1		
	4	3.评估患者：病情、意识状态及配合能力；功能障碍肢体肌力、关节活动度；需要保持的体位；管路情况、心理、知识水平	4	3	2	1		
	4	4.用物：各种翻身软枕 3～4 个	4	3	2	1		
操作步骤（70分）	15	1.仰卧位：患侧肩胛、上肢、髋、臀部、大腿外侧垫枕，上肢平放枕上；下肢伸展微曲	15	10	5	1		
	15	2.健侧卧位；上肢伸展位，患侧肩胛骨向前外伸；患侧下肢屈曲位、踝关节放长枕上	15	10	5	1		
	15	3.患侧卧位：患臂外展前伸旋后，患肩向前拉出，肘伸展，掌心向上；下肢屈曲位；健腿屈髋屈膝向前放长枕上，健侧上肢放在胸前的枕上或躯干上	15	10	5	1		
	15	4.坐位：患侧上肢抬高，放置于软枕上，手指自然伸展，避免过度屈曲。给予一个横过床的可调节桌，桌上放一软枕，上肢放于软枕上，髋关节屈曲近 90°	15	10	5	1		
	5	5.各卧位摆放掌握要领，摆放正确	5	4	3	1		
	5	6.患者感觉良好、舒适，无不良反应	5	4	3	1		

续　表

项目	分值	考评评价要点	评分等级				得分	存在问题
			I	II	III	IV		
评价 （10分）	5	1.关爱患者，沟通技巧良好、态度认真、动作轻柔	5	4	3	1		
	5	2.整体性欠佳计划性欠佳	5	4	3	1		
提问 （5分）	5	目的	5	4	3	1		
总分	100		100	71	42	12		

　Ⅰ级表示操作熟练、规范，无缺项，与患者沟通自然，语言通俗易懂；Ⅱ级表示操作熟练、规范，有1～2处缺项，与患者沟通不够自然；Ⅲ级表示操作欠熟练、规范，有2～3处缺项，与患者沟通较少；Ⅳ级表示操作欠熟练、规范，有4处以上缺项，与患者无沟通；Ⅴ级表示操作混乱、无序

第8章 普外科

一、换药技术

【目的】

1. 观察伤口愈合情况，以便酌情给予相应的治疗和处理。

2. 清洁伤口，去除异物，渗液或脓液，减少细菌的繁殖和分泌物对局部组织的刺激。

3. 伤口局部外用药物，促进炎症局限，或加速伤口肉芽生长或上皮组织扩展，促进伤口尽早愈合。

4. 保持局部温度适宜，促进局部血液循环，改善局部环境，为伤口愈合创造有利的条件。

【操作方法】

具体见表8-1。

表8-1 换药技术操作方法

项目	实施要点
操作前准备	1. 仪表端庄，服装整洁，洗手，戴口罩
	2. 核对医嘱、患者姓名、住院号、床号、年龄、诊断、医嘱执行单
	3. 操作前评估：评估患者的身体状况；评估伤口大小、深度、潜行深度、组织形态；渗出液颜色、量；伤口周围皮肤或组织
	4. 用物准备：根据伤口情况准备用物，如无菌棉球、弯盘、治疗碗、镊子、垫巾、生理盐水、75% 乙醇、松节油、胶布、无菌纱块
操作流程	1. 协助患者取舒适的体位：核对床号、姓名、性别，向患者解释
	2. 关闭门窗，保持合适的室温，暴露伤口时注意遮盖患者，保护隐私
	3. 再次评估伤口，戴帽子、无菌手套，顺汗毛方向揭去胶布、毛发较长时，胶布与毛发一起剪去，当敷料粘住伤口时，用盐水浸透，待敷料松脱后再移去，观察伤口局部潜行深度、坏死组织的形态质量、肉芽增生是否健康、周围组织是否肿胀、皮肤颜色是否正常

项目	实施要点
操作流程	4. 区分伤口类型并采取相应的换药方法。根据具体伤口性质，选择合适消毒溶液和细菌敏感药物，对症处理伤口
	5. 正确处理伤口，观察病情变化。无菌伤口由内向外、自上而下消毒，感染伤口由外到内，自伤口周围皮肤开始做环形向心性消毒
	6. 固定敷料。包扎伤口时要保持良好的血液循环，包扎四肢时，应从远向近包扎
	7. 告知患者注意事项。敷料潮湿、松脱及时更换
	8. 整理床单位
整理用物	1. 撤用物于治疗车下垃圾袋，取出一次性治疗巾，脱手套，协助患者穿裤，取舒适卧位，整理床单位
	2. 用物按垃圾分类处置，洗手，记录伤口情况、局部使用的药物
	3. 特殊感染伤口的消毒器械要单独处理，敷料焚烧

【注意事项】

1. 严格执行查对制度和无菌操作技术原则。

2. 在操作过程中注意保护患者的隐私，并采取适当的措施防止患者着凉。

3. 换药者操作应当稳、准、轻，禁忌动作过粗过大。

4. 根据伤口情况准备换药敷料物品，合理掌握换药时间，间隔时间过长，不利伤口愈合，间隔时间过短因反复刺激伤口，影响伤口愈合，同时增加患者痛苦。

【评分标准】

具体见表 8-2。

表 8-2　换药技术评分标准

项目	分值	考评评价要点	评分等级					存在问题
			I	II	III	IV	V	
操作前评估（10分）	5	询问、了解患者的身体状况	5	4	3	2	1	
	5	观察、了解伤口局部情况	5	4	3	2	1	
操作步骤（65分）	10	核对医嘱	10	8	6	4	2	
	5	协助患者取得舒适的体位	5	4	3	2	1	

续 表

项目	分值	考评评价要点	评分等级					存在问题
			I	II	III	IV	V	
操作步骤（65分）	10	正确暴露伤口	10	8	6	4	2	
	20	区分伤口类型并采取相应的换药方法	20	16	12	8	4	
	20	正确处理伤口并固定	20	16	12	8	4	
指导患者（15分）	10	告知患者换药的目的及配合事项	10	8	6	4	2	
	5	告知患者注意保持伤口敷料清洁干燥，敷料潮湿时应当及时更换	5	4	3	2	1	
提问（1～2个问题）（10分）	5	目的	5	4	3	2	1	
	5	消毒顺序	5	4	3	2	1	
总分	100		100	80	60	40	20	

I 级表示操作熟练、规范，无缺项，与患者沟通自然，语言通俗易懂；II 级表示操作熟练、规范，有 1～2 处缺项，与患者沟通不够自然；III 级表示操作欠熟练、规范，有 2～3 处缺项，与患者沟通较少；IV 级表示操作欠熟练、规范，有 4 处以上缺项，与患者无沟通；V 级表示操作混乱、无序

二、导尿技术

【目的】

1.采集患者尿标本做细菌培养。

2.为尿潴留患者引流尿液，减轻痛苦。

3 用于患者术前膀胱减压以及下腹、盆腔器官手术中持续排空膀胱，避免术中误伤。

4.患者尿道损伤早期或者手术后作为支架引流，经导尿管对膀胱进行药物灌注治疗。

5.患者昏迷、尿失禁或者会阴部有损伤时，留置导尿管以保持局部干燥、清洁，避免尿液的刺激。

【操作方法】

具体见表 8-3。

表 8-3 导尿技术操作方法

项目	实施要点
操作前准备	1. 仪表端庄，服装整洁，洗手，戴口罩
	2. 核对医嘱、执行单
	3. 操作前评估：患者年龄、性别、病情、导尿目的、意识状态、合作程度、心理状态、过敏史、有无膀胱尿道前列腺疾病、膀胱充盈情况、会阴部情况，向患者解释导尿目的
	4. 用物准备：治疗车、一次性导尿包（成人 12～20 号、小儿 8～10 号）、别针、一次性垫单
操作流程	1. 患者安全与舒适：核对床号、姓名、性别，向患者解释
	2. 关闭门窗，保持合适的室温，拉窗帘遮挡患者
	3. 协助患者脱其对侧裤腿于近侧腿部，对侧腿用被子遮盖，防止受凉
	4. 协助患者取屈膝仰卧位，臀下垫一次性垫单，双腿略外展，暴露外阴
	5. 在治疗车上打开导尿包，取出清洁包
	6. 撕开消毒棉球包，倒入方盘内，弯盘置于两腿之间
	7. 左手戴无菌手套，右手持镊子夹棉球消毒外阴 (1) 女性患者消毒顺序：阴阜、大阴唇、小阴唇、尿道口及肛门（消毒顺序：由外向内、自上而下最后一个棉球从尿道口消毒至肛门部） (2) 男性患者消毒顺序：阴阜、阴茎（先擦洗阴茎背面，顺序为中、左、右各用一个棉球擦洗）、阴囊；再左手用无菌纱布裹住阴茎并后推包皮，充分暴露冠状沟，夹取棉球自尿道口向外向后旋转擦拭尿道口、龟头及冠状沟，将阴茎提前，用棉球自龟头向下消毒至阴囊处，顺序为中、左、右
	8. 脱下手套置弯盘内，并将弯盘放入医疗垃圾内
	9. 在患者的两腿间打开导尿包，戴手套，铺洞巾，取出消毒棉球放于弯盘一侧，嘱患者勿动肢体，保持安置的体位，避免无菌区域被污染
	10. 按操作顺序整理好用物，检查尿管气囊是否漏气，取集尿袋与尿管衔接后，撕开液状石蜡棉球袋，用无菌镊夹石蜡棉球润滑导尿管前端
	11. 再次消毒 (1) 女性患者消毒顺序：左手分开固定小阴唇，暴露阴道口，右手持镊，用棉球由镊向外消毒尿道口，顺序：尿道口、左右小阴唇、尿道口，自上而下，由内向外，进行消毒，一个棉球只用一次，将弯盘移置床尾 (2) 男性患者消毒顺序：左手垫纱布提起阴茎，使之与腹壁成 60°，将包皮向后推，暴露尿道口，右手持镊夹取消毒棉球再次消毒尿道口、龟头、冠状沟，一次棉球只用一次，右手将弯盘移至床尾，左手不动

续 表

项目	实施要点
操作流程	12. 插管固定 (1) 女性患者：左手继续固定小阴唇，右手另换无菌镊夹导尿管，缓慢插入尿道4～6cm（成人），见尿后再插入1～2cm，左手固定尿管，气囊内注入10～15ml生理盐水，轻拉导尿管有阻力感则证明已固定于膀胱内 (2) 男性患者：消毒后左手不动，嘱患者放松，深呼吸，右手持无菌镊夹导尿管，轻轻插入尿道20～22cm，见尿后再插入7～10cm，左手固定尿管，气囊内注入10～15ml生理盐水，轻拉尿管有阻力感则证明已固定于膀胱内 (3) 将集尿袋从洞巾中穿出，通过大腿上，采用高举平台法固定在大腿内侧，妥善固定在床沿上，插管过程注意与患者沟通，观察患者的反应，尿管如有污染及时更换
整理用物	1. 撤用物于治疗车下垃圾袋，取出一次性治疗巾，脱手套，协助患者穿裤，取舒适卧位，整理床单位
	2. 用物按垃圾分类处置，洗手，记录，向患者致谢

【注意事项】

1. 严格执行查对制度和无菌操作技术原则。

2. 在操作过程中注意保护患者的隐私，并采取适当的措施防止患者着凉。

3. 对膀胱高度膨胀且极度虚弱的患者，第一次放尿不得超过1000ml，大量放尿可使腹腔内压急剧下降，血液大量滞留在腹腔内，导致血压下降而虚脱，另外膀胱内压突然降低，还可导致膀胱黏膜急剧充血，发生血尿。

4. 老年女性尿道口回缩，插管时应仔细观察、辨认，避免误入阴道。

5. 为女患者插尿管时，如导尿管误入阴道，应另换无菌导尿管重新插管。

6. 为避免损伤和导致泌尿系统的感染，必须掌握男性和女性尿道的解剖特点。

【评分标准】

具体见表8-4。

表8-4 导尿技术评分标准

项目	分值	考评评价要点	评分等级				得分	存在问题
			I	II	III	IV		
操作前准备（20分）	3	1. 仪表端庄，服装整洁，洗手，戴口罩	3	2	1	0		
	5	2. 核对医嘱、执行单，向患者解释导尿目的	5	4	3	1		

项目	分值	考评评价要点	评分等级				得分	存在问题
			I	II	III	IV		
操作前准备（20分）	10	3. 操作前评估：患者年龄、性别、病情、导尿目的、意识状态、合作程度、心理状态、过敏史、有无膀胱尿道前列腺疾病、膀胱充盈情况、会阴部情况，向患者解释导尿目的	10	8	6	4		
	2	4. 用物准备：治疗车、一次性导尿包（成人12～20号、小儿8～10号）、别针、一次性垫单	2	1	0.5	0		
操作流程（60分）	3	1. 患者安全与舒适：核对床号、姓名、性别	3	2	1	0		
	2	2. 关闭门窗，保持合适的室温，拉窗帘遮挡患者	2	1	0.5	0		
	2	3. 协助患者脱其对侧裤腿于近侧腿部，对侧腿用被子遮盖，防止受凉	2	1	0.5	0		
	2	4. 协助患者取屈膝仰卧位，臀下垫一次性垫单，双腿略外展，暴露外阴	2	1	0.5	0		
	2	5. 在治疗车上打开导尿包，取出清洁包	2	1	0.5	0		
	2	6. 撕开消毒棉球包，倒入方盘内，弯盘置于两腿之间	2	1	0.5	0		
	10	7. 左手戴无菌手套，右手持镊子夹棉球消毒外阴 (1) 女性患者消毒顺序：阴阜、大阴唇、小阴唇、尿道口及肛门（消毒顺序：由外向内、自上而下最后一个棉球从尿道口消毒至肛门部） (2) 男性患者消毒顺序：阴阜、阴茎（先擦洗阴茎背面，顺序为中、左、右各用一个棉球擦洗）、阴囊；再左手用无菌纱布裹住阴茎并后推包皮，充分暴露冠状沟，夹取棉球自尿道口向外向后旋转擦拭尿道口、龟头及冠状沟，将阴茎提前，用棉球自龟头向下消毒至阴囊处，顺序为中、左、右	10	8	6	4		
	2	8. 脱下手套置弯盘内，并将弯盘放入医疗垃圾内	2	1.5	1	0.5		
	2	9. 在患者的两腿间打开导尿包，戴手套，铺洞巾，取出消毒棉球放于弯盘一侧，嘱患者勿动肢体，保持安置的体位，避免无菌区域被污染	2	1.5	1	0.5		

项目	分值	考评评价要点	评分等级				得分	存在问题
			I	II	III	IV		
操作流程（60分）	3	10. 按操作顺序整理好用物，检查尿管气囊是否漏气，取集尿袋与尿管衔接后，撕开液状石蜡棉球袋，用无菌镊夹石蜡棉球润滑导尿管前端	3	2	1	0.5		
	30	11. 再次消毒 (1) 女性患者消毒顺序：左手分开固定小阴唇，暴露阴道口，右手持镊，用棉球由向外消毒尿道口，顺序：尿道口、左右小阴唇、尿道口，自上而下，由内向外，进行消毒，一个棉球只用一次，将弯盘移置床尾 (2) 男性患者消毒顺序：左手垫纱布提起阴茎，使之与腹壁成60°，将包皮向后推，暴露尿道口，右手持镊取消毒棉球再次消毒尿道口、龟头、冠状沟，一次棉球只用一次，右手将弯盘移至床尾，左手不动	15	12.5	10	7.5		
		12. 插管固定 (1) 女患者左手继续固定小阴唇，右手另换无菌镊夹导尿管，缓慢插入尿道4～6cm（成人），见尿后再插入1～2cm，左手固定尿管，气囊内注入10～15ml生理盐水，轻拉导尿管有阻力感则证明已固定于膀胱内 (2) 男患者消毒后左手不动，嘱患者放松，深呼吸，右手持无菌镊夹导尿管，轻轻插入尿道20～22cm，见尿后再插入7～10cm，左手固定尿管，气囊内注入10～15ml生理盐水，轻拉尿管有阻力感则证明已固定于膀胱内 (3) 将集尿袋从洞巾中穿出，通过大腿上，采用高举平台法固定在大腿内侧，妥善固定在床沿上，插管过程注意与患者沟通，观察患者的反应，尿管如有污染及时更换	15	12.5	10	7.5		
整理用物（10分）	5	1. 撤用物于治疗车下垃圾袋，取出一次性治疗巾，脱手套，协助患者穿裤，取舒适卧位。整理床单位	5	4	3	2		
	5	2. 用物按垃圾分类处置，洗手，记录，向患者致谢	5	4	3	2		

项目	分值	考评评价要点	评分等级				得分	存在问题
			I	II	III	IV		
提问（10分）	5	目的	5	4	3	2		
	5	注意事项	5	4	3	2		
总分	100		100	76	55	33.5		

　Ⅰ级表示操作熟练、规范，无缺项，与患者沟通自然，语言通俗易懂；Ⅱ级表示操作熟练、规范，有1～2处缺项，与患者沟通不够自然；Ⅲ级表示操作欠熟练、规范，有2～3处缺项，与患者沟通较少；Ⅳ级表示操作欠熟练、规范，有4处以上缺项，与患者无沟通；Ⅴ级表示操作混乱、无序

三、更换引流袋

【目的】

1. 保持引流通畅，防止感染。

2. 更换引流袋操作方法。

【操作方法】

具体见表8-5。

表8-5　更换引流袋操作方法

项目	实施要点
操作准备	引流袋（瓶）、消毒用品、无齿止血钳，必要时备换药用物等
实施	1. 暴露引流管与引流袋（瓶）连接处
	2. 引流管下铺治疗巾，置弯盘
	3. 用止血钳夹紧引流管近端
	4. 分离引流管与引流袋（瓶）近端
	5. 由内向外消毒引流管管口及外周
	6. 将新的引流袋（瓶）与引流管连接
	7. 松开止血钳，观察引流情况，确认引流通畅
	8. 固定引流袋（瓶）
	9. 撤治疗巾、弯盘，整理床单位，调整至利于引流的体位
观察与记录	1. 引流液的颜色、性状及量，伤口或引流口周围皮肤情况等
	2. 患者的生命体征、主诉，有为因引流液较多而引起的低钾、低钠、脱水等电解质紊乱表现等

【注意事项】

1.分离时注意用力方向，防止拔出引流管。

2.分离接口前要夹紧引流管，以防引流液漏出。

3.由内向外消毒。

4.固定时注意留有足够的长度，方便患者翻身活动。

5.严格执行无菌操作。按引流袋（瓶）使用期限及引流目的定期更换。

6.观察引流液时应注意观察刚流出的液体，因部分引流液（如胆汁）会因流出体外时间较长而发生颜色、性状的变化。

【评分标准】

具体见表 8-6。

表 8-6　更换引流袋评分标准

项目	分值	考评评价要点	评分等级				得分	存在问题
			I	II	III	IV		
核对（5分）	5	医嘱、患者的床号、姓名	5	3	1	0		
评估（8分）	2	1.了解患者病情、了解留置引流的时间及引流管部位	2	1	0	0		
	2	2.患者自理，合作能力	2	1	0	0		
	2	3.引流液的量、颜色、性状及流速	2	1	0	0		
	2	4.伤口及引流管口有无渗血、渗液	2	1	0	0		
告知（5分）	2	1.解释更换引流袋（瓶）的目的及操作过程可能出现的不适	2	1	0	0		
	3	2.教会患者配合操作的方法及注意事项	3	2	1	0		
操作前准备（12分）	2	1.护士：着装规范，洗手，戴口罩	2	1	0	0		
	3	2.环境：室温适宜、注意保护患者隐私	3	2	1	0		
	5	3.物品准备：引流管、别针、无齿止血钳一把、碘伏棉签、弯盘、无菌手套	5	3	2	1		
	2	4.患者：取合适、舒适的体位	2	1	0	0		
实施（42分）	6	1.戴手套并松解引流袋	6	4	2	1		
	6	2.铺治疗巾、夹管	6	4	2	1		

项目	分值	考评评价要点	评分等级				得分	存在问题
			I	II	III	IV		
实施（42分）	6	3. 管衔接处消毒范围、方法正确	6	4	2	1		
	6	4. 更换引流袋方法正确，无污染	6	4	2	1		
	6	5. 松解止血钳，开放引流管，观察是否通畅	6	4	2	1		
	6	6. 固定引流袋，长度合适	6	4	2	1		
	6	7. 放掉原有的引流液，按需记量	6	4	2	1		
健康教育（5分）	3	1. 告知患者防止引流管打折、弯曲、受压、脱出等情况发生，保持通畅	3	2	1	0		
	2	2. 告知患者保持引流管高度低于引流切口，防止逆行感染	2	1	0	0		
观察记录（8分）	2	1. 观察记录正确	2	1	0	0		
	2	2. 操作后核对	2	1	0	0		
	2	3. 记录、签名	2	1	0	0		
	2	4. 整理：患者取舒适体位，用物分类放置	2	1	0	0		
整体评价（10分）	5	1. 操作规范、熟练	5	4	3	2		
	5	2. 态度端正、尊重关爱患者、沟通良好	5	4	3	2		
提问（5分）	5	相关知识：各种引流管的观察要点	5	4	3	2		
总分	100		100	64	29	14		

I 级表示操作熟练、规范，无缺项，与患者沟通自然，语言通俗易懂；II 级表示操作熟练、规范，有1～2 处缺项，与患者沟通不够自然；III 级表示操作欠熟练、规范，有 2～3 处缺项，与患者沟通较少；IV级表示操作欠熟练、规范，有 4 处以上缺项，与患者无沟通；V 级表示操作混乱、无序

四、造口护理技术

【目的】

1. 保持造口周围皮肤的清洁。

2. 帮助患者掌握护理造口的方法。

【操作方法】

具体见表 8-7。

表 8-7 造口护理技术操作方法

项目	实施要点
核对	确保患者身份正确，了解操作的目的
评估	1. 评估患者病情、意识、自理能力、合作程度、心理状态、家庭支持程度、经济状况
	2. 确认患者或家属对造口护理方法和知识的掌握
告知	开放人工肛门后的注意事项，使用人工肛门袋可能出现的不良反应及表现
准备	1. 护士：着装整齐，洗手，戴口罩
	2. 物品：治疗盘、治疗碗 2 个、镊子 2 把、弯盘、治疗巾、造口测量板、造口袋一套（底板、袋）、剪刀、小方纱或柔软的纸巾、棉球若干、外用生理盐水或清水、屏风、笔、污物袋，必要时准备皮肤护肤粉、皮肤保护膜、防漏膏或防漏条、一次性引流袋
	3. 环境：清洁、舒适、隐蔽、光线充足
	4. 患者：舒适体位
实施	1. 暴露肠造口部位，肠造口侧铺垫单（必要时）。因肠蠕动活跃，更换时很可能出现排便；而泌尿造口随时可能排出尿液
	2. 造口底盘难以撕下时，可使用剥离剂。剥离剂内的乙醇具有刺激性，皮肤过敏者不宜使用
	3. 清洗造口及造口周围皮肤遵循由外到内、环状抹洗原则。清洗时使用柔软的草纸或抹布；伤口愈合后可以淋浴
	4. 抹干造口周围皮肤，顺序应从外到内
	5. 指导选择合适的造口袋，术后早期宜选择透明造口袋；回肠造口早期排泄物稀且量多，可以选择尿路造口袋；结肠造口宜选用开口袋；尿路造口必须选择防逆流装置的尿路造口袋；回肠和结肠造口术后早期不宜选择带碳片造口袋，以免妨碍对肠道功能恢复的评估
	6. 因为造口在术后易发生肿等症状，造口大小会发生变化，将测量结果描画在新的造口底盘上
	7. 裁剪造口底盘开口的大小。按标好的记号将造口底盘裁剪成造口的大小，剪裁若与造口大小完全相同，易损伤造口膜，若开口过大，排泄物会附着在造口边缘皮肤上
	8. 造口袋的粘贴方向一般是术后患者处于卧床状态时，可将造口袋的开口摆向为斜向下或横向放置；采取坐位或者行走时，则将造口袋开口朝下垂直放置
观察记录	1. 若出现造口出血，肠黏膜为紫黑色或造口回缩情况，应通知医生
	2. 皮肤若有红、肿、糜烂或破损，可用皮肤保护粉，严重者可加用皮肤保护膜。若周围皮肤不平整或凹陷，可用防漏膏或猪油膏填补，以增加密合度，或使用凸面底板的造口袋
整理	两件式造口袋用后清水冲洗袋子，并置于通风处晒干，可重复使用。若袋子内有尿结晶形成，可用 1/3 浓度的白醋清洗

【注意事项】

1. 护理过程中注意向患者详细讲解操作步骤。

2. 更换造口袋时应当防止袋内容物排出污染伤口。

3. 撕离造口袋时注意保护皮肤，防止皮肤损伤。

4. 注意造口与伤口的距离，保护伤口，防止污染伤口。

5. 贴造口袋前一定要保证造口周围皮肤干燥。

6. 造口袋裁剪时与实际造口方向相反，不规则造口要注意裁剪方向。

7. 造口袋底盘与造口黏膜之间保持适当空隙（1~2mm），缝隙过大粪便刺激皮肤易引起皮炎，过小底盘边缘与黏膜摩擦将会导致不适，甚至出血。

8. 如何使用造口辅助用品，应当在使用前认真阅读产品说明书，如使用防漏膏应当按压底盘 15~20min。

9. 教会患者观察造口周围的血液运行情况，并定期手扩造口，防止造口狭窄。

【评分标准】

具体见表 8-8。

表 8-8 造口护理技术评分标准

项目		分值	考评评价要点	评分等级				得分	存在问题
				I	II	III	IV		
操作前（25分）	操作者仪表	4	1. 着装不规范 2. 未洗手	4	3	2	0		
	核对	4	床号、姓名、年龄、医嘱	4	3	2	0		
	评估	6	1. 患者病情、意识、意识状态 2. 造口类型、造口周围皮肤的完整性 3. 患者及家属对造口护理的掌握情况	6	5	4	2		
	告知	6	1. 遵医行为的重要性 2. 开放人工肛门后的注意事项 3. 使用人工肛门袋可能出现的不良反应及表现	6	5	4	2		
	用物准备	5	物品：治疗盘、治疗碗、镊子、弯盘、治疗巾、造口测量尺、造口袋、剪刀、纸巾、棉球、盐水，必要时备屏风、皮肤护肤粉、防漏膏	5	4	3	2		

续 表

项目		分值	考评评价要点	评分等级				得分	存在问题
				I	II	III	IV		
操作过程（60分）	安全舒适	6	1. 未注意安全 2. 未保护患者隐私 3. 未协助患者舒适体位	6	5	4	2		
	更换造口袋	42	1. 未暴露造口部位 2. 未戴手套 3. 除袋方法不正确 4. 擦拭不干净 5. 裁剪不合适 6. 顺序有误 7. 未对准造口 8. 粘贴方式不正确 9. 未贴紧	42	32	20	10		
	整理	4	1. 未协助患者舒适体位 2. 用物未分类处理	4	3	2	0		
	观察与记录	8	1. 不观察血供 2. 不观察造口周围皮肤 3. 不观察大便 4. 不记录	8	6	4	2		
评价（15分）	态度沟通	4	1. 态度不认真 2. 沟通技巧不佳	4	3	2	0		
	整体性计划性	6	1. 整体性欠佳 2. 计划性欠佳	6	5	4	2		
	相关知识	5	相关知识不熟悉	5	4	3	2		
总分		100		100	78	54	24		

I 级表示操作熟练、规范，无缺项，与患者沟通自然，语言通俗易懂；II 级表示操作熟练、规范，有 1～2 处缺项，与患者沟通不够自然；III 级表示操作欠熟练、规范，有 2～3 处缺项，与患者沟通较少；IV 级表示操作欠熟练、规范，有 4 处以上缺项，与患者无沟通；V 级表示操作混乱、无序

第9章 骨 科

一、轴线翻身法

【目的】

使患者舒适，预防压疮，减少并发症。保持脊柱的稳定性，避免翻身时引起脊髓损伤。

【操作方法】

具体见表9-1。

表9-1 轴线翻身法操作方法

项目	实施要点
物品准备	翻身枕头3个（颈椎患者另备小沙袋2个、薄枕1个）、翻身卡、快速手消毒液，必要时准备衣物
指导内容	1. 颅脑手术患者，只能采取健侧卧位或平卧位
	2. 牵引的患者，翻身时应有专人维持牵引
	3. 脊椎手术或受损的患者采用轴式翻身法翻身
	4. 有伤口者，敷料渗血渗液多时，应先更换后再翻身
护理要点	1. 根据患者的病情、意识状态、肢体活动能力、年龄、体重，以及有无进行手术治疗、有无引流管或其他导管、有无脊柱疾病、有无骨折和牵引等，决定协助患者翻身的频率、体位、方式，选择合适的皮肤减压用具
	2. 告知患者／家属翻身的目的、方法、并发症和必要的配合
	3. 固定床脚刹车，按规范处理各种引流管
	4. 翻身过程中注意患者安全，拉好对侧床栏，防患者坠床
	5. 操作中避免拖拉，保护患者局部皮肤不被擦伤
	6. 翻身后应使用适当的皮肤减压用具，如枕头、沙袋、被架等维持翻身后的卧位
	7. 密切观察病情，发现异常状况及时报告和处理
	8. 必要时记录

【评分标准】

具体见表9-2。

表9-2 轴线翻身法评分标准

评价内容	分值	考评评价要点	评分等级					存在问题
			I	II	III	IV	V	
操作前评估（10分）	5	了解患者病情、意识状态及配合能力	5	4	3	2	1	
	5	观察患者损伤部位、伤口情况和管路情况	5	4	3	2	1	
操作步骤（70分）	10	核对患者，帮助患者移去枕头，松开背尾	10	8	6	4	2	
	15	三位操作者站于患者同侧，将患者平移至操作者同侧床旁	15	12	9	6	3	
	30	患者有颈椎损伤时，第一操作者固定患者头部，沿纵轴向上略加牵引，使头、颈随躯干一起缓慢移动，第二操作者将双手分别置于肩部、腰部，第三操作者将双手分别置于腰部、臀部，使头、颈、肩、腰、髋保持在同一水平线上，翻转至侧卧位。患者无颈椎损伤时，可由两位操作者完成轴线翻身	30	24	18	12	6	
	10	将一软枕放于患者背部支持身体，另一软枕放于两膝之间并使双膝呈自然弯曲状	10	8	6	4	2	
	5	整理好患者床单位	5	4	3	2	1	
指导患者（10分）	10	告知患者翻身的目的和方法，以取得患者的配合	10	8	6	4	2	
提问（1~2个问题）（10分）	5	目的	5	4	3	2	1	
	5	操作顺序	5	4	3	2	1	
总分	100		100	80	60	40	20	

I 级表示操作熟练、规范，无缺项，与患者沟通自然，语言通俗易懂；II 级表示操作熟练、规范，有 1~2 处缺项，与患者沟通不够自然；III 级表示操作欠熟练、规范，有 2~3 处缺项，与患者沟通较少；IV 级表示操作欠熟练、规范，有 4 处以上缺项，与患者无沟通；V 级表示操作混乱、无序

二、患者搬运法

【目的】

患者被正确、安全地运送到目的地。

【操作方法】

具体见表 9-3。

表 9-3　患者搬运法操作方法

项目	实施要点
物品准备	平车 / 轮椅、担架（脊柱损伤患者），颈托（颈椎损伤），必要时备中单、过床易、氧气袋（枕）、心电监护、急救物品、器材等
指导内容	1. 病情危重时，先抢救，待病情稳定后再行搬运，生命体征不稳定者不宜长途搬运
指导内容	2. 开放性外伤患者应先进行止血、包扎、固定；胸部创伤者不宜采用背负法
指导内容	3. 脊柱骨折的患者应避免使用软担架或单人搬运，防止脊髓进一步损伤
指导内容	4. 肢体石膏、夹板固定、带特殊引流管的患者应由专人托扶肢体或管道
护理要点	1. 病情危重患者转运同时通知相关科室做好急救物品、器材和人员的准备
护理要点	2. 告知患者 / 家属搬运途中可能出现的病情变化及危险因素
护理要点	3. 路途较远、病情较重的患者选择担架搬运法
护理要点	4. 多人搬运时，搬运者按身高由高到矮从床头到床尾排列
护理要点	5. 带气管插管、气管切开套管的患者，头部切勿后仰，搬运者分别以双手置患者头颈部和腰臀部，将患者身体水平上移，以防气管插管脱出或内脱。搬运过程中注意保持患者呼吸道通畅
护理要点	6. 搬运过程中注意职业防护
护理要点	7. 严密观察患者的呼吸、心搏和意识变化，发生心搏呼吸停止应就地抢救
护理要点	8. 搬运后检查各种引流管固定通畅情况
护理要点	9. 到达目的地，护送人员与接班者详细交代患者病情、生命体征、特殊处置并做好记录

【评分标准】

具体见表 9-4。

表 9-4 患者搬运法评分标准

评价内容	分值	考评评价要点	评分等级					存在问题
			I	II	III	IV	V	
操作前评估（10分）	5	1. 了解患者病情、意识状态及活动、沟通、理解及配合能力、心理状态	5	4	3	2	1	
	5	2. 观察患者损伤部位、伤口情况和管路情况、周围环境、搬运距离和搬运者的体力	5	4	3	2	1	
操作步骤（70分）	10	1. 选择搬运方式（徒手／平车），检查搬运工具的性能	10	8	6	4	2	
	15	2. 患者肢体摆放功能位，昏迷者取下活动假牙；痉挛者，使用牙垫防止舌咬伤	15	12	9	6	3	
	30	3. 担架搬运法 (1) 挪动法：移开床旁桌、椅，松开盖被，平车与床平行并紧靠床边，将盖被平铺于平车上，护士抵住平车，帮助患者按上身、臀部、下肢的顺序向平车挪动	30	24	18	12	6	
		(2) 二人搬运法：平车置床尾，车头端与床尾成钝角，患者平卧，双手交叉置于胸前或腹部，护士甲一手臂托在患者颈肩部，另一手托在患者腰部，护士乙一手托住患者臀部，另一手托住患者腘窝，同时抬起患者，放于平车	30	24	18	12	6	
		(3) 三人搬运法：平车置床尾，车头端与床尾成钝角，患者平卧，双手交叉置于胸前或腹部，护士甲托住患者头、颈、肩部，护士乙托住患者背、臀部护士丙托住患者腘窝和小腿处，同时抬起患者，放于平车	30	24	18	12	6	
		(4) 四人搬运法：平车与病床平行放置，紧靠床边，在患者身下铺中单或大单。两人分别站在床头和床尾，分别托住患者的头肩部和两腿；另外两人分别站于平车及病床的两侧，抓住中单四角。一人喊口令，四人同时合力将患者抬起，放于平车	30	24	18	12	6	
		2. 徒手搬运法 (1) 单人搬运法 ①扶持法：护士站在患者侧方，患者一手臂搂住护士的肩部，护士用外侧手抱患者腰部，扶其行走	30	24	18	12	6	

续 表

评价内容	分值	考评评价要点	评分等级					存在问题
			I	II	III	IV	V	
操作步骤（70分）	30	②抱持法：护士站在患者侧方，一手托患者背部，一手托住大腿，将患者抱起	30	24	18	12	6	
		③背负法：护士站在患者前面，微弯背，将患者背起；患者不能站立时，护士躺在患者的一侧，一手握住患者的肩部，一手抱住大腿，将患者背于背上，然后慢慢站起	30	24	18	12	6	
		(2) 双人搬运法 ①椅托法：两人分别以左膝和右膝跪地，两人各以一手伸入患者大腿下，两手交握，另一手彼此交替，支持患者的背部，将患者抬起	30	24	18	12	6	
		②拉车法：护士1人站在患者头部，两手插入患者腋下，将患者抱在怀中，另一人站在患者两足中间，两人同时用力抬起患者，让患者卧式而行。	30	24	18	12	6	
		③平抱或平抬法：护士两人并排或一前一后、一左一右站立，将患者平抱或平抬	30	24	18	12	6	
		(3) 三人或多人搬运法：三人并排，将患者抱起，步伐一致前进，也可6人面对面站立将患者抱起	30	24	18	12	6	
	10	协助患者取舒适体位	10	8	6	4	2	
	5	拉好护栏，整理好患者床单位	5	4	3	2	1	
指导患者（10分）	10	告知患者/家属搬运目的、途中可能出现的病变、危险因素及方法，以取得患者的配合	10	8	6	4	2	
提问（1～2个问题）（10分）	5	目的	5	4	3	2	1	
	5	几种搬运法的操作	5	4	3	2	1	
总分	100		100	80	60	40	20	

I 级表示操作熟练、规范，无缺项，与患者沟通自然，语言通俗易懂；II 级表示操作熟练、规范，有1～2处缺项，与患者沟通不够自然；III 级表示操作欠熟练、规范，有 2～3 处缺项，与患者沟通较少；IV级表示操作欠熟练、规范，有 4 处以上缺项，与患者无沟通；V级表示操作混乱、无序

三、协助患者移向床头法

【目的】

协助不能自行运动的患者移向床头，保持患者舒适。

【操作方法】

具体见表 9-5。

表 9-5 协助患者移向床头法操作方法

项目	实施要点
物品准备	枕头（颈椎患者另备小沙袋 2 个，薄枕 1 个）、快速手消毒液、必要时准备衣物
指导要点	1. 颅脑手术患者，移动后只能采取健侧卧位或平卧位
	2. 牵引的患者，移动时应有专人维持牵引
	3. 脊椎手术或受损及带气管导管、呼吸肌辅助呼吸的患者，应由专人扶持头颈部和呼吸机管理
	4. 有伤口者，敷料渗血渗液多时，应先更换后再移动
护理要点	1. 根据患者的病情、治疗、意识状态、肢体活动能力、生活自理能力、理解及配合能力以及年龄、体重，是否有留置引流管和其他导管，有无脊柱疾病、有无骨折和牵引等，决定协助患者移动的方法
	2. 告知患者 / 家属移动的目的、方法和必要的配合
	3. 固定床脚刹车，按规范处理各种引流管
	4. 对病情重、肥胖、不能自理或不合作的患者选择二人或多人扶持法。特殊患者如颈椎疾病、损伤、手术、牵引、固定、气管插管、呼吸肌辅助呼吸等，应有专人扶持颈部、牵引绳、呼吸肌管道和固定肢体
	5. 移动前放低床头，操作中避免拖拉，保护患者局部皮肤不被擦伤
	6. 密切观察病情，发现异常状况及时报告和处理
	7. 必要时记录

【评分标准】

具体见表 9-6。

表9-6 协助患者移向床头法评分标准

评价内容	分值	考评评价要点	评分等级					存在问题
			I	II	III	IV	V	
操作前评估（10分）	5	了解患者病情、意识状态、肢体肌力及配合能力	5	4	3	2	1	
	5	观察患者有无约束、损伤部位、伤口情况和管路情况	5	4	3	2	1	
操作步骤（70分）	10	固定床脚轮，帮助患者横立枕头，放平床头（视病情），松开背尾	10	8	6	4	2	
	15	三人法：三位操作者站于患者同侧，将患者平移至操作者同侧床旁	15	12	9	6	3	
	15	单人法：使患者仰卧屈膝，双手握住床头板，双脚蹬床面。护士一手稳住患者双脚，一手在臀部提供助力，请患者双脚用力蹬床面，护士同时用力使其上移	15	12	9	6	3	
	15	双人法：护士两人分别站在床的同侧时，一人托住颈、肩及腰部，另一人托住臀部及腘窝，或护士站在床的两侧时，交叉托住患者颈、肩及腰臀部，同时抬起患者移向床头	15	12	9	6	3	
	10	放回枕头，根据病情恢复床头高度，观察患者搬动后病情有无变化	10	8	6	4	2	
	5	整理好患者床单位，协助患者取舒适体位	5	4	3	2	1	
指导患者（10分）	10	告知患者移动的目的和方法，以取得患者的配合	10	8	6	4	2	
提问（1~2个问题）（10分）	5		5	4	3	2	1	
	5		5	4	3	2	1	
总分	100		100	80	60	40	20	

I级表示操作熟练、规范，无缺项，与患者沟通自然，语言通俗易懂；II级表示操作熟练、规范，有1~2处缺项，与患者沟通不够自然；III级表示操作欠熟练、规范，有2~3处缺项，与患者沟通较少；IV级表示操作欠熟练、规范，有4处以上缺项，与患者无沟通；V级表示操作混乱、无序

四、预防压疮

【目的】

对压疮高危人群和具有发生压疮高危因素的患者采取有效的护理措施，减轻或消除压疮危险因素，早期识别患者皮肤的改变，预防或降低压疮的发生。

【操作方法】

具体见表9-7。

表9-7 预防压疮操作方法

项目	实施要点
操作准备	1. 操作者：着装规范、洗手、戴口罩、查对、解释 2. 物品：毛巾、翻身枕、床扫＋湿套 3. 评估患者：营养状态、局部皮肤状态、大小便情况
操作措施	1. 减轻患者局部压力：原则上，每2小时体位变换一次，但也可根据发生压疮危险的程度，适当缩短或延长变换体位的间隔时间。床上体位基本采取30°的侧卧位，可以使用坐垫或者体位变化枕等保持姿势。采取坐姿时，要保持关节、膝关节和足关节都处于90°坐位。可使用可以分散身体压力的工具
	2. 减少或避免摩擦力和剪切力：变换体位时不可拖、拉、拽，不在患者背部放置浴巾，骨隆突处可应用透明膜可减少摩擦力的机械损伤，无特殊体位要求者，床头抬起高度应该在30°以下
	3. 预防性皮肤护理：严密观察皮肤状况并做好交接班。保持患者皮肤清洁无汗液，衣服和床单位清洁干燥、无皱褶。不要剧烈摩擦皮肤以免引起压疮的危险。大小便失禁者及时清洁局部皮肤。使用皮肤柔软剂以预防皮肤干燥
	4. 改善患者的营养状况，如补液治疗，提供高蛋白质混合口服营养补充制剂和（或）鼻饲营养
	5. 做好患者和照护者的健康教育。告知患者及家属发生压疮的危险因素和预防指导患者加强营养，增加皮肤抵抗力，保持皮肤干燥清洁，指导患者功能锻炼
	6. 固定管道。正确摆置管道，预防管道压迫
记录评价	评价患者皮肤情况，做好护理记录

【注意事项】

1. 如使用有效的减压床垫后可延长至4h跟换体位一次。急性脊损伤患者由于微血管功能障碍需要缩短翻身时间（＜2h/次）。坐轮椅者宜15～30min执行抬臀一次。

2. 热水会洗掉皮脂，洗掉皮肤的屏障功能，因此应该使用37℃左右的温水清洗皮肤。

【评分标准】

具体见表9-8。

表9-8 预防压疮评分标准

评价内容	分值	考评评价要点	评分等级					存在问题
			I	II	III	IV	V	
评估患者（10分）	2.5	评估患者营养状态：皮肤弹性、颜色、温度、感觉	2.5	2	1.5	1	0	
	2.5	局部皮肤状态：潮湿、压红，压红消退时间、水疱、破溃、感染	2.5	2	1.5	1	0	
	2.5	压疮的危险因素：高热、消瘦或肥胖、昏迷或躁动、疼痛、年老体弱、大小便失禁，水肿等高危因素	2.5	2	1.5	1	0	
	2.5	压疮判断：怀疑深层组织损伤，1期压疮，2期压疮，3期压疮，4期压疮，无法分期	2.5	2	1.5	1	0	
护理要点（70分）		1. 减少局部受压						
	5	(1) 对活动能力受限的患者，定时被动变换体位，每2小时一次	5	4	3	2	1	
	5	(2) 受压皮肤在解除压力30min后，压红不消退者，应该缩短翻身时间	5	4	3	2	1	
	5	(3) 长期卧床患者可以使用充气气垫床或者采取局部减压措施	5	4	3	2	1	
	5	(4) 骨突处皮肤使用透明贴或者减压贴保护	5	4	3	2	1	
	5	(5) 躁动者有导致局部皮肤受伤的危险，可用透明贴膜予以局部保护	5	4	3	2	1	
		2. 皮肤保护						
	5	(1) 温水擦洗皮肤，使皮肤清洁无汗液	5	4	3	2	1	
	5	(2) 肛周涂保护膜，防止大便刺激	5	4	3	2	1	
	5	(3) 对大小便失禁者及时清理，保持局部清洁干燥	5	4	3	2	1	
	5	3. 感觉障碍者慎用热水袋或冰袋，防止烫伤或冻伤	5	4	3	2	1	

续 表

评价内容	分值	考评评价要点	评分等级					存在问题
			I	II	III	IV	V	
护理要点（70分）	5	4.加强营养，根据患者情况，摄取高热量、高蛋白、高纤维素、高矿物质饮食，必要时少食多餐	5	4	3	2	1	
		5.压疮护理						
	4	(1) 深部组织损伤：出现血疱时，针刺后将液体排出，粘贴透明敷料/优拓/美皮贴敷料处理。如无血疱，应做好预防的同时，注意观察评估	4	3	2	1	0	
	4	(2) 1期：禁忌按摩；粘贴透明薄膜，如无脱落通常1周左右更换；或者每隔4～6h应用赛肤润轻揉受压部位。只要有可能，不要将患者翻转压到先前受压后仍发红的身体表面	4	3	2	1	0	
	4	(3) 2期：直径＜5mm的水疱，粘贴透明敷料；直径＞5mm大水疱按血疱处理的方法。溃疡创面根据渗液选择水胶体/藻酸盐/泡沫敷料等	4	3	2	1	0	
	4	(4) 3期和4期：进行彻底清创，去除坏死组织，减低感染机会，促进肉芽组织生长，促进创面愈合，或为植皮或皮瓣移植手术做好创面床准备	4	3	2	1	0	
	4	(5) 无法分期：清除创面覆盖物后确定分期，再按各分期的创面处理	4	3	2	1	0	
指导患者（15分）	5	1.教会患者或家属预防压疮的措施	5	4	3	2	1	
	3	2.指导患者加强营养，增加皮肤抵抗力和创面愈合能力	3	2	1	0	0	
	3	3.指导功能障碍患者尽早开始功能锻炼	3	2	1	0	0	
	4	4.帮助患者选择适当的措施，预防压疮，促进愈合	4	3	2	1	0	
提问（5分）	5		5	4	3	2	1	
总分	100		100	80	60	40	20	

I级表示操作熟练、规范，无缺项，与患者沟通自然，语言通俗易懂；II级表示操作熟练、规范，有1～2处缺项，与患者沟通不够自然；III级表示操作欠熟练、规范，有2～3处缺项，与患者沟通较少；IV级表示操作欠熟练、规范，有4处以上缺项，与患者无沟通；V级表示操作混乱、无序

五、冷敷法

【目的】

降低局部温度，消除局部肿胀，减轻充血或出血，限制炎症扩散或化脓，减轻疼痛。

【操作方法】

具体见表9-9。

表 9-9　冷敷法操作方法

项目	实施要点
核对	医嘱、患者姓名、年龄、性别、床号等信息
评估	1. 患者的年龄、病情、治疗、意识、活动能力、对冷的敏感性和耐受性，有无感觉迟钝、障碍等
	2. 拟冷疗部位皮肤情况
	3. 有无疼痛及疼痛的程度
告知	1. 患者及家属实施冷敷的目的、方法
	2. 操作过程中可能出现的不适、并发症及注意事项
准备	1. 用物：冰袋、冰块、毛巾或布套等
	2. 装冰于冰袋，检查冰袋有无破损和漏水
	3. 冰袋外套布或毛巾
实施	1. 患者取舒适体位或卧位
	2. 将冰袋放置于治疗部或邻近部位
	3. 根据不同的使用目的，掌握使用时间，用于治疗不超过 30min。需长时间使用者，间隔 1h 后再重复使用；用于降温，30min 后测量体温；体温低于 39℃时，取下冰袋
	4. 密切观察患者的反应，有无寒战、皮肤苍白、青紫，有无麻木、疼痛等
观察与记录	1. 观察患者的体温和一般情况
	2. 观察冷敷部位皮肤情况
	3. 记录冷敷时间、部位、体温、局部皮肤情况
	4. 记录患者的反应、冷敷效果、异常情况及处理措施和效果

【注意事项】

1.禁止将冰袋放置在患者颈后、耳廓、心前区、腹部、阴囊和足底部等。

2.冰袋外必须加套，严禁直接接触患者皮肤。

3.发现局部皮肤发紫，有麻木感，应立即停止使用，防止冻伤。

4.不宜在放置冰袋的腋下测量体温。

【评分标准】

具体见表 9-10。

表 9-10　冷敷法评分标准

项目	分值	考评评价要点	评分等级				得分	存在问题
			I	II	III	IV		
操作前 （18分）	8	着装规范、洗手、解释、查对	8	6	4	2		
	6	评估病情、意识、局部组织循环情况，评估合作程度	6	5	4	2		
	4	用物齐全，冰袋完好	4	3	2	1		
操作过程 （72分）	58	冰块去棱角 冰袋内冰块量适中 冰袋内空气排尽 擦干冰袋，检查无漏水后装入布套 冰袋放置位置符合患者病情 用冷时间正确 观察、巡视、及时更换 询问患者感受	58	48	38	20		
	14	倒去袋内冰水，倒挂晾干 吹入空气少许，拧紧塞子 冰袋布套做到一用一消毒 整理床单位，协助患者取舒适体位 整理用物归位 记录效果（降温者 30min 后测量体温）	14	10	8	4		

项目	分值	考评评价要点	评分等级				得分	存在问题
			I	II	III	IV		
评价（10分）	10	熟悉相关知识	10	8	6	4		
总分	100		100	80	62	33		

　　Ⅰ级表示操作熟练、规范，无缺项，与患者沟通自然，语言通俗易懂；Ⅱ级表示操作熟练、规范，有1～2处缺项，与患者沟通不够自然；Ⅲ级表示操作欠熟练、规范，有2～3处缺项，与患者沟通较少；Ⅳ级表示操作欠熟练、规范，有4处以上缺项，与患者无沟通；Ⅴ级表示操作混乱、无序

第 10 章　泌尿外科

膀胱冲洗技术

【目的】

对留置导尿管的患者，保持其尿液引流通畅；清除膀胱内的血凝块、黏液、细菌等异物；治疗某些膀胱疾病，如膀胱炎、膀胱肿瘤。

【操作方法】

具体见表 10-1。

表 10-1　膀胱冲洗技术操作方法

项目	实施要点
操作准备	弯盘、止血钳、碘伏、棉签、冲洗液、输液器
操作步骤	1. 备齐用物，床旁核对，取得患者合作，洗手、戴口罩
	2. 将膀胱冲洗液悬挂在输液架上，将冲洗管与冲洗液连接，Y 形管一头连接冲洗管、另外两头分别连接导尿管和尿袋。连接前对各个连接部进行消毒
	3. 打开冲洗管，夹闭尿袋，根据医嘱调节冲洗速度，夹闭冲洗管，打开尿袋，排出冲洗液。如此反复进行
	4. 在持续冲洗过程中，观察患者的反应及冲洗液的量及颜色。评估冲洗液入量和出量，膀胱有无憋胀感
	5. 冲洗完毕，取下冲洗管，消毒导尿管口接尿袋，妥善固定，位置低于膀胱，以利引流尿液
	6. 协助患者取舒适卧位，整理床单位
操作要点	1. 严格执行无菌操作
	2. 冲洗时，冲洗液面距床面约 60cm
	3. 冲洗速度根据流出液颜色进行调节，一般 80～100/min，有明显出血时加快冲洗速度，使引出液变清
	4. 寒冷气候，冲洗液应加温至 35℃左右，以防冷水刺激膀胱，引起膀胱痉挛

续 表

项目	实施要点
操作要点	5.冲洗过程注意观察引流是否通畅、引流液性状
	6.有无膀胱憋胀感、痉挛痛或尿道痛
	7.如滴入药液,须在膀胱内保留15～30min后再引出体外

【注意事项】

1.膀胱有出血的用冷冲洗液,每日冲洗2～3次,每次药液50～100ml。

2.膀胱手术后的冲洗液量不超过50ml,冲洗时观察患者反应,有鲜血流出或剧烈疼痛、回流量少于输注量等异常情况应停止冲洗。

3.严格执行无菌操作。

【评分标准】

具体见表10-2。

表10-2 膀胱冲洗技术评分标准

项目	分值	考评评价要点	评分等级				得分	存在问题
			I	II	III	IV		
操作准备（10分）	10	弯盘、止血钳、碘伏、棉签、冲洗液、输液器	10	8	6	4		
操作步骤（15分）	3	1.备齐用物,床旁核对,取得患者合作,洗手,戴口罩	3	2	1	0		
	4	2.将膀胱冲洗液悬挂在输液架上,将冲洗管与冲洗液连接,Y形管一头连接冲洗管、另外两头分别连接导尿管和尿袋。连接前对各个连接部进行消毒	4	3	2	1		
	2	3.打开冲洗管,夹闭尿袋,根据医嘱调节冲洗速度,夹闭冲洗管,打开尿袋,排出冲洗液。如此反复进行	2	1	0	0		
	2	4.在持续冲洗过程中,观察患者的反应及冲洗液的量及颜色。评估冲洗液入量和出量,膀胱有无憋胀感	2	1	0	0		
	2	5.冲洗完毕,取下冲洗管,消毒导尿管口接尿袋,妥善固定,位置低于膀胱,以利引流尿液	2	1	0	0		

续　表

项目	分值	考评评价要点	评分等级				得分	存在问题
			Ⅰ	Ⅱ	Ⅲ	Ⅳ		
操作步骤（15 分）	2	6. 协助患者取舒适卧位，整理床单位	2	1	0	0		
操作要点（65 分）	35	1. 严格执行无菌操作	35	30	25	20		
	20	2. 冲洗速度根据流出液颜色进行调节，一般 80～100/min，有明显出血时加快冲洗速度，使引出液变清	20	15	10	5		
	10	3. 冲洗过程注意观察引流是否通畅、引流液性状，有无膀胱憋胀感、痉挛痛或尿道痛	10	8	6	4		
提问（10 分）	5	目的	5	4	3	2		
	5	注意事项	5	4	3	2		
总分	100		100	78	56	38		

　Ⅰ级表示操作熟练、规范，无缺项，与患者沟通自然，语言通俗易懂；Ⅱ级表示操作熟练、规范，有1～2 处缺项，与患者沟通不够自然；Ⅲ级表示操作欠熟练、规范，有 2～3 处缺项，与患者沟通较少；Ⅳ级表示操作欠熟练、规范，有 4 处以上缺项，与患者无沟通；Ⅴ级表示操作混乱、无序

第11章 胸外科

一、胸腔闭式引流

【目的】

1.安全正确地更换胸腔引流瓶，操作过程无漏液、漏气及污染，无发生人为气胸。

2.保持引流管固定稳妥，引流通畅，引流效果好。

【操作方法】

具体见表11-1。

表 11-1 胸腔闭式引流操作方法

项目	实施要点
核对	医嘱、患者姓名、床号
评估	1.患者的年龄、病情、治疗、意识、合作能力、呼吸功能及水柱波动情况
	2.引流的目的、时间及引流瓶的种类
	3.引流液的量、颜色、性状、流速及置入深度
	4.伤口及引流管口有无渗血、渗液
	5.患者及家属对引流管知识的知晓度
告知	1.引流目的、引流管的名称、维持引流的意义、可能引起的并发症、必要的护理配合
	2.经常做深呼吸、咳嗽、并协助翻身或被动运动的意义
	3.意外脱管时的紧急应对措施
准备	一次性胸腔引流装置、消毒用品、两把无齿止血钳、必要时备换药用物
实施	1.正确、紧密连接各管道
	2.在胸腔引流瓶内倒入无菌溶液至浸没长管3～4cm
	3.观察胸腔引流瓶内水柱位置及波动情况
	4.挤压胸腔引流管，使管内引流液流入瓶内

项目	实施要点
实施	5. 连接口下铺治疗巾，置弯盘
	6. 用两把无齿止血钳对向夹紧胸管后分离接口
	7. 由内向外消毒胸腔引流管接头处后连接新引流瓶检查连接是否牢固、正确
	8. 松开血管钳、撤除弯盘及治疗巾
	9. 嘱患者咳嗽或深呼吸，观察水柱波动患者呼吸情况
	10. 固定引流管
观察和记录	1. 患者的生命体征、主诉，尤其是呼吸
	2. 水柱波动情况，引流液颜色、性状、量，伤口及引流管渗血、渗液情况
要点说明	1. 使用两把无齿血管钳，双向夹紧引流管，以防引流管漏出、漏气致气胸，及因多次更换时夹损引流管
	2. 引流装置应低于胸壁引流口 60～100cm 处，防逆流
	3. 定期更换引流装置，更换时严格遵守无菌操作规程
	4. 挤压：一手反折硅胶管，离心方向反复挤压引流管，再缓慢松开，防止引流瓶中液体倒吸
	5. 妥善固定胸管，避免牵拉及脱出
	6. 证实引流管装置衔接正确、紧密后方可松开无齿血管钳
	7. 换瓶前后均要嘱患者咳嗽或深呼吸，观察水柱波动情况，一般水柱波动 4～6cm
	8. 确保管道系统密闭，防气胸发生

【注意事项】

1. 妥善固定引流管，同时留有足够长度，方便患者翻身。

2. 防止引流管脱出。分离引流管与引流袋（瓶）接头时注意用一手固定好引流管。

3. 保持引流通畅。标识清晰，更换时连接正确。

4. 告知患者变换体位或离床活动时保护引流管的方法，出现不适应及时通知医护人员。

5. 观察记录引流液的性状、颜色、量和流速，切口敷料渗血、渗液情况，患者生命体征等。

【评分标准】

具体见表 11-2。

表 11-2 胸腔闭式引流管评分标准

项目	分值	考评评价要点	评分等级				得分	存在问题
			I	II	III	IV		
仪表（5分）	5	仪表端庄、衣帽整洁、指甲短	5	4	3	2		
核对（5分）	5	核对医嘱、患者床号、姓名	5	4	3	2		
评估（6分）	2	1. 评估患者的意识和合作程度	2	1	0	0		
	2	2. 引流液性状、量、颜色	2	1	0	0		
	2	3. 观察长管内水柱波动，正常为 4～6cm，咳嗽时有无气泡溢出，伤口敷料有无渗出液，有无皮下气肿	2	1	0	0		
告知（4分）	4	向患者讲解更换胸腔闭式引流的目的及注意事项	4	3	2	1		
操作（55分）	5	1. 用物准备：无菌胸腔闭式引流瓶、橡皮膏、止血钳 2 把、胶布、无菌生理盐水、别针	5	4	3	2		
	15	2. 打开无菌胸腔引流瓶，倒入无菌生理盐水，使长管埋于水下 3～4cm，妥善固定。在引流瓶的水平线上注明日期和水量	15	12	9	6		
	15	3. 两把止血钳双重夹闭引流管，将其与胸腔闭式引流管分离，连接新胸腔闭式引流管长管连接	15	12	9	6		
	2	4. 松开止血钳	2	1	0	0		
	3	5. 观察引流管是否通畅，妥善固定，密切观察患者反应	3	2	1	0		
	3	6. 将引流瓶置放于安全处，保持引流瓶低于胸腔 60～100cm	3	2	1	0		
	3	7. 协助患者取半坐卧位	3	2	1	0		
	3	8. 观察引流液的性状、量及患者反应	3	2	1	0		
	3	9. 整理床单位，手消毒液涂手、摘口罩妥善放置呼叫器	3	2	1	0		

续 表

项目	分值	考评评价要点	评分等级				得分	存在问题
			I	II	III	IV		
操作（55 分）	3	10. 引流瓶内无菌生理盐水每日更换，引流瓶每周更换，床旁备血管钳，更换时必须夹闭引流管，防止空气进入胸腔引起气胸	3	2	1	0		
健康教育（5 分）	3	1. 完成健康宣教且内容完整，包括引流管护理及防滑脱、饮食指导、生命体征的观察、脱出后应急处理措施并及时与医生联系	3	2	1	0		
	1	2. 向患者讲解更换胸腔闭式引流的目的及配合方法	1	0	0	0		
	1	3. 鼓励患者咳嗽、深呼吸，协助患者变换体位，帮助患者拍背并告知正确咳嗽、深呼吸、变换体位的方法	1	0	0	0		
观察记录（5 分）	2	1. 在护理记录单上做好记录	2	1	0	0		
	3	2. 操作后核对	3	2	1	0		
整体评价（10 分）	5	1. 严格执行无菌操作，操作中动作轻巧、准确	5	4	3	2		
	5	2. 态度端正、尊重关爱患者、沟通良好	5	4	3	2		
提问（5 分）	2	目的	2	1	0	0		
	3	注意事项	3	2	1	0		
总分	100		100	71	44	23		

Ⅰ级表示操作熟练、规范，无缺项，与患者沟通自然，语言通俗易懂；Ⅱ级表示操作熟练、规范，有 1～2 处缺项，与患者沟通不够自然；Ⅲ级表示操作欠熟练、规范，有 2～3 处缺项，与患者沟通较少；Ⅳ级表示操作欠熟练、规范，有 4 处以上缺项，与患者无沟通；Ⅴ级表示操作混乱、无序

二、有效咳嗽

【目的】

清除呼吸道分泌物，保持呼吸道通畅，改善通气。

【操作方法】

具体见表 11-3。

表 11-3　协助患者有效咳嗽操作方法

项目	实施要点
操作准备	纸巾，视需要备枕头、听诊器、手消毒凝胶
操作步骤	1. 患者取坐位或半坐卧位，屈膝，上身前倾
	2. 缓慢深呼吸数次(吸气时腹肌上抬)，屏气 3s，然后张口连咳 3 声，咳嗽时腹肌用力，腹壁内缩
	3. 停止咳嗽，缩唇将余气尽量呼出
	4. 再缩短深吸气，重复以上动作，连续做 2～3 次后，休息和正常呼吸 2～3min 再重复开始
	5. 操作中如出现痰液梗阻，立即给予吸痰，吸痰后再次听诊肺部
	6. 清洁患者面部，协助取舒适体位
操作要点	1. 痰液黏稠者先进行雾化吸入和拍背，有助于痰液排出
	2. 有伤口者，护士双手按压在切口两侧，减轻咳嗽引起的伤口疼痛
	3. 颈椎损伤的患者腹肌部分麻痹或完全麻痹，护士要用双手在其上腹部施加压力，以代替其腹肌的功能，协助完成有效咳嗽动作

【注意事项】

1. 咳嗽时腹肌用力，腹壁内缩。

2. 有伤口者，护士双手按压在切口两侧，减轻咳嗽引起的伤口疼痛。

3. 颈椎损伤的患者腹肌部分麻痹或完全麻痹，护士要用双手在其上腹部施加压力，以代替其腹肌的功能，协助完成有效咳嗽动作。

4. 吸痰后再次听诊肺部。

【评分标准】

具体见表 11-4。

表 11-4　协助患者有效咳嗽评分标准

项目	分值	考评评价要点	评分等级				得分	存在问题
			I	II	III	IV		
操作准备（10 分）	10	纸巾，视需要备枕头、听诊器、手消毒凝胶	10	8	6	4		

续 表

项目	分值	考评评价要点	评分等级				得分	存在问题
			I	II	III	IV		
操作步骤 （15分）	3	1. 患者取坐位或半坐卧位，屈膝，上身前倾	3	2	1	0		
	4	2. 缓慢深呼吸数次（吸气时腹肌上抬），屏气 3s，然后张口连咳 3 声，咳嗽时腹肌用力，腹壁内缩	4	3	2	1		
	2	3. 停止咳嗽，缩唇将余气尽量呼出	2	1	0	0		
	2	4. 再缩短深吸气，重复以上动作，连续做 2～3 次后，休息和正常呼吸 2～3min 再重复开始	2	1	0	0		
	2	5. 操作中如出现痰液梗阻，立即给予吸痰，吸痰后再次听诊肺部	2	1	0	0		
	2	6. 清洁患者面部，协助取舒适体位	2	1	0	0		
操作要点 （65分）	35	1. 痰液黏稠者先进行雾化吸入和拍背，有助于痰液排出	35	30	25	20		
	20	2. 有伤口者，护士双手按压在切口两侧，减轻咳嗽引起的伤口疼痛	20	15	10	5		
	10	3. 颈椎损伤的患者腹肌部分麻痹或完全麻痹，护士要用双手在其上腹部施加压力，以代替其腹肌的功能，协助完成有效咳嗽动作	10	8	6	4		
提问 （10分）	5	目的	5	4	3	2		
	5	注意事项	5	4	3	2		
总分	100		100	78	56	38		

I 级表示操作熟练、规范，无缺项，与患者沟通自然，语言通俗易懂；II 级表示操作熟练、规范，有 1～2 处缺项，与患者沟通不够自然；III 级表示操作欠熟练、规范，有 2～3 处缺项，与患者沟通较少；IV 级表示操作欠熟练、规范，有 4 处以上缺项，与患者无沟通；V 级表示操作混乱、无序

第12章 心外科

动脉血标本的采集技术

【目的】

根据医嘱从患者动脉中采集血液标本并送检的过程。动脉血标本用于评估人体内氧和二氧化碳浓度及酸碱平衡。

【操作方法】

具体见表12-1。

表12-1 动脉血标本采集技术操作方法

项目	实施要点
操作前准备	1. 仪表端庄、着装整洁、洗手
	2. 操作前评估：患者病情、局部皮肤组织及血管情况
	3. 准备用物：治疗车、内铺清洁治疗巾的治疗盘、棉签、一次性动脉采血针、无菌纱布、手套、皮肤消毒剂、弯盘、垫巾、盛污物容器、盛止血带容器
操作流程	1. 患者安全与舒适：核对床号、姓名，检验项目，向患者解释，协助患者取舒适体位
	2. 选择穿刺动脉，常用部位为桡动脉、肱动脉、股动脉、足背动脉等，垫垫巾
	3. 戴手套，检查并拆开血气针外包装，取出橡胶塞置于弯盘内，检查并打开方纱置于治疗盘内。消毒患者皮肤及术者中、示指
	4. 以中、示指固定动脉，绷紧皮肤，持注射器动脉采血针与动脉走向成适宜角度进针
	5. 抽取需要血量
	6. 无菌方纱按压穿刺点，拔针，嘱患者加压止血5～10min
	7. 迅速将针头刺入橡胶塞内并将针筒置于双手掌心中轻轻搓匀，再次核对并填写标本签名
	8. 整理用物，脱手套，整理床单元，协助患者取舒适体位
操作后	1. 评估：穿刺局部无淤血、血肿
	2. 用后物品处置符合消毒技术规范
	3. 全过程稳、准、轻、快，符合操作原则，严格无菌操作，预防感染，落实标准预防
	4. 穿刺部位应压迫止血至不出血为止

【注意事项】

1.选择采血动脉，确定搏动最明显处采血。多选用桡动脉、股动脉、肱动脉。选用桡动脉穿刺前行 Allen 试验，阳性者不宜选用该处桡动脉，应先取其他部位采血。

2.检查采血动脉周围皮肤有无水肿、结节、瘢痕。严重凝血障碍患者应避免桡动脉穿刺。

3.血气分析时注射器内勿有空气，出血倾向者慎用。如使用注射器采血时，应先铺无菌治疗盘，再选用 0.5ml（12 500U/ 支）肝素湿润注射器后排尽空气置于无菌治疗盘内，写好铺盘时间备用。标本及时送检。

4.若饮热水、洗澡、运动，需休息 30min 后再采血，避免影响结果。

5.记录体温、给氧浓度、给氧方式、给氧流量、穿刺部位、机械通气的参数和循环评估于检验申请单上。

6.采血后再次核对患者信息，并嘱患者卧床休息 30min 以上，行桡动脉（或肱动脉）穿刺的患者当天穿刺的肢体尽量不提重物。

【评分标准】

具体见表 12-2。

表 12-2　动脉血标本采集技术评分标准

项目	分值	考评评价要点	评分等级				得分	存在问题
			I	II	III	IV		
操作前评估（15分）	5	1. 询问、了解患者的身体状况，了解患者吸氧状况或者呼吸机参数的设置	5	4	3	2		
	5	2. 向患者解释动脉采血的目的及穿刺方法，取得患者配合	5	4	3	2		
	5	3. 评估患者穿刺部位皮肤及动脉搏动情况	5	4	3	2		
操作步骤（65分）	5	1. 核对医嘱，做好准备	5	4	3	2		
	5	2. 携用物至患者床旁，核对后协助患者取舒适体位，暴露穿刺部位	5	4	3	2		
	10	3. 先抽取少量肝素，湿润注射器后排尽（或使用专用血气针）	10	8	6	4		

项目	分值	考评评价要点	评分等级				得分	存在问题
			I	II	III	IV		
操作步骤（65分）	20	4. 消毒穿刺部位，确定动脉及走向后，迅速进针，动脉血自动顶入血气针内，一般需要 1ml 左右	20	16	12	8		
	10	5. 拔针后立即将针头斜面刺入橡皮塞或专用凝胶针帽隔绝空气	10	8	6	4		
	10	6. 将血气针轻轻转动，使血液与肝素充分混匀，立即送检	10	8	6	4		
	5	7. 使患者垂直按压穿刺部位 5～10min	5	4	3	2		
指导患者（10分）	5	1. 指导患者抽取血气时尽量放松，平静呼吸，避免影响血气分析结果	5	4	3	2		
	5	2. 告知患者正确按压穿刺点，并保持穿刺点清洁、干燥	5	4	3	2		
提问（10分）	5	动脉采血注意事项	5	4	3	2		
	5	患者的影响因素等	5	4	3	2		
总分	100		100	80	60	40		

I 级表示操作熟练、规范、无缺项，与患者沟通自然，语言通俗易懂；II 级表示操作熟练、规范，有 1～2 处缺项，与患者沟通不够自然；III 级表示操作欠熟练、规范，有 2～3 处缺项，与患者沟通较少；IV 级表示操作欠熟练、规范，有 4 处以上缺项，与患者无沟通；V 级表示操作混乱、无序

第13章 血管外科

一、医用弹力袜使用技术

【目的】

促进下肢静脉回流、减轻下肢肿胀，预防大手术及长期卧床患者的下肢深静脉血栓形成。

【操作方法】

具体见表13-1。

表 13-1 医用弹力袜使用技术操作方法

项目	实施要点
目的	促进下肢静脉回流、减轻下肢肿胀，预防大手术及长期卧床患者的下肢深静脉血栓形成
评估	1.评估患者病情、年龄、卧床时间、手术情况
	2.评估患者腿部及足部是否存在感染、感觉迟钝、动脉缺血性疾病、皮炎、溃疡、出血、坏疽等
	3.评估患者是否有使用弹力袜的指征和适应证
	4.评估患者是否有使用弹力袜的禁忌证
	5.评估弹力袜是否完好
操作流程	1.患者平卧或坐于床上，脱掉或卷起裤腿
	2.再次检查腿部及足部情况
	3.一手伸进弹力袜筒内，捏住弹力袜头内两寸处，另一手把弹力袜筒翻至弹力袜足跟部
	4.把弹力袜筒翻过来展顺，以便脚能轻松地伸进弹力袜头内
	5.两手拇指撑在弹力袜内侧，其余四指抓紧弹力袜，把脚伸入弹力袜内，两手拇指撑紧弹力袜，四指与拇指协调把弹力袜拉向踝部，并把弹力袜跟部置于足跟处
	6.把弹力袜顺腿部循序往回翻并向上拉，穿好后将弹力袜贴身抚平
	7.过膝长筒弹力袜最好配用吊袜带，防止弹力袜下滑

续　表

项目	实施要点
操作流程	8.连裤弹力袜穿上后，两手心向内伸入臀、腹部与压力带之间，贴身抚平
	9.脱弹力袜时，手指协调抓紧弹力袜的内外侧，将弹力袜外翻，顺腿脱下

【注意事项】

1. 患者腿部及足部存在感染、感觉迟钝、动脉缺血性疾病、皮炎、溃疡、出血、坏疽等暂不使用。

2. 型号、压力选择合适，弹力袜松紧适度。

3. 注意观察下肢血液运行情况（皮肤的温度、颜色、足背动脉的搏动等）。

4. 除长期卧床患者，穿弹力袜的时间最好选在每天早晨起床时，此时腿部肿胀程度较轻。如患者腿部肿胀程度重，可让患者卧床 10min 后再穿。晚上睡觉时可脱掉弹力袜。

5. 特别注意在穿、脱弹力袜时，不要让首饰或指甲刮伤弹力袜。

【评分标准】

具体见表 13-2。

表 13-2　医用弹力袜使用技术评分标准

项目	分值	考评评价要点	评分等级				得分	存在问题
			Ⅰ	Ⅱ	Ⅲ	Ⅳ		
操作前（20分）	8	1.着装规范、洗手、解释、查对	8	6	4	2		
	6	2.评估病情、意识、局部组织循环情况，评估合作程度	6	4	2	1		
	6	3.用物准备齐全	6	4	2	1		
操作过程（72分）	70	1.评估弹力袜是否完好	6	4	2	1		
		2.协助患者取舒适体位	8	6	4	2		
		3.再次核对	6	4	2	1		
		4.选择合适的弹力袜	8	6	4	2		
		5.观察、巡视	8	6	4	2		

项目	分值	考评评价要点	评分等级				得分	存在问题
			I	II	III	IV		
操作过程（72 分）	70	6. 正确实施操作	8	6	4	2		
		7. 询问患者感受	8	6	4	2		
		8. 弹力袜做到专人专用	6	4	2	1		
		9. 整理床单位，协助患者取舒适体位	6	4	2	1		
		10. 整理用物归位	6	4	2	1		
		11. 记录效果	6	4	2	1		
提问（10 分）	10	相关知识	10	8	6	4		
总分	100		100	76	46	24		

I 级表示操作熟练、规范，无缺项，与患者沟通自然，语言通俗易懂；II 级表示操作熟练、规范，有 1～2 处缺项，与患者沟通不够自然；III 级表示操作欠熟练、规范，有 2～3 处缺项，与患者沟通较少；IV 级表示操作欠熟练、规范，有 4 处以上缺项，与患者无沟通；V 级表示操作混乱、无序

二、间歇充气加压装置（IPC）使用技术

【目的】

预防深静脉血栓栓塞症（venous thromboembolism，VTE）。

【操作方法】

具体见表 13-3。

表 13-3 间歇充气加压装置使用技术操作方法

项目	实施要点
核对	医嘱、间歇充气加压装置仪器、卷尺
评估	1. 患者的年龄、病情、治疗、意识、活动能力、有无感觉迟钝、障碍等
	2. 拟治疗部位皮肤情况
	3. 有无疼痛及疼痛的程度
告知	1. 患者及家属实施间歇充气加压的目的、方法
	2. 操作过程中可能出现的不适、并发症及注意事项

项目	实施要点
准备	1.检查用物：测量患者腿围并选择适合患者的充气压力带，检查充气压力带和连接管有无破损及老化，连接口是否完好、紧密，电源线是否完好，开机检查仪器性能是否良好
	2.告知患者使用 IPC 的目的，摆放体位（平卧位），固定仪器
	3.戴充气压力带（先患肢再健肢）并评估腿套的松紧度
实施	1.患者取舒适体位或卧位
	2.充气压力带松紧度以可伸进两横指为宜，询问患者舒适度
	3.检查管路连接是否完好准确
	4.充气压力带的松紧度以可以伸入两横指为宜（固定过松易造成促进血液循环的作用减弱，过紧易导致患肢血液循环不畅）
	5.连接管位置（连接管位置位于肢体上方，无扭曲、打折现象）
	6.取充气压力带放置位置（充气压力带位置居中，膝盖露于腿套外）
	7.观察一个周期的充、放气过程，没有异常交代患者注意事项后离开
	8.治疗结束脱充气压力带（先脱健肢后患肢）整理床单位
	9.擦拭连接管、主机、电源线、使其处于备用状态
观察与记录	1.观察患者舒适度
	2.记录治疗时间、部位、局部皮肤情况
	3.记录患者的反应、异常情况及处理措施和效果

【注意事项】

1.未拔除引流管的患者应妥善固定引流管，以防脱落。

2.对于糖尿病或血管病患者，必须经常进行皮肤检查。

3.使用过程中，经常检查皮肤有无红肿及任何可能导致组织坏死的早期迹象，必要时终止治疗。

4.充气压力带避免与皮肤直接接触，以免引起皮肤不适。

【评分标准】

具体见表 13-4。

表 13-4 间歇充气加压装置使用技术评分标准

项目	分值	考评评价要点	评分等级				得分	存在问题
			I	II	III	IV		
操作前（20分）	8	着装不规范、洗手、解释、查对	8	6	4	2		
	6	评估病情、意识、局部组织循环情况 评估合作程度	6	4	2	1		
	6	用物齐全	6	4	2	1		
操作过程（70分）	70	1. 测量腿围选择合适的充气压力带	6	4	2	1		
		2. 检查连接线是否正确	5	3	2	1		
		3. 检查机器是否完好	5	3	2	1		
		4. 膝盖露于腿套外	4	3	2	1		
		5. 观察一个周期的充、放气过程	6	4	2	1		
		6. 选择正确治疗时间	4	3	2	1		
		7. 观察、巡视	6	4	2	1		
		8. 询问患者感受	6	4	2	1		
		9. 治疗结束脱充气压力带顺序	6	4	2	1		
		10. 再次查看治疗部位皮肤情况	6	4	2	1		
		11. 整理床单位，协助患者取舒适体位	4	3	2	1		
		12. 整理用物归位	4	3	2	1		
		13. 消毒机器	4	3	2	1		
		14. 记录治疗后效果	4	3	2	1		
提问（10分）	10	相关知识	10	8	6	4		
总分	100		100	70	42	22		

I 级表示操作熟练、规范，无缺项，与患者沟通自然，语言通俗易懂；II 级表示操作熟练、规范，有 1～2 处缺项，与患者沟通不够自然；III 级表示操作欠熟练、规范，有 2～3 处缺项，与患者沟通较少；IV 级表示操作欠熟练、规范，有 4 处以上缺项，与患者无沟通；V 级表示操作混乱、无序

第14章 急诊科

一、人工呼吸器使用

【目的】

维持和增加机体通气量；维持有效呼吸，纠正威胁生命的低氧血症。

【操作方法】

具体见表14-1。

表14-1 人工呼吸器使用操作方法

项目	实施要点
操作准备	人工呼吸器1套、氧气、球囊性能检查（检查球囊的单向阀－球囊－面罩－压力阀）、洗手
核对	1.医嘱
	2.患者：姓名、年龄（至少使用两种身份识别方式）
评估	1.患者的病情、意识状态、有无呼吸困难，外周血氧情况、血气分析结果等、确认人工通气的必要性
	2.出现呼吸浅表、口唇发绀，每分钟自主呼吸＜10/次，则球囊通气
实施	1.开放患者气道，保持气道通畅；注意安全
	2.球囊接通氧气，氧流量＞10L/min
	3.抢救者位于患者头顶方： 面罩罩住患者口鼻，采用E-C手法，按紧面罩不漏气，保持气道通畅，必要时置入口咽通气管，另一手挤压球囊 E-C手法标准：一手中指、环指、小指置于患者下颌部，拇指、示指置于面罩上
	4.如患者清醒，安抚患者不要紧张，球囊送气与患者吸气同步
	5.挤压潮气量为500～600ml，球囊挤压1/3～2/3
评价	1.手法熟练准确，气体进入气道，有效通气
	2.观察病情变化、外周末梢血氧、胸廓起伏、嘴唇、面色改善情况

【注意事项】

1. 使用球囊，要保证气道通畅，并持续有效开放。

2. 面罩大小合适，确保紧贴不漏气。

3. 球囊通气动作速度均匀，吸气相时间为每次 1s，避免通气过快，造成急性胃扩张。

4. 无自主呼吸的患者，通气频率为 10～12/min；有微弱呼吸的患者，则尽量在患者吸气时挤压球囊。

5. 使用后的人工呼吸器，应进行擦拭消毒后，晾干，检查无损后，将部件组装后备用。

【评分标准】

具体见表 14-2。

表 14-2　人工呼吸器使用评分标准

项目	分值	考评评价要点	评分等级				得分	存在问题
			I	II	III	IV		
操作前准备（15分）	5	仪表端庄，着装整洁，洗手	5	4	3	2		
	10	准备用物：人工呼吸器 1 套、氧气、球囊性能检查（检查球囊的单向阀 - 球囊 - 面罩 - 压力阀）	10	8	6	4		
操作前评估（15分）	10	评估患者病情、合作态度、意识状态	10	8	6	4		
	5	核对医嘱、患者身份姓名、年龄（至少使用两种身份识别方式）	5	4	3	2		
操作步骤（60分）	10	注意安全，充分打开气道，保持气道的通畅，开放气道方法正确	10	8	6	4		
	10	面罩罩住患者口鼻，采用 E-C 手法，按紧面罩不漏气，另一手挤压球囊	10	8	6	4		
	10	E-C 手法正确。E-C 手法标准：一手中指、环指、小指置于患者下颌部，拇指、示指置于面罩上	10	8	6	4		
	20	通气速度均匀，球囊挤压幅度、通气频率正确、见胸廓起伏	20	15	10	5		
	10	观察病情变化、异常及时通知医生处理	10	8	6	4		

项目	分值	考评评价要点	评分等级				得分	存在问题
			I	II	III	IV		
提问 （10分）	5	目的	5	4	3	2		
	5	注意事项	5	4	3	2		
总分	100		100	79	58	37		

　I 级表示操作熟练、规范，无缺项，与患者沟通自然、语言通俗易懂；II 级表示操作熟练、规范，有 1～2 处缺项，与患者沟通不够自然；III 级表示操作欠熟练、规范，有 2～3 处缺项，与患者沟通较少；IV 级表示操作欠熟练、规范，有 4 处以上缺项，与患者无沟通；V 级表示操作混乱、无序

二、洗胃技术

【目的】

　清除毒物、减轻胃黏膜水肿、为特殊检查和手术做准备。

【操作方法】

　具体见表 14-3。

表 14-3　洗胃技术操作方法

项目	实施要点
操作准备	自动洗胃机、洗胃溶液、无菌治疗盘（治疗碗、胃管、镊子 2 把、纱布 2 块、弯盘）液状石蜡、棉签、胶布、手套、甘油注射器、听诊器、一次性治疗巾、水杯、手电筒、水温计、必要时备压舌板、开口器、牙垫、舌钳
核对	1. 医嘱：了解治疗的目的
	2. 患者：姓名、年龄、住院号、诊断
评估	1. 病情、意识、瞳孔、心理状态、沟通理解及合作能力
	2. 服毒者的毒物种类、性质、与量及服毒时间。根据病情选择洗胃液
	3. 既往病史和口鼻腔黏膜及疾病，有无洗胃和插管禁忌证。服毒后 6h 内洗胃最有效
告知	1. 实施洗胃术的目的、方法、步骤
	2. 操作中可能出现的风险
	3. 教会患者合作的方法
用物准备	用物齐全、检查测试自动洗胃机：洗胃机连接电源，打开机器电源总开关，通电检查电源是否正常。试运转洗胃机，将配好的洗胃液放入塑料桶内。将三根橡皮管分别和机器的进液管、胃管和排污管口连接，将进液管另一端放入内（管口需在液面下），排污管的另一端放入污物桶内。洗胃液：温度：25～38℃

续 表

项目	实施要点
实施	1. 环境：拉好围帘或设置屏风
	2. 为患者摆放体位：轻症患者取坐位或半坐卧位，头偏向一侧；中毒较重的患者取左侧卧位；昏迷者取去枕仰卧位，头偏向一侧。左侧卧位可以减少胃内容物排入十二指肠，减少毒物进入肠道
	3. 必要时约束不合作的患者
	4. 注意保暖
	5. 插胃管方法按"插胃管技术"，抽胃内容物留取标本，连接胃管
	6. 洗胃：按"启动/停止"键，洗胃过程中，密切观察患者病情、生命体征变化及洗胃情况，观察洗胃液出入量的平衡、洗出液的颜色、气味
	7. "启动/停止"键，机器停止
	8. 拔管：将胃管反折迅速拔出，避免误吸
	9. 整理患者及床单位，协助取舒适体位
	10. 机器的处理：将进液管、胃管和排污管同时放入清水中，按"清洗"键，机器自动清洗各管腔；清洗完毕，将胃管、进液管和排污管同时提出水面；机器内的水完全排净后，按"停机"键，关机

【注意事项】

1. 中毒物质不明时，应抽取胃内容物送检，洗胃溶液可暂时用温开水或等渗盐水，待毒物性质明确后再采用对抗剂洗胃。急性中毒病例、患者能配合时，应迅速采用"口服催吐法"。

2. 在洗胃过程中，密切观察患者生命体征及有无异常情况，如患者出现腹痛、流出血性液体或有虚脱表现，应立即停止操作，并通知医生进行处理。

3. 每次灌入量不得超过500ml，注意记录灌注液名称、液量、洗出液的数量、颜色、气味等。

4. 吞服强酸强碱类腐蚀性药物患者切忌洗胃，消化道溃疡、食管梗阻、食管静脉曲张、胃癌等患者一般不做洗胃；急性心肌梗死、重症心力衰竭、严重心律失常和极度衰竭等不宜洗胃；昏迷者洗胃应谨慎。

5. 使用自动洗胃机洗胃，使用前应检查机器各管道衔接是否正确、紧密，运转是否正常。勿使水流至按键开关内，以免损坏机器，用毕要及时清洗，避免污物堵塞管道。

【评分标准】

具体见表 14-4。

表 14-4 洗胃技术评分标准

项目	分值	考评评价要点	评分等级				得分	存在问题
			I	II	III	IV		
操作前准备（10分）	5	仪表端庄，着装整洁，洗手	5	4	3	2		
	5	准备用物：自动洗胃机、洗胃溶液、无菌治疗盘（治疗碗、胃管、镊子2把、纱布2块、弯盘）液状石蜡、棉签、胶布、手套、甘油注射器、听诊器、一次性治疗巾、水杯、手电筒、水温计、必要时备压舌板、开口器、牙垫、舌钳	5	4	3	2		
操作前评估（10分）	5	了解患者病情，安抚患者，取得患者合作；对中毒患者，了解患者服用毒药的名称、剂量及时间等	5	4	3	2		
	5	评估患者口鼻腔皮肤及黏膜有无损伤、炎症或其他情况	5	4	3	2		
操作步骤（60分）	5	1. 连接洗胃机并打开电源，洗胃机已检查测试正常	5	4	3	2		
	5	2. 患者取左侧卧位，昏迷者取去枕平卧位，头偏向一侧；取下患者活动性义齿 戴手套，取一次性治疗巾围于胸前，置弯盘及纱布于下颌处	5	4	3	2		
	5	3. 检查胃管有无堵塞，润滑胃管，测量插管长度（成人为45~55cm，婴幼儿为14~18cm），即从发际到剑突的距离，做好标记	5	4	3	2		
	5	4. 插入胃管：插管至咽部（插入14~15cm）时，嘱患者头略低并做吞咽动作，随后迅速将胃管插入，患者神志不清时，一手将患者头抬起使下颌靠近胸骨柄，以加大咽喉部通道，徐徐送入胃管，不可勉强用力	5	4	3	2		
	5	5. 确定胃管在胃内后（3种判断方法），遵医嘱留取毒物标本送检，固定	5	4	3	2		
	5	6. 连接洗胃机管道，按启动键	5	4	3	2		

续 表

项目	分值	考评评价要点	评分等级				得分	存在问题
			I	II	III	IV		
操作步骤（60分）	10	7. 洗胃过程中，密切观察患者病情、生命体征变化及洗胃情况，观察洗胃液出入量的平衡、洗出液的颜色、气味	10	8	6	4		
	5	8. 拔除胃管：洗胃完毕，胃管末端关闭，揭去固定的胶布。用纱布包裹近鼻孔处的胃管，边拔边用纱布擦胃管，拔到咽喉处时快速拔出	5	4	3	2		
	5	9. 协助患者漱口，取走治疗碗，清洁患者口、鼻、面部，取走一次性治疗巾	5	4	3	2		
	5	10. 脱手套，洗手。记录洗胃液名称、进液量及洗出液量、颜色、气味并签名。整理用物、床单位、协助患者取舒适体位，告知注意事项，向患者致谢	5	4	3	2		
	5	11. 操作后评估：患者胃黏膜有无损伤，中毒症状缓解等情况	5	4	3	2		
指导患者（10分）	5	向患者解释目的及注意事项	5	4	3	2		
	5	告知患者可能发生的反应，如有不适及时告诉医护人员	5	4	3	2		
提问（10分）	5	目的	5	4	3	2		
	5	注意事项	5	4	3	2		
总分	100		100	80	60	40		

Ⅰ级表示操作熟练、规范，无缺项，与患者沟通自然，语言通俗易懂；Ⅱ级表示操作熟练、规范，有1~2处缺项，与患者沟通不够自然；Ⅲ级表示操作欠熟练、规范，有2~3处缺项，与患者沟通较少；Ⅳ级表示操作欠熟练、规范，有4处以上缺项，与患者无沟通；Ⅴ级表示操作混乱、无序

三、心肺复苏术

【目的】

以徒手操作来恢复猝死患者的自主循环、自主呼吸和意识，抢救发生突然、意外死亡的患者。

【操作方法】

具体见表14-5。

表 14-5 心肺复苏术操作方法

项目	实施要点
素质要求	1. 着装符合要求，抢救意识强
	2. 报告评委，请示开始操作
用物	心肺复苏模拟人一个、简易呼吸器 1 套、除颤仪 1 台
评估	1. 环境准备：口述现场环境安全，看表
	2. 判断意识：轻拍患者双肩，左右耳旁大声呼叫两次"先生先生，您怎么了？"，患者无意识，高声呼救，启动 BLS："患者无反应，快来人啊，准备抢救！启动应急反应系统，携带急救物品及除颤仪！"
	3. 判断循环与呼吸：A 角用右手示指和中指，触摸患者的右侧颈动脉搏动。用"一看二听三感受"的方法评估呼吸情况（从"1001"数到"1006"），后 4s（从"1007"数到"1010"）用眼睛沿顺时针方向巡视患者四肢，检查肢体是否还在抽动，数数计时，在 10s 内完成
	4. 启动复苏："没有循环征象，立即心肺复苏"
实施（A 角建立人工循环）	1. 摆放体位：仰卧位于硬板床或地上，如是卧于软床上的患者，其肩背下需垫心脏按压板，去枕，头后仰。解开上衣、暴露胸部
	2. 胸外心脏按压术： 确定按压部位：成人，双手交叉于双乳头连线中点；儿童，单手或双手置于胸骨下半部；婴儿，示指中指置于乳头连线正下方，亦可双手环绕式，两拇置于乳头连线处 按压深度：成人 5～6cm；儿童约 5cm；婴儿约 4cm 按压频率：100～120/min 按压：通气 =30：2
	3. 开放气道，观察气道内无异物后，采用仰头抬颏法或推举下颌法开放气道
	4. 口对面罩人工通气：采用左手扣紧面罩，口对面罩通气二次，用时控制在 5s（缓缓吹气各 2s、中间换气 1s）
	5.A 角完成 2 个周期的按压与通气后，B 角携带除颤仪与氧气面罩 – 复苏球囊及时赶到，立刻跪在患者的左侧，提醒告诉 A 角："我已到达"
电击除颤	1. 符合除颤指征者，应尽早除颤
	2. 除颤仪的使用流程：开机→清洁皮肤→分析心电图，需要除颤，选择除颤模式→均匀涂擦导电膏→选择能量、充电→电极板正确安放位置→所有人离开→观察记录→关机
	3. 电极板位置： （右）心底（STERNUM）：锁骨下，胸骨右缘第 2～4 肋间 （左）心尖（APEX）：左腋中线与第 5 肋交界处（心尖区） 两个电极板之间距离不要小于 10cm

续 表

项目	实施要点
实施（除颤后给予 5 个周期的 CPR）	1.B 角：继续跪在患者左侧、立即开始做胸外按压 A 角：换位到患者头顶
	2. 负责管理气道和实施人工呼吸（先做清理口腔的动作并开放气道），按照 30：2 的比例交替进行胸外按压与人工呼吸
	3. 应用简易呼吸器：一手以 "EC" 手法固定面罩，另一手挤压简易呼吸器，每次送气 400～600ml，频率 10～12/min，见到胸廓起伏。如连接氧气，氧流量 8～10L/min
	4. 在第二轮胸外按压期间，A 角要求口述高质量心肺复苏的 5 个规范要点，即 "①快速按压；②用力按压；③让胸廓充分回弹；④尽量减少中断按压时间；⑤避免过度通气"，从而评估和提醒 B 角是否正在实施高质量的心肺复苏
	5.(考核或比赛时只做 3 个轮回)，A 角与 B 角第二次 "交换角色"（由 A 角下达口头医嘱），即 A 角重新跪到患者右侧负责胸外按压，而 B 角又从患者左侧回到头顶部，接管开放气道和人工呼吸
实施（交换角色再进行 5 个周期的 CPR）	1.B 角触摸患者颈动脉（6s），口述："仍无循环征象，继续心肺复苏"
	2.A 角按压、B 角通气（考核或比赛时只做 2 个轮回）
评价	A 角评估循环及呼吸情况（方法同前），口述："患者心跳呼吸恢复，复苏成功，整理物品，摆放体位，吸氧，送 ICU 进一步治疗"，归队，举手示意 "操作完毕"

【注意事项】

1. 人工呼吸时送气量不宜过大，以免引起患者胃部胀气。

2. 胸外按压时要确保足够的频率及深度，尽可能不中断胸外按压，每次胸外按压后要让胸廓充分的回弹，以保证心脏得到充分的血液回流。

3. 胸外按压时肩、肘、腕在一条直线上，并与患者身体长轴垂直。按压时，手掌掌根不能离开胸壁。

【评分标准】

具体见表 14-6。

表 14-6　心肺复苏术评分标准

项目	分值	考评评价要点	评分等级 I	II	III	IV	得分	存在问题
操作准备（5分）	5	着装不规范、态度欠严肃 心肺复苏模拟人、简易呼吸器 1 套、除颤仪 1 台	5	4	3	2		
操作前评估（10分）	5	判断患者意识：呼叫患者、轻拍患者肩部。确认意识丧失，立即呼救，寻求他人帮助	5	4	3	2		
	5	判断患者呼吸和颈动脉搏动：通过看、听、感觉三步骤完成呼吸判断。触摸颈动脉：术者示指和中指间触及患者气管正中部（相当于喉结的部位），旁开两指，至胸锁乳突肌前缘凹陷处。判断时间为 10s。如无搏动，立即进行胸外按压	10	8	6	4		
操作过程（75分）		1. 开放气道						
	5	(1) 置患者于硬板床上、仰卧位	5	4	3	2		
	5	(2) 采用仰头抬颏法或推举下颌法开放气道。气道成一条直线	5	4	3	2		
		2. 人工呼吸						
	5	(1) 口对面罩人工呼吸：缓缓吹气各 2s、中间换气 1s。见胸廓抬起即可	5	4	3	2		
	10	(2) 应用简易呼吸器：一手以"EC"手法固定面罩，另一手挤压简易呼吸器，频率 10～12/min，见到胸廓起伏	10	8	6	4		
		3. 胸外按压						
	5	(1) 除颤前由 A 角实施单人法 CPR 两个周期	5	4	3	2		
	5	(2) 除颤后过渡到双人 CPR，5 个高质量要点	5	4	3	2		
	5	(3) 按压部位：成人两乳头连线中点	5	4	3	2		
	5	(4) 按压手法：一手掌根部放于按压部位，另一手平行重叠于此手背上，手指并拢，只以掌根部接触按压部位，双臂位于患者胸骨的正上方，双肘关节伸直，利用上身重量垂直下压	5	4	3	2		
	5	(5) 按压深度：使胸骨下陷 5～6cm	5	4	3	2		
	5	(6) 按压频率：100～120/min	5	4	3	2		

续 表

项目	分值	考评评价要点	评分等级				得分	存在问题
			I	II	III	IV		
操作过程（75分）	5	(7) 胸外按压：人工呼吸 = 30：2	5	4	3	2		
		4. 电击除颤						
	5	除颤仪操作是否正确 电极板放置位置是否正确	5	4	3	2		
		5. 复检评估						
	5	(1) B 角第一次复检患者的心跳呼吸，数数计时 6s	5	4	3	2		
	5	(2) A 角第二次复检患者的心跳呼吸，数数计时 10s，报告复苏成功，整理患者，吸氧，摆放恢复体位，头侧一边	5	4	3	2		
提问（10分）	5	目的	5	4	3	2		
	5	注意事项	5	4	3	2		
总分	100		100	80	60	40		

I 级表示操作熟练、规范，无缺项，与患者沟通自然，语言通俗易懂；II 级表示操作熟练、规范，有 1～2 处缺项，与患者沟通不够自然；III 级表示操作欠熟练、规范，有 2～3 处缺项，与患者沟通较少；IV 级表示操作欠熟练、规范，有 4 处以上缺项，与患者无沟通；V 级表示操作混乱、无序

四、气管插管配合技术

【目的】

通过人工手段建立呼吸通道，解除上呼吸道阻塞，为心跳呼吸骤停者进行人工呼吸，便于清除气管及支气管内的分泌物和给氧。

【操作方法】

具体见表 14-7。

表 14-7　气管插管配合技术操作方法

项目	实施要点
操作准备	用物：球囊　喉镜　氧源　负压吸引器　气管插管包
操作步骤	1. 去枕平卧，判断患者意识　呼吸以及动脉搏动
	2. 两腿前后蹲弓步，保持稳定，

项目	实施要点
操作步骤	3. 检查口腔，保持气道开放
	4. 连接氧源，E–C 手法正确，通气无漏气
	5. 准备胶布，确定喉镜镜片规格，从口角将镜片送入口腔，依次见悬雍垂 – 会厌 – 声门，插入导管，通过声门裂后再入 1cm，拔除导丝后，再入 5cm，导管套囊充气 5～8ml 后，球囊通气，判断气管导管位置
	6. 标识插入深度，置入牙垫，固定
操作要点	1. 氧源充足，负压吸引准备到位
	2. 喉镜手柄使用方法正确，保护牙齿
	3. 插管过程，观察患者血氧、心律情况
	4. 插管成功后，确认血氧、血气改善情况

【注意事项】

1. 物品准备顺序不能颠倒，要求动作轻柔，摆放有序，不掉落物品；注意无菌操作，不能污染气管导管和吸痰管。

2. 如果气管插管操作不顺利，连续三次送入导管仍未成功，或者误将导管错插到食道内，说明第一次插管失败，必须立即暂停插管并退出喉镜，改用球囊 – 面罩加压给氧（否则气管插管操作分算为零分）；等人工通气充氧 2～3min 以后，才能尝试第二次插管，绝不允许反复进行插管操作（否则扣 20 分），以免加重患者缺氧。

3. 喉镜在口腔内不能有来回进退、左右移动和反复寻找等重复动作，也不能以患者的牙齿为支点去撬门牙。

4. 判断方法：在间断捏皮球通气（至少 6 次）的同时，由 A 角肉眼观察双侧胸廓是否均匀隆起，用听诊器听诊上腹部有无气过水声，并将听诊器再移至左右肺底和肺尖部，自下而上检查双肺呼吸音是否清晰、对称一致（共听诊 5 个点），一边检查一边口述报告。

【评分标准】

具体见表 14–8。

表14-8 气管插管配合技术评分标准

项目	分值	考评评价要点	评分等级				得分	存在问题
			I	II	III	IV		
操作准备（2分）	2	用物齐全无遗漏	2	1	0	0		
操作步骤	3	A角快速检查患者意识、呼吸和动脉搏动	3	2	1	0		
	5	检查口腔有无异物、假牙；两腿前后蹲弓步，保持身体稳定	5	4	3	2		
	10	"E-C"手法正确，气道在球囊通气以及插管的过程中保持开放状态，给予的潮气量、速度合适，避免出现冲击式通气	10	8	6	4		
	15	认真检查套囊是否完好，不可触碰导管前端的套囊部分→放置导引管芯于导管内→导管塑型满意→导管前1/3段的五个面均匀涂抹石蜡油润滑→正确丈量镜片长度→选择一个合适型号的镜片→检查喉镜是否亮灯→随即关闭灯光置于左边备用→预先撕好两条适当长度的胶布备用→气管内软质吸痰管→连接好吸引器 管芯距离导管开口保持1cm、不可超出导管开口；准备过程中要求轻柔无响声；物品放置井然有序；无重复动作；不掉落物品	15	11	7	3		
	2	保持气道开放	2	1	0	0		
	2	右手的食指与拇指交叉，分开患者的上、下嘴唇保护口唇，然后用左手将喉镜轻柔地插入患者口腔内	2	1	0	0		
	4	左手握执喉镜镜柄的中下部，手法规范；喉镜从患者右侧口角进入口腔，往左移动推开舌体；右手不需再保护口唇、随即转移压住额头	4	3	2	1		
	1	喉镜处于患者口腔的正中线上，必须保持居中位、不得偏斜	1	0	0	0		
	2	保持视线与患者的喉轴线平行；喉镜深入，过悬雍垂后在原位往上翘，无左右移动	2	1	0	0		
	2	喉镜位于会厌的上方，顺利抵达患者会厌与舌根的盲腔底部	2	1	0	0		
	2	喉镜使用过程不得以门牙为支点去撬患者的上排牙齿，注意保护牙齿	2	1	0	0		

项目	分值	考评评价要点	评分等级				得分	存在问题
			I	II	III	IV		
操作步骤	4	握持毛笔的方式送入气管导管，手法正确；导管沿着喉镜片凹槽、一次即顺利通过声门裂进入气管内	4	3	2	1		
	2	迅速拔除导管内的管芯；然后再继续前进导管插入气管深处、到达声门裂下 6cm	2	1	0	0		
	2	观察导管刻度距门齿的距离，成人为标准为21 ～ 23cm	2	1	0	0		
	2	导管套囊内充气 5 ～ 8ml，捏压小气囊感觉膨胀适中（如成人鼻尖般一样软硬度）	2	1	0	0		
	4	自下而上移至左右胸部听诊（听左右肺底和肺尖共计五个点）	4	3	2	1		
	2	听诊确认插管成功以后，方退出喉镜；先放置牙垫于口腔内、再退出喉镜，顺序不能反；牙垫尖端的斜面朝前、固定翼不可压迫嘴唇	2	1	0	0		
	2	观察患者面色、血氧的变化	2	1	0	0		
	4	第一条胶布先缠绕导管一圈后，再与牙垫缠绕固定于患者面颊部。 第二条胶布"8字法"反向交叉缠绕，不能粘住患者嘴唇。 两条胶布固定要求牢固、美观并且长短适宜在未完成外固定以前，避免导管移位	4	3	2	1		
	4	经导管先将吸痰管深入气管内，不得开负压进入；旋转退管、保持负压吸引＜ 15秒，吸痰顺序：先气管再口腔，落实无菌操作原则	4	3	2	1		
操作要点	2	喉镜功能良好，手柄使用方法正确	2	1	0	0		
	5	插管动作迅速，插管过程及插管后进行面色、血氧的及时观察	5	4	3	2		
	5	严格控制时间，自喉镜插入口腔开始计时，以 270s 为达标基数，如果每提前或者延迟 1s 加减 0.1 分	5	4	3	2		
	2	动作熟练、干净利落，能在规定时间完成；充分体现人文关怀，动作温柔、未损伤牙齿	2	1	0	0		

续　表

项目	分值	考评评价要点	评分等级				得分	存在问题
			I	II	III	IV		
提问	5	目的	5	4	3	2		
	5	注意事项	5	4	3	2		
总分	100		100	69	39	22		

I 级表示操作熟练、规范，无缺项，与患者沟通自然，语言通俗易懂；II 级表示操作熟练、规范，有 1～2 处缺项，与患者沟通不够自然；III 级表示操作欠熟练、规范，有 2～3 处缺项，与患者沟通较少；IV 级表示操作欠熟练、规范，有 4 处以上缺项，与患者无沟通；V 级表示操作混乱、无序

第15章 妇 科

一、阴道灌洗技术

【目的】

1. 清洁阴道、促进阴道血液循环、缓解局部充血，常用于控制和治疗阴道炎、宫颈炎。

2. 用于妇科手术前的阴道准备。

【操作方法】

具体见表 15-1。

表 15-1　阴道灌洗术操作方法

项目	实施要点
操作准备	一次性垫巾、一次性窥阴器、一次性阴道灌洗器、弯盘、大棉签、污物桶、温度适宜的灌洗药液
灌洗指征	1. 清洁阴道、促进阴道血液循环、缓解局部充血，控制和治疗阴道炎、宫颈炎
	2. 妇科手术前的阴道准备
灌洗要点	1. 灌洗前观察阴道分泌物及会阴部有无水肿、皮肤情况等
	2. 患者取膀胱截石位，暴露会阴部
	3. 用灌洗液先冲洗外阴部，使用窥阴器扩开阴道，将灌洗头沿阴道纵壁方向放至后穹隆处开始灌洗，灌洗时轻轻旋转窥阴器更换位置，使灌洗液能达到阴道各部，直至冲净阴道为止，取出灌洗头，再次冲洗外阴
	4. 有上药者在灌洗完毕后，使用妇科棉签擦干阴道后缓慢上药至阴道后穹隆，并交代用药目的
	5. 恶性肿瘤患者，有少量阴道出血者，必要时可以速度慢、高度低、温和的灌洗

【注意事项】

1. 天冷时注意保暖，防止感冒，操作时动作轻柔，避免患者疼痛及擦伤阴道黏膜。

2. 溶液温度应在 38～41℃，注意溶液配制方法，开始灌洗前冲洗外阴试温。

3. 经期、孕期、产褥期、阴道出血者做阴道灌洗容易引起逆行感染，一般禁止阴道冲洗。

4. 无性生活女性不作阴道灌洗，必要时用小号灌洗头或导尿管代替。

5. 恶性肿瘤患者，有少量阴道出血者，必要时可以速度慢、高度低、温和的灌洗。

【评分标准】

具体见表 15-2。

表 15-2 阴道灌洗技术评分标准

项目	分值	考评评价要点	评分等级				得分	存在问题
			Ⅰ	Ⅱ	Ⅲ	Ⅳ		
操作准备（10分）	10	一次性垫巾、一次性窥阴器、一次性阴道灌洗器、弯盘、大棉签、污物桶、温度适宜的灌洗药液	10	8	6	4		
灌洗指征（15分）	10	1. 清洁阴道，促进阴道血液循环，缓解局部充血，常用于控制和治疗阴道炎、宫颈炎	10	8	6	4		
	5	2. 用于妇科手术前的阴道准备	5	4	3	2		
擦洗要点（65分）	5	1. 患者取膀胱截石位，暴露会阴部，保护患者隐私	5	4	3	2		
	10	2. 将灌洗器挂置距离床面 60～70cm 处，排气，测水温 38～41℃后备用	10	8	6	4		
	20	3. 灌洗顺序	20	15	10	5		
	20	4. 上药顺序	20	15	10	5		
	10	5. 无菌操作原则	10	8	6	4		
提问（10分）	5	目的	5	4	3	2		
	5	注意事项	5	4	3	2		
总分	100		100	78	56	34		

Ⅰ级表示操作熟练、规范，无缺项，与患者沟通自然，语言通俗易懂；Ⅱ级表示操作熟练、规范，有 1～2 处缺项，与患者沟通不够自然；Ⅲ级表示操作欠熟练、规范，有 2～3 处缺项，与患者沟通较少；Ⅳ级表示操作欠熟练、规范，有 4 处以上缺项，与患者无沟通；Ⅴ级表示操作混乱、无序

二、会阴擦洗技术

【目的】

清洁会阴，去除异味，保持局部清洁、舒适，预防或减轻感染及并发症。

【操作方法】

具体见表 15-3。

表 15-3　会阴擦洗技术操作方法

项目	实施要点
操作准备	冲洗液、屏风、一次性垫巾、弯盘、大棉签等
擦洗指征	1. 清洁会阴，促进会阴部伤口愈合
	2. 为行导尿术、会阴部术前准备
	3. 妇科或产科手术后留置尿管者，产后会阴有伤口者、陈旧会阴裂伤修补术后、急性外阴炎患者、长期卧床患者、外阴术后患者、长期阴道流血的患者
擦洗要点	1. 两腿分开，充分暴露会阴
	2. 擦洗顺序。女性：由外向内，自上而下，依次是阴阜、大阴唇、小阴唇、尿道口、阴道口和肛门。男性：翻开包皮，暴露冠状沟，由上而下，环形擦洗，依次是阴茎头部、下部、阴囊和肛门口
	3. 会阴部有伤口或直肠手术后的清洁伤口，擦洗顺序：第一遍自上而下，由外到内，擦洗会阴部污垢、分泌物和血迹，弃镊子。第二遍由内到外，或以伤口、尿道口为中心擦洗，根据患者的情况增加擦洗顺序，直至擦净，注意伤口清洁。对产后、会阴部/肛门有伤口、留置尿管的患者，应使用无菌物品和无菌技术进行会阴护理
	4. 双下肢功能障碍、手部功能完好的患者，提供并指导其使用镜子进行会阴清洁
	5. 留置尿管患者指导尿管护理；尿失禁男患者指导使用尿套收集小便，女患者使用尿片、定时给予小便壶，并行膀胱功能训练盆底肌训练；大便失禁患者指导使用一次性造口袋收集大便

【注意事项】

1. 注意擦洗顺序。

2. 注意观察阴道分泌物及产后恶露的颜色、性状和量，会阴部有无水肿。

3. 注意保护患者隐私。单独为异性患者进行会阴护理时，必须有第三者陪伴。

4. 观察记录伤口有无红肿热痛等炎症反应，尿道口有无分泌物，分泌物的颜色、有无异味。

5.护士为多名患者进行会阴护理时，先进行清洁伤口或无感染患者的护理，最后进行感染伤口或感染患者的护理。

【评分标准】

具体见表 15-4。

表 15-4 会阴擦洗技术评分标准

项目	分值	考评评价要点	评分等级				得分	存在问题
			Ⅰ	Ⅱ	Ⅲ	Ⅳ		
操作准备（10分）	10	冲洗液、屏风或隔帘	10	8	6	4		
擦洗指征（15分）	3	1.清洁会阴，促进会阴部伤口愈合	3	2	1	0		
	4	2.为行导尿术、会阴部术前准备	4	3	2	1		
	8	3.妇科或产科手术后留置尿管者、产后会阴有伤口者、陈旧会阴裂伤修补术后、急性外阴炎患者、长期卧床患者、外阴术后患者、长期阴道流血的患者	8	7	6	5		
擦洗要点（65分）	5	1.屈膝仰卧位、保护患者隐私	5	4	3	2		
	10	2.评估患者会阴部情况、有无导尿管	10	8	6	4		
	20	3.擦洗顺序	20	15	10	5		
	20	4.再次擦洗顺序	20	15	10	5		
	10	5.无菌操作原则	10	8	6	4		
提问（10分）	5	目的	5	4	3	2		
	5	注意事项	5	4	3	2		
总分	100		100	78	56	34		

Ⅰ级表示操作熟练、规范，无缺项，与患者沟通自然，语言通俗易懂；Ⅱ级表示操作熟练、规范，有1~2处缺项，与患者沟通不够自然；Ⅲ级表示操作欠熟练、规范，有2~3处缺项，与患者沟通较少；Ⅳ级表示操作欠熟练、规范，有4处以上缺项，与患者无沟通；Ⅴ级表示操作混乱、无序

三、坐浴技术

【目的】

利用药物直接作用局部达到消炎、消肿、止痛的效果。

【操作方法】

具体见表 15-5。

表 15-5　坐浴技术操作方法

项目	实施要点
操作准备	屏风、热水瓶，药液、水温计、坐浴盆、椅架、浴巾、清洁衣裤等
坐浴指征	1. 清洁会阴，促进会阴疾病康复
	2. 促进肛门疾病康复
	3. 会阴或肛门手术后患者，促进愈合
操作要点	1. 坐浴前排空二便，调节水温 40～45℃，按医嘱配制药液，调节适宜室温
	2. 屏风遮挡，暴露臀部，患者缓慢坐于浴盆内，至臀部完全泡入坐浴液中，注意坐姿舒适
	3. 腿部予大毛巾遮盖保暖
	4. 坐浴时间为 15～20min
	5. 观察水温，观察患者面色、脉搏、呼吸有无异常
	6. 坐浴完毕，擦干臀部，协助整理衣裤，若有伤口，按无菌技术处理伤口

【注意事项】

1. 注意水温及坐浴时间。

2. 会阴、肛门有伤口者，药液、用具注意无菌；女性在经期、妊娠后期、产后不足 2 周、阴道出血和盆腔急性炎症期不宜坐浴；行动障碍患者需专人协助。

3. 观察记录伤口有无红肿热痛等炎症反应。

【评分标准】

具体见表 15-6。

表 15-6　坐浴技术评分标准

项目	分值	考评评价要点	评分等级				得分	存在问题
			I	II	III	IV		
操作准备（10分）	10	屏风、热水瓶，药液、水温计、坐浴盆、椅架、浴巾、清洁衣裤等	10	8	6	4		

续　表

项目	分值	考评评价要点	评分等级				得分	存在问题
			Ⅰ	Ⅱ	Ⅲ	Ⅳ		
坐浴指征（15分）	5	1. 清洁会阴，促进会阴疾病康复	5	4	3	2		
	5	2. 促进肛门疾病康复	5	4	3	2		
	5	3. 会阴或肛门手术后患者，促进愈合	5	4	3	2		
操作要点（65分）	5	1. 患者排空二便	5	4	3	2		
	10	2. 充分暴露臀部、保护患者隐私	10	8	6	4		
	10	3. 评估患者会阴部及臀部情况	10	8	6	4		
	20	4. 水温适宜，药液浓度配制准确	20	15	10	5		
	10	5. 坐浴时间，根据情况调节室温	10	8	6	4		
	10	6. 无菌操作原则	10	8	6	4		
提问（10分）	5	目的	5	4	3	2		
	5	注意事项	5	4	3	2		
总分	100		100	79	58	37		

Ⅰ级表示操作熟练、规范，无缺项，与患者沟通自然，语言通俗易懂；Ⅱ级表示操作熟练、规范，有1～2处缺项，与患者沟通不够自然；Ⅲ级表示操作欠熟练、规范，有2～3处缺项，与患者沟通较少；Ⅳ级表示操作欠熟练、规范，有4处以上缺项，与患者无沟通；Ⅴ级表示操作混乱、无序

第16章 产 科

一、听诊胎心音技术

【目的】

准确测量胎心音，了解胎心音是否正常，了解胎儿在子宫内情况，为正确处理产程提供依据。

【操作方法】

具体见表16–1。

表 16–1　听诊胎心音技术操作方法

项目	实施要点
操作前评估	1. 评估：孕妇孕周、胎方位、胎动、自理能力、合作程度、耐受力、局部皮肤情况、膀胱充盈情况
	2. 用物准备：多普勒胎心仪、耦合剂
听诊要点	1. 协助孕妇取合适卧位，合理暴露腹部，必要时屏风遮挡，涂上耦合剂
	2. 判断胎背的位置
	3. 用多普勒胎心仪听诊，听到如钟表的"滴答"双音后，计数 1min 并记录
	4. 选择宫缩后间歇期听诊
	5. 观察孕妇有无异常情况
	6. 擦净腹部，取舒适体位，整理床单位
指导孕妇	1. 告知孕妇正常胎心率的范围 110～160/min 及自我监测胎动的方法
	2. 告知听诊结果为实时监测结果
	3. 告知自我监测胎动的方法

【注意事项】

1. 注意保持环境安静、保护孕妇隐私，操作手法轻柔，注意保暖。

2. 注意胎心音的节律和速度，并与子宫杂音、腹主动脉音、胎动音及脐带杂音相鉴别。为有宫缩的孕妇听胎心时，选择在宫缩后间隙期听诊。

3. 根据不同胎方位选择胎心音响亮部位进行听诊，通常胎心音在靠近胎背上方的孕妇腹壁上听得最清楚。头位，孕妇脐下方（左或右）；臀位，孕妇脐上方（左或右）；横位，孕妇脐周围。

4. 若每分钟胎心变化＜110次或＞160次，需至少听诊1min。可触诊孕妇的脉搏做对比。必要时给孕妇吸氧、左侧卧位并及时通知医生。

5. 多胎妊娠在胎心音听诊时如无法确认多胎胎心时应及时通知医生。

【评分标准】

具体见表16-2。

表 16-2　听诊胎心音技术评分标准

项目	分值	考评评价要点	评分等级				得分	存在问题
			I	II	III	IV		
操作前评估（10分）	5	1. 孕妇孕周大小、胎方位、胎动情况	5	4	3	2		
	5	2. 孕妇自理能力、合作程度及耐受力。孕妇局部皮肤情况、膀胱充盈情况	5	4	3	2		
操作步骤（70分）	5	1. 协助孕妇取合适卧位	5	4	3	2		
	5	2. 告之孕妇，请其放松配合	5	4	3	2		
	5	3. 必要时屏风遮挡，保护孕妇隐私	5	4	3	2		
	30	4. 合理暴露腹部，判断胎背的位置（用多普勒胎心仪或者用胎心听筒在其上方听诊）听到如钟表的"滴答"双音后，计数1min	30	25	20	15		
	10	5. 选择宫缩后间歇期听诊	10	8	6	4		
	10	6. 操作过程中观察孕妇有无异常情况，及时处理	10	8	6	4		
	5	7. 操作完成后，帮助孕妇取合适卧位	5	4	3	2		
指导孕妇（10分）	3	1. 告之孕妇正常胎心率的范围110～160/min	3	2	1	0		
	3	2. 告之孕妇听诊结果为实时监测结果	3	2	1	0		
	4	3. 告之孕妇自我监测胎动的方法	4	3	2	1		

项目	分值	考评评价要点	评分等级				得分	存在问题
			I	II	III	IV		
提问（10分）	5	目的	5	4	3	2		
	5	注意事项	5	4	3	2		
总分	100		100	80	60	40		

Ⅰ级表示操作熟练、规范，无缺项，与患者沟通自然，语言通俗易懂；Ⅱ级表示操作熟练、规范，有1～2处缺项，与患者沟通不够自然；Ⅲ级表示操作欠熟练、规范，有2～3处缺项，与患者沟通较少；Ⅳ级表示操作欠熟练、规范，有4处以上缺项，与患者无沟通；Ⅴ级表示操作混乱、无序

二、新生儿脐部护理技术

【目的】

保持脐部清洁、干燥，预防新生儿脐炎的发生。

【操作方法】

具体见表16-3。

表16-3　新生儿脐部护理技术操作方法

项目	实施要点
操作前评估	1. 查看脐部有无红肿、有无渗血、渗液、异常气味
	2. 残端有无脱落
	3. 尿布是否尿湿
	4. 患儿家属对脐部护理知识知晓度
操作要点	1. 暴露脐部，用75%乙醇环形消毒脐带根部
	2. 一般情况不宜包裹，保持干燥使其易于脱落
	3. 发现异常，遵医嘱给予处理
操作后指导	告知患儿家长脐部护理的注意事项

【注意事项】

1. 脐部护理应每天1次，直至脐带脱落后，脐轮无分泌物。

2. 脐部无感染者，按无感染伤口处理，消毒时由内向外，脐部有感染者，按

感染伤口处理，消毒由外到内。

3. 清洗脐带不能只洗表面，应将脐带根部彻底清除，脐带未脱落前，勿强行剥落，结扎线如有脱落应重新结扎。

4. 脐窝和脐根部有粘连时从脐根部呈螺旋动作擦拭，不可来回擦。

5. 脐部无红肿及分泌物者用75%乙醇消毒脐带残端及脐轮，脐部有渗液或渗血者先用3%过氧化氢溶液清洗，再用生理盐水清洗后再用0.5%安尔碘消毒。

【评分标准】

具体见表16-4。

表16-4 新生儿脐部护理技术评分标准

| 项目 | 分值 | 考评评价要点 | 评分等级 | | | | 得分 | 存在问题 |
			I	II	III	IV		
操作前评估（20分）	5	1. 查看脐部有无红肿、有无渗血、渗液、异常气味	5	4	3	2		
	5	2. 残端有无脱落	5	4	3	2		
	5	3. 尿布是否尿湿	5	4	3	2		
	5	4. 患儿家属对脐部护理知识知晓度	5	4	3	2		
操作步骤（60分）	20	1. 暴露脐部，环形消毒脐带根部	20	16	12	8		
	20	2. 一般情况不宜包裹，保持干燥使其易于脱落	20	16	12	8		
	20	3. 发现异常，遵医嘱给予处理	20	16	12	8		
操作后指导（10分）	10	告知患儿家长脐部护理的注意事项	10	8	6	4		
提问（10分）	5	目的	5	4	3	2		
	5	注意事项	5	4	3	2		
总分	100		100	80	60	40		

I级表示操作熟练、规范，无缺项，与患者沟通自然，语言通俗易懂；II级表示操作熟练、规范，有1~2处缺项，与患者沟通不够自然；III级表示操作欠熟练、规范，有2~3处缺项，与患者沟通较少；IV级表示操作欠熟练、规范，有4处以上缺项，与患者无沟通；V级表示操作混乱、无序

第17章 儿 科

一、小儿静脉采血技术

【目的】

为患儿采集、留取静脉血标本。

【操作方法】

具体见表17-1。

表17-1　小儿静脉采血技术操作方法

项目	实施要点
操作准备	1. 护士准备：衣帽整洁、洗手、戴口罩、必要时戴手套
	2. 用物准备：治疗盘内放一次性 5～10ml 注射器或采血针、一次性手套、0.5% 碘伏、75% 乙醇、棉签、棉球、止血带、弯盘、小枕、采血条形码标签、标本容器（干燥试管、抗凝试管或血培养瓶或真空采血管）
评估患者	1. 询问患儿是否按照要求进行采血前准备，例如是否空腹等，取得患儿家长的同意及配合
	2. 评估患者局部皮肤及血管情况
操作要点	1. 携用物至床旁，核对患儿床号、姓名、年龄，核对采血条形码标签、标本容器，做好解释并取得合作
	2. 选合适的静脉： 年长患儿可选取肘部静脉：将治疗巾铺于小垫枕，置于穿刺部位下，在穿刺处上部约 6cm 处系止血带，常规消毒皮肤，再次核对 颈外静脉：患儿仰卧于治疗台，用大毛巾自肩部包好患儿，助手协助扶持，用毛巾或将肩部稍抬高，头偏向一侧，头稍低于身体平面，尽量让患儿啼哭，这样可使颈静脉充分暴露 大隐静脉：大隐静脉经内踝前方处位置表浅，且不易滑动，利于进行穿刺。患儿脚自然下垂，在穿刺点上方 6cm 处扎上止血带，如血管不清楚，可用右手示指轻压再抬起，触到有弹性感即为大隐静脉，可用示指甲轻压一痕迹。 头皮静脉：患儿仰卧，剃去局部头发，取额静脉或颞静脉 股静脉：患儿仰卧，大腿外展与躯干成 45°，垫高穿刺处，使腹股沟展平，膝关节成 90°，操作者左示指，于腹股沟 1/3 处，摸到股动脉的搏动后用指甲轻压一痕迹，自股动脉内侧 0.1～0.2cm 处为股静脉

续　表

项目	实施要点
操作要点	3. 采血： 肘部静脉采血：常规消毒皮肤，选用一次性头皮针与一次性注射器连接，左手拇指绷紧静脉下端皮肤，右手持一次性头皮针针头斜面向上，与皮肤呈 15°～30° 进针，刺入静脉，见回血后抽出适量血液 颈外静脉抽血：常规消毒皮肤，选用一次性头皮针与一次性注射器连接，穿刺点在下颌角余锁骨上缘连线中 1/3 处，以左手示指压迫穿刺点的远端，拇指拉紧穿刺点下方皮肤，在距静脉最隆起 1～2cm 处与皮肤平行进针，见回血后固定针头，抽取所需血量后拔出针头，用无菌棉球按压针眼 5min 以上。 大隐静脉采血：常规消毒皮肤，选用一次性头皮针与一次性注射器连接，消毒待干后进行穿刺，见回血后如血液不易抽出，可将止血带轻轻松开后再抽动注射器活塞，抽取所需血量后用无菌干棉球按压穿刺点拔针 头皮静脉采血：常规消毒后，取采血针头与皮肤成 5°～15° 角，针头斜面向上进行穿刺。此种方法采血时，要让患儿哭闹，或用手顺血管方面轻轻抚摸，以增快采血的速度，如果采血速度慢，易产生凝血 股静脉采血：右手持注射器沿股动脉搏动的内侧垂直刺入针梗的 1/2 处，右手固定针头，左手抽动注射器针栓，边退针边抽吸，直至有回血后固定针头（或在腹股沟下 1～3cm 处与皮肤成 45° 角斜刺，首选 5.5 号头皮针进行穿刺）
	4. 松开止血带，以干棉球或棉球置穿刺点处迅速拔出针头，按压局部 5min 以上
	5. 根据检查目的的不同将标本置于不同容器中
	6. 采全血标本时，取下针头，缓慢注入抗凝管中，轻轻转动试管防止血液凝固
	7. 取血清标本时，取下针头，缓慢注入干燥试管中，勿将泡沫注入；避免震荡，以防红细胞破裂而造成溶血
	8. 采血培养标本时，用 0.5% 碘伏消毒瓶盖，更换针头后将抽出的血液注入瓶内，轻轻摇匀
	9. 真空采血器采血：取下真空采血针护套，手持采血针，按静脉注射法行静脉穿刺，见回血，将采血针另一端拔掉护套，然后刺入真空管。松止血带，采血至需要量。抽血毕，迅速拔出针头，按压局部 5min 以上
	10. 如戴手套者先脱手套、洗手
	11. 分类整理用物和环境，安排患者于舒适体位。标本及时送检
指导患者	1. 按照检验的要求，指导患者采血器前做好准备
	2. 采血后，指导患者采取正确的按压方法

【注意事项】

1. 严格执行查对指导和无菌操作原则。

2. 使用电子条形码应竖贴在管上，不能遮挡管中的刻度。

3. 小儿静脉采血时，建议不要用一次性采血针，最好用头皮针加注射器连接，避免针在血管内而抽不出血。

4. 对于住院时间短、短期输液且头皮静脉明显的患儿，采用头皮静脉采血方便快捷，但由于体位限制，不适用于上呼吸机患儿及颅内出血不宜搬动体位患儿的采血。

5. 股静脉采血穿刺时要绝对避开股神经，否则容易造成下肢运动障碍；不要在同一部位反复穿刺或左右摆动，以免造成血肿或较大范围的损伤；斜刺时向上刺入不可过深，以免伤及髋关节或腹腔内组织，穿刺时密切观察患儿的意识、面色、生命体征等变化，如有异常，立即停止操作。

6. 采集血标本的方法、采血量和时间要准确。静脉血液标本最好于起床后 1h 内采集。做生化检验，应在清晨空腹时采血。采集细菌培养标本尽可能在使用抗生素前或伤口局部治疗前、高热寒战期采集血标本。

7. 通过使用止血带、重力、热敷、挤压血管或嘱患者握拳松拳等方法以使静脉充盈。

8. 止血带压迫静脉时间不宜过长，推荐时间为 40～120s。

9. 采血时，肘部采血不要拍打患者前臂，结扎止血带的时间以 1min 为宜，过长可导致血液成分变化影响检验结果。

10. 采血时只能往外抽，而不能向静脉内推，以免注入空气，形成血栓而造成严重后果。

11. 如果在对静脉选择定位时需要使用止血带，推荐再次使用前应保证至少间隔 2min。使用止血带时，患者不要进行松紧拳头的动作。

12. 采全血标本时，需注意抗凝，血液注入容器后，立即轻轻旋转摇动试管 8～10 次，使血液和抗凝剂混匀。抽血清标本须用干燥注射器、针头和干燥试管，避免溶血。采集血培养标本时，应防污染，除严格执行无菌技术操作外，抽血前应检查培养基是否符合要求，瓶塞是否干燥，培养液不宜太少。血培养标本应注入无菌容器内。

13. 严禁在输液、输血的针头处抽取血标本，最好在对侧肢体采集。

14. 真空管采血时，不可先将真空采血管与采血针相连，以免试管内负压消失而影响采血。

15. 凝血功能障碍患儿拔针后按压时间延长至 10min。

【评分标准】

具体见表 17-2。

表 17-2 小儿静脉采血技术评分标准

项目	分值	考评评价要点	评分等级				得分	存在问题
			I	II	III	IV		
操作准备（10分）	5	1. 护士准备：衣帽整洁、洗手、戴口罩、必要时戴手套	5	4	3	2		
	5	2. 用物准备：同静脉采血操作方法	5	4	3	2		
评估患者（10分）	5	1. 询问患儿是否按照要求进行采血前准备，例如是否空腹等	5	4	3	2		
	5	2. 评估患者局部皮肤及血管情况	5	4	3	2		
操作要点（65分）	5	1. 核对医嘱，做好准备工作	5	4	3	2		
	10	2. 协助患者做好准备，取舒适体位	10	8	6	4		
	30	3. 选择患者适宜的穿刺部位，按无菌技术原则进行穿刺	30	24	18	12		
	5	4. 采集适量血液后，松止血带	5	4	3	2		
	15	5. 按要求正确处理血标本	15	12	9	6		
指导患者（10分）	5	1. 按照检验的要求，指导患者采血前做好准备	5	4	3	2		
	5	2. 采血后，指导患者采取正确按压方法	5	4	3	2		
提问（5分）	5	目的及注意事项	5	4	3	2		
总分	100		100	80	60	40		

I 级表示操作熟练、规范，无缺项，与患者沟通自然，语言通俗易懂；II 级表示操作熟练、规范，有 1～2 处缺项，与患者沟通不够自然；III 级表示操作欠熟练、规范，有 2～3 处缺项，与患者沟通较少；IV 级表示操作欠熟练、规范，有 4 处以上缺项，与患者无沟通；V 级表示操作混乱、无序

二、蓝光治疗技术

【目的】

对高胆红素血症的患儿进行光照疗法，促进胆红素的排泄。

【操作方法】

具体见表 17-3。

表 17-3　蓝光治疗技术操作方法

项目	实施要点
操作准备	光疗箱的准备 检查光疗箱有无损坏、漏电、松脱，蓝光灯有无破损、灯管有无不亮 接上电源，箱温预热至 30～32℃（早产儿 32～35℃），相对湿度 55%～65%
	患儿准备 给患儿剪指甲 清洁皮肤 患儿双眼戴黑色眼罩，用胶布固定 更换尿布，以最小面积遮盖会阴部 脱去患儿衣服，暴露皮肤 将患儿置于光疗箱的床中央
光疗过程	1. 记录光疗开始时间
	2. 每 4 小时测体温、脉搏、呼吸一次，每 3 小时喂乳一次
	3. 光疗时需经常更换体位，仰卧、侧卧交替，常巡视，防窒息
	4. 每 1 小时巡视，保持光疗箱的清洁
	5. 观察患儿病情变化，有无呼吸暂停、腹泻等情况
	6. 严格执行手卫生
停止光疗	1. 光疗结束后测量体温
	2. 脱下眼罩，更换尿布，清洁全身皮肤
	3. 给患儿穿衣、包裹
	4. 核对患儿的姓名、住院号
操作后	1. 整理用物，清洁消毒光疗箱，备用
	2. 洗手
	3. 记录光疗箱停止时间，体温、脉搏、呼吸及黄疸情况

【注意事项】

1. 光疗时患儿较烦躁，容易移动体位，因此在光疗过程中，注意观察患儿在光疗箱中的位置，及时纠正不良体位。

2. 光疗时患儿容易哭闹抓伤皮肤，粉剂和油剂可以阻碍光线的穿透，影响治疗效果。因此要戴好手套或修剪指甲。光疗前不使用 BB 油。

3. 光疗会产生一过性的皮疹或红斑，因此必须检查患儿皮肤情况，观察有无皮疹、有无皮肤破损。

【评分标准】

具体见表 17-4。

表 17-4　蓝光治疗技术评分标准

项目	分值	考评评价要点	评分等级				得分	存在问题
			I	II	III	IV		
操作前评估（10分）	5	1. 评估护理人员衣着整洁、仪表、指甲修剪、手卫生情况；检查蓝光箱、水胶体敷料、眼罩、宽胶布、尿片、湿纸巾等准备情况	5	4	3	2		
	5	2. 评估患儿日龄、体重、黄疸、胆红素检查结果、生命体征、反应、臀红等情况；检查光疗箱温度、灯管性能、环境温湿度、光线适宜情况	5	4	3	2		
操作步骤（70分）	5	1. 操作前洗手	5	4	3	2		
	5	2. 接通电源，选择适当箱温（30～34℃）预热，相对湿度55%～65%	5	4	3	2		
	5	3. 核对医嘱及患儿	5	4	3	2		
	5	4. 入箱前更换尿片，禁忌在皮肤上涂粉或油类	5	4	3	2		
	5	5. 剪短指甲（戴上手套），防止抓破皮肤	5	4	3	2		
	20	6. 双眼佩戴遮光眼罩、尿布遮盖会阴部，其他部位裸露、将患儿放入已预热好的光疗箱中，佩戴手套，设置鸟巢，血氧饱和度监护，设置监护仪报警上下限	20	15	10	5		
	5	7. 开始光疗。记录光疗时间	5	4	3	2		
	10	8. 观察患儿精神反应，2h更换尿片，监测体温和箱温	10	8	6	4		
	10	9. 光疗后除去眼罩，监测全身皮肤情况并穿衣。洗手，记录光疗结束时间	10	8	6	4		

项目	分值	考评评价要点	评分等级				得分	存在问题
			I	II	III	IV		
指导家属（10分）	5	1. 光疗的目的、不良反应	5	4	3	2		
	5	2. 蓝光治疗黄疸的原理	5	4	3	2		
提问（10分）	5	目的	5	4	3	2		
	5	注意事项	5	4	3	2		
总分	100		100	79	58	37		

I 级表示操作熟练、规范，无缺项，与患者沟通自然，语言通俗易懂；II 级表示操作熟练、规范，有 1~2 处缺项，与患者沟通不够自然；III 级表示操作欠熟练、规范，有 2~3 处缺项，与患者沟通较少；IV 级表示操作欠熟练、规范，有 4 处以上缺项，与患者无沟通；V 级表示操作混乱、无序

第18章　手术室

无菌技术

（一）无菌手套

【目的】

防止病原体通过医务人员的手传播疾病和污染环境。

【操作方法】

具体见表 18-1。

表 18-1　戴脱无菌手套操作方法

项目	实施要点
操作准备	合适型号的无菌手套、洗手设备
使用要点	1.戴无菌手套前，修剪指甲，取下手上手表和饰品，按七步洗手法洗手
	2.选择合适的无菌手套型号
	3.采用分次提取法或一次性提取法从无菌手套包中取出无菌手套。分次提取法：一手掀起手套袋开口处，另一手从开口处捏住一只手套的反折部分（手套内面）向前向上取出手套；一次性提取法：两手同时掀起手套袋开口处，分别捏住两只手套的反折处（手套内面）向前向上一次性取出两只手套
	4.五指并拢伸入至手指根部，再张开五指对准手套五指戴上；四指张开，分别用示、小指支撑手套反折桡、尺两侧顶端，未戴手套的手对准手套的手指插入手套内；将手套的反折部翻上套在工作服袖口或手术衣袖口上
	5.凡未戴手套的手只能接触手套内面，已经戴好手套的手只能接触手套外面
	6.脱手套后按七步洗手法洗手

【注意事项】

1.戴好无菌手套的手，只能在无菌区内活动，并始终保持在腰部以上、平视线范围内。

2.进行无菌操作过程中，无菌手套被（或疑被）穿破、污染时，应立即更换或加戴一副无菌手套。

3.脱手套时，已污染的手套勿接触到皮肤或周围环境。

4.使用后的一次性无菌手套按感染性医疗废物处置。

（二）铺无菌盘

【目的】

将无菌（治疗）巾铺在清洁、干燥的治疗盘内，使其内面为无菌区，以供治疗和护理操作使用。

【操作方法】

具体见表18-2。

表 18-2　铺无菌盘操作方法

项目	实施要点
操作准备	无菌治疗巾包、无菌持物钳、治疗盘、洗手设备或快速手消毒液
使用要点	1. 用清洁小毛巾抹拭治疗盘，再洗手或用快速手消毒液抹拭手
	2. 按无菌技术操作原则对无菌治疗包、无菌持物钳进行核查
	3. 将无菌治疗包平放在清洁、干燥、平坦的操作台，解开包外化学指示胶带，卷放于包布下，按原折叠顺序由远到近逐层打开
	4. 用无菌持物钳从包中夹取一块无菌治疗巾放于治疗盘上，从治疗盘拿起治疗巾，双手分别捏治疗巾的一边左右两上角外面，轻轻抖开，双折铺于治疗巾内面构成无菌面
	5. 按需夹取无菌物品有序摆放于无菌盘内，用两手捏住治疗巾的外面，拉开扇形折叠层遮盖于物品上，治疗巾上下边缘对齐，开口处向上折两次，两侧边缘向下折一次，保持无菌相对密闭性

【注意事项】

1.准备好的无菌盘若不即时使用，须注明铺盘的日期、时间。

2.往无菌盘里摆放无菌物品放置有序，方便取出，摆放时不可触及或跨越无菌区，并保持无菌盘于腰平面及视野之内。

3.铺好的无菌盘应标注铺盘时间并在 4h 内使用，无菌盘失效后即需更换。

（三）无菌持物钳

【目的】

用于取放和传递无菌物品。

【操作方法】

具体见表18-3。

表18-3 无菌持物钳应用操作方法

项目	实施要点
操作准备	无菌持物钳包
使用要点	1. 按无菌技术操作原则的要求核对、检查无菌包
	2. 在靠近取物、操作处开启无菌持物钳包
	3. 将无菌持物钳包逐层打开，操作者用手持钳的上 1/3 以上处向上取出持物钳

【注意事项】

1. 使用无菌持物钳时，不得低于操作者腰部以下进行操作。

2. 操作过程中保持无菌持物钳下 2/3 不被污染，被（或疑被）污染应立即更换。

3. 无菌持物钳和筒每 4 小时更换 1 次。

【评分标准】

具体见表18-4。

表18-4 无菌技术评分标准

项目	分值	考评评价要点	评分等级				得分	存在问题
			I	II	III	IV		
操作准备（10分）	10	无菌手套、无菌治疗巾包、无菌持物钳、治疗盘、洗手设备或快速手消毒液	10	8	6	4		
无菌技术要点（80分）	20	1. 严格遵循无菌技术操作原则	20	15	10	5		
	35	2. 正确七步洗手法洗手，戴无菌手套方法正确，正确使用无菌治疗巾布置无菌盘，形成无菌区，正确使用无菌持物钳	35	28	21	14		
	15	3. 操作过程中，保持无菌	15	12	9	6		
	10	4. 操作完成后，正确处理用物	10	8	6	4		

续 表

项目	分值	考评评价要点	评分等级				得分	存在问题
			I	II	III	IV		
提问（10分）	5	目的	5	4	3	2		
	5	注意事项	5	4	3	2		
总分	100		100	79	58	37		

I 级表示操作熟练、规范，无缺项，与患者沟通自然，语言通俗易懂；II 级表示操作熟练、规范，有 1~2 处缺项，与患者沟通不够自然；III 级表示操作欠熟练、规范，有 2~3 处缺项，与患者沟通较少；IV 级表示操作欠熟练、规范，有 4 处以上缺项，与患者无沟通；V 级表示操作混乱、无序

第19章 肿瘤科

植入式静脉输液港维护技术

【目的】

选择正确的器材，为埋置了植入式静脉输液港（PORT）的患者进行定期检查，及时发现和处理相关并发症；定期进行冲、封管，保持静脉导管的通畅，保证患者完成间歇性、持续性输液的目的。

【操作方法】

具体见表19-1。

表19-1 植入式静脉输液港维护技术操作方法

项目	实施要点	
操作前评估	1.患者的病情、年龄、输液港周围皮肤及同侧肢体活动情况	
	2.患者对静脉输液港日常维护的认识、合作程度及对每月维护一次的依从性	
操作准备	1.洗手，戴口罩，备用物至床边，核对床号、姓名	
	2.向患者解释目的、方法及注意事项	
用物准备	无菌换药包、0.5%碘伏、75%酒精（或2%葡萄糖酸氯己定皮肤消毒剂）、棉签、适合型号的输液港专用无损伤针、按需准备肝素帽或正压接头、无菌手套、无菌Y型纱布、抗过敏胶布、755酒精及棉签、20ml以上的注射器（充好适量无菌生理盐水）、10cm×20cm透明敷料、头皮针、无菌孔巾。另备清洁手套1副	
操作步骤	1.洗手、戴口罩	
	2.体位	(1)整洁、安静环境，按需要遮挡患者，注意保暖
		(2)取舒适体位，适宜取仰卧位，充分暴露穿刺部位
	3.皮肤消毒	(1)严格遵守无菌技术操作原则消毒皮肤
		(2)消毒需使用摩擦力，持续15s以上，消毒范围直径达10cm×10cm以上
		(3)用消毒剂消毒穿刺点各3次，正反正顺序，以中心向外螺旋状消毒
		(4)消毒直径大于12cm，自然晾干

项目		实施要点
操作步骤	4. 正确穿刺无损伤针	(1) 用右手中指触摸输液港穿刺隔中点
		(2) 用非主力手的拇指、示指和中指固定注射座，将输液港拱起
		(3) 主力手持无损伤针，自 3 指中心点 90°垂直刺入，穿透隔膜，直达储液槽底部。注意穿刺动作轻柔，感觉有阻力不可强行进针，以免针尖与注射底座推磨，形成倒钩
	5. 冲、封管	(1) 轻抽回血确认针头位置，抽回血 1~2ml 弃去。如抽不到回血，可轻推少量生理盐水，使贴于血管壁导管在血管中飘浮起来
		(2) 以 20ml 生理盐水以脉冲式冲管。冲管时注意输液港周围皮肤有无压痛、肿胀、血肿、感染、溃疡、分泌物等。冲管不畅时不得强行冲管，以免将血栓推进循环系统中。如有同侧肢体活动异常，则应暂停输液操作并检查处理
		(3) 用 100U/ml 的肝素盐水 2~5ml 正压封管，在推注剩余 0.5~1ml 时，左手两指固定输液港，右手大鱼际顶住针栓，边退边快速拔出针头
		(4) 用方纱按压穿刺点 5min。止血后穿刺点贴上无菌敷贴，24h 后取掉
操作后		1. 填写输液港术后维护单
		2. 指导患者带港注意事项，进行健康宣教

【注意事项】

1. 评估患者的病情，输液港周围皮肤是否出现红肿、压痛，同侧肢体活动是否正常；评估输液港的使用情况以及患者对输液港维护的依从性。

2. 必须选择输液港专用的无损伤针头穿刺，使用 20ml 注射器，针头必须垂直刺入，以免针尖刺入输液港侧壁。穿刺动作轻柔，遇阻力不可强行进针，以免针尖与注射座底部推磨，形成倒钩。注射、给药前应抽回血确认位置。若抽不到回血，可注入 5ml 生理盐水后再回抽，使导管在血管中飘浮起来，防止三向瓣膜贴于血管壁。穿刺前 30min，局部涂抹表麻霜剂可减轻皮肤穿刺的痛觉。

3. 根据患者的情况正确选择冲、封管液体，常用的封管液有：0.9% 的氯化钠溶液，每次 10~20ml，输液期间每隔 6~8h 冲管 1 次，治疗间歇期间每隔 4 周冲、封管 1 次；肝素稀释液，浓度为 100U/ml，每次用 2~5ml，冲管后使用。

4. 使用正确的冲、封管手法：脉冲式冲管：用 20ml 的 0.9% 氯化钠溶液，采用一推一停交替的方法推注，使冲管液在静脉导管内形成小漩涡，有利于冲刷干净导管内残留的药物。正压封管：将针尖斜面留在肝素帽内，用肝素稀释液2～5ml 正压冲管，当注射器剩余 0.5～1ml 封管液时，边推边拔针，直至针头完全退出为止，确保静脉导管内全是封管液。

5. 冲、封管过程中观察输液港座周围有无肿胀、疼痛；患者是否有寒战、发热等不适症状出现。

6. 拔除无损伤蝶翼针后，皮肤穿刺点按压止血，用无菌敷料覆盖。

【评分标准】

具体见表 19–2。

表 19–2　植入式静脉输液港维护技术评分标准

项目	分值	考核评价要点	评分等级					得分	存在问题
			I	II	III	IV	V		
操作前评估（10分）	5	1. 患者的病情、年龄、输液港周围皮肤及同侧肢体活动情况	5	4	3	2	1		
	5	2. 患者对静脉输液港日常维护的认识、合作程度及对每月维护一次的依从性	5	4	3	2	1		
操作步骤（76分）	5	1. 洗手，戴口罩，备用物至床边，核对床号、姓名	5	4	3	2	1		
	5	2. 向患者解释目的、方法及注意事项	5	4	3	2	1		
	5	3. 整洁、安静环境，按需要遮挡患者，注意保暖	5	4	3	2	1		
	5	4. 取舒适体位，适宜取仰卧位，充分暴露穿刺部位	5	4	3	2	1		
	5	5. 严格遵守无菌技术操作原则消毒皮肤	5	4	3	2	1		
	5	6. 消毒需使用摩擦力，持续 15s 以上，消毒范围直径达 10×10cm 以上	5	4	3	2	1		
	5	7. 用消毒剂消毒穿刺点各三次，正反正顺序，以中心向外螺旋状消毒	5	4	3	2	1		

项目	分值	考核评价要点	评分等级					得分	存在问题
			I	II	III	IV	V		
操作步骤（76分）	5	8. 消毒直径大于12cm，自然晾干	5	4	3	2	1		
	5	9. 用右手中指触摸输液港穿刺隔中点	5	4	3	2	1		
	5	10. 用非主力手的拇指、示指和中指固定注射座，将输液港拱起	5	4	3	2	1		
	6	11. 主力手持无损伤针，自3指中心点90°垂直刺入，穿透隔膜，直达储液槽底部	6	4	3	2	1		
	5	12. 轻抽回血确认针头位置，抽回血1～2ml弃去	5	4	3	2	1		
	5	13. 以20ml生理盐水以脉冲式冲管	5	4	3	2	1		
	5	14. 用100U/ml的肝素盐水2～5ml正压封管，在推注剩余0.5～1ml时，左手两指固定输液港，右手大鱼际顶住针栓，边退边快速拔出针头	5	4	3	2	1		
	5	15. 用方纱按压穿刺点5min。止血后穿刺点贴上无菌敷贴，24h后取掉	5	4	3	2	1		
指导患者（10分）	5	1. 填写输液港术后维护单	5	4	3	2	1		
	5	2. 指导患者带港注意事项，进行健康宣教	5	4	3	2	1		
提问（4分）（1～2个问题）	2	目的	2	2	2	1	1		
	2	注意事项	2	2	1	1	0		
总分	100		100	80	60	40	20		

I级表示操作熟练、规范，无缺项，与患者沟通自然，语言通俗易懂；II级表示操作熟练、规范，有1～2处缺项，与患者沟通不够自然；III级表示操作欠熟练、规范，有2～3处缺项，与患者沟通较少；IV级表示操作欠熟练、规范，有4处以上缺项，与患者无沟通；V级表示操作混乱、无序

下篇

护士岗位技能训练及竞赛活动训练项目试卷

第 20 章　心血管内科

一、心电监护技术

（一）单选题

1. 在为患者进行心电监护前，除评估患者病情、意识状态、周围环境、光照、皮肤及二便情况外，还应评估（　　）。

A. 有无电磁波干扰　　　　　　　　B. 操作者的心理状态

C. 有无声音干扰　　　　　　　　　D. 患者的婚姻状态

2. 为保持电极片与皮肤表面接触良好，应先（　　）。

A. 消毒　　　　　B. 清洁　　　　　C. 润滑　　　　　D. 润湿

3. RA 电极片粘贴位置是（　　）。

A. 胸骨右缘锁骨中线第 1 肋间　　　B. 胸骨左缘锁骨中线第 1 肋间

C. 胸骨左缘第 4 肋间　　　　　　　D. 左锁骨中线与第 4 肋间相交处

4. 一般心电监护的内容不包括（　　）。

A. 血压　　　　　B. 心率　　　　　C. 血氧饱和度　　D. 体温

5. 当心电监护仪上显示 P 波消失，以频率为 350～600/min 的 f 波出现，且心室率绝对不规则时，可判断患者发生了（　　）。

A. 室颤　　　　　　　　　　　　　B. 室上性心动过速

C. 房颤　　　　　　　　　　　　　D. 室性心动过速

（二）填空题

1. 给患者心电监护时，LA 电极片粘贴在 _____。

2. 给患者心电监护时，C 电极片粘贴在 _____。

3. 给患者心电监护时，RL 电极片粘贴在 _____。

4. 给患者心电监护时，LL 电极片粘贴在 _____。

5. 成人血氧饱和度正常值 _____。

（三）判断题

1. 心电监护仪使用期间发生报警时，立即按静音键，调整报警值。　　（　　）

2. 在心电监护前，要评估患者病情、意识、合作程度、皮肤等情况。　（　　）

3. P 波在Ⅲ、aVR、aVF 导联是直立的。　　（　　）

4. 应定期观察患者粘贴电极片处的皮肤，定时更换电极片和电极片位置。

（　　）

5. 撤除心电监护时，不需要取得患者的配合，直接撤掉就可以了。　　（　　）

（四）问答题

1. 心电监护的目的是什么？

2. 如何排除心电监护的干扰因素？

3. 心电监护的注意事项是什么？

4. 临床常见袖带测压失败的原因是什么？

5. 患者房颤时，心电监护仪波形显示的内容是什么？

二、除颤技术

（一）单选题

1. 在为患者进行除颤前，除评估患者病情、意识状态、脉搏、心电图情况、周围环境，还应评估（　　）。

A. 操作者的心理状态　　　　　　　B. 患者身上是否潮湿，有无金属制品

C. 有无声音干扰　　　　　　　　　D. 患者的婚姻状态

2. 电除颤的工作模式包括（　　）。

A. 同步　　　　　　　　　　　　　B. 非同步

C. 同步和非同步　　　　　　　　　D. 以上均不正确

3. 对于室颤患者，单向波电击能量应为（　　）。

A. 340J　　　　　　B. 350J　　　　　　C. 360J　　　　　　D. 370J

4. 除颤时电极板分别置于（　　）。

A. 胸骨左缘第 2 肋间及心尖区　　　　　B. 胸骨左缘第 2 肋间及心底区

C. 胸骨右缘第 2 肋间及心底区　　　　　D. 胸骨右缘第 2 肋间及心尖区

5. 除颤后，应立即重点监护患者的生命体征不包括（　　）。

A. 电击处皮肤颜色　　B. 血压　　　　　C. 脉搏　　　　　　D. 呼吸

（二）填空题

1. 成人电击除颤，单向波用 _____。

2. 除颤时，电极板一般放在患者 _____ 和 _____。

3. 除颤最常用于 _____ 患者。

4. 若患者带有起搏器，则电极板位置距离起搏器至少 _____cm。

5. 选择除颤导电介质时，该使用 _____。

（三）判断题

1. 电除颤的适应证包括心肌缺血。 （ ）

2. 电除颤的原理是消除异位心律。 （ ）

3. 对于室颤患者，双向波电击能量选择为 200J。 （ ）

4. 放电前确定周围人员无直接或间接与患者接触。 （ ）

5. 电除颤的适应证包括室颤和室扑。 （ ）

（四）问答题

1. 除颤的目的是什么？

2. 除颤时电极板放置什么位置？

3. 除颤的注意事项是什么？

4. 简述心脏电除颤的适应证。

5. 决定除颤是否成功的三个因素是什么？

第 21 章　呼吸内科

一、经鼻 / 口腔吸痰法

（一）单选题

1. 每次吸痰的时间不应超过（　　）。

A. 5s　　　　　　　B. 10s　　　　　　C. 15s　　　　　　D. 30s

2. 成人吸痰的压力是（　　）。

A. 250～300mmHg　　　　　　　　B. 300～400mmHg

C. 400～500mmHg　　　　　　　　D. 33～40kPa

3. 经鼻腔吸痰，插管深度（　　）。

A. 14～16cm　　　　　　　　　　B. 10～20cm

C. 10～25cm　　　　　　　　　　D. 22～25cm

4. 经气管套管吸痰，插管深度（　　）。

A. 10～20cm　　　　　　　　　　B. 14～16cm

C. 10～25cm　　　　　　　　　　D. 22～25cm

5. 声门下吸引吸痰时体位要求（　　）。

A. 5°～10°　　　　　　　　　　　B. 15°～20°

C. 25°～30°　　　　　　　　　　　D. 30°～45°

（二）填空题

1. 经气管导管吸痰，插管深度 _____cm。

2. 每次吸痰时间不超过 _____s，间歇 _____min。

3. 经气管插管吸痰管粗细选择小于气管套管内径的 _____。

4. 密闭式吸痰管选用有两个注水孔，一孔为 _____，另一孔为 _____。

5. 经气管导管吸痰原则上超过气管插管长度，插管至合适深度，遇阻力向外退出 _____ 后吸引。

（三）判断题

1. 经口腔吸痰后，再吸气管套管内痰液。 （ ）

2. 每次吸痰时间不超过 10s，每次间隔时间 3～5min。 （ ）

3. 声门下吸引时负压调节在 –150～90mmHg，气囊压力保持在 25～30cmH$_2$O。 （ ）

4. 吸痰治疗盘每班更换。 （ ）

5. 吸痰后有少量痰液滞留在玻璃接头内壁，易被水冲洗干净，痰液黏稠度为Ⅱ度。 （ ）

（四）问答题

1. 经鼻/口腔吸痰法的目的是什么？

2. 什么是气道内吸痰术？

3. 请列出 4 种需要吸痰的指征。

4. 吸痰操作中如何预防感染？

5. 什么是吸痰危象？

二、雾化吸入技术

（一）单选题

1. 氧气雾化吸入的氧流量是（ ）。

A. 3～5L/min B. 6～8L/min C. 1～3L/min D. 8～10L/min

2. 雾化吸入适合的体位是（ ）。

A. 平卧位 B. 俯卧位 C. 坐位或侧卧位 D. 头低足高位

3. 氧气雾化吸入的湿化水是（ ）。

A. 生理盐水 B. 自来水 C. 矿泉水 D. 蒸馏水

4. 超声雾化机水槽内加蒸馏水（ ）ml。

A. 250 B. 100 C. 1000 D. 500

5. 雾化吸入的时间是（ ）。

A. 15～20min B. 5～10min C. 10～15min D. 20～30min

（二）填空题

1. 射流式雾化吸入法调节氧流量至 _____L/min。

2. 雾化吸入的口含嘴和雾化器 _____人 _____套。

3. 严重阻塞性肺病患者可选择射流式雾化器，吸入时间应控制在_____min 内。

4. 超声雾化机治疗完毕先关 _____ 开关，再关 _____ 开关。

5. 超声雾化机预热 _____min，再开雾化开关。

（三）判断题

1. 严重阻塞性肺病患者不宜用超声雾化吸入，可选择射流式雾化器，吸入时间应控制在 10～15min，及时吸出湿化的痰液以防窒息。 （　　）

2. 超声雾化吸入水槽内加冷白开水，或到浮标所需位置。 （　　）

3. 超声雾化器水槽和雾化罐可加温水或热水，水槽无水时不可开机。 （　　）

4. 儿童的雾化量应较小，为成年人的 1/3～1/2，且以面罩吸入为佳。 （　　）

5. 慢性阻塞性肺疾病或哮喘持续状态者湿化量不宜太大，且不宜用高渗的盐水。 （　　）

（四）问答题

1. 简述吸入给药法。

2. 常用的吸入给药法有哪几种？

3. 吸入用药的优点有哪些？

4. 简述雾化吸入的目的。

5. 雾化吸入的常用药物有哪些？（举例至少三种）

三、氧气吸入技术

（一）单选题

1. 氧气"四防"是（　　）。

A. 防震、防火、防热、防油　　　　B. 防尘、防火、防热、防油

C. 防火、防热、防水、防油　　　　D. 防震、防火、防尘、防油

2. Ⅱ型呼吸衰竭患者每日低流量吸氧至少（　　）。

A. 12h　　　　　　B. 13h　　　　　　C. 14h　　　　　　D. 15h

3. 肺型氧中毒的表现有（　　）。

A. 胸骨后疼痛，咳嗽，呼吸困难　　　B. 视觉听觉障碍

C. 恶心、抽搐　　　　　　　　　　　D. 晕厥

4. 脑型氧中毒的表现有（　　）。

A. 胸骨后疼痛，咳嗽，呼吸困难　　　B. 视觉听觉障碍

C. 肺部炎症的改变　　　　　　　　　D. 氧分压下降

5. 早产儿或新生儿的有效氧疗指征是（　　）。

A. PaO_2 在 50～80mmHg　　　　　B. PaO_2 在 60～90mmHg

C. PaO_2 在 40～50mmHg　　　　　D. PaO_2 在 50～60mmHg

（二）填空题

1. 氧气浓度 % 换算等于 _____。

2. 低流量的氧流量是 _____。

3. Ⅱ型呼吸衰竭 _____。

4. Ⅱ型呼吸衰竭患者每天吸氧 _____h 以上。

5. 氧中毒有哪两种类型：_____。

（三）判断题

1. Ⅱ型呼吸衰竭应中流量吸氧。（　　）

2. 急性肺水肿的患者用 50% 酒精湿化进行氧气吸入。（　　）

3. 氧气筒吸氧患者发现氧气压力 < 10kg/cm^2 时禁止使用。（　　）

4. 吸氧过程中患者可以根据主观的感受随意调节氧气流量。（　　）

5. 长期吸氧的患者要定期进行血气分析、胸部 X 线的检查。（　　）

（四）问答题

1. 氧疗技术前评估的内容有哪些？

2. 家庭氧疗的指征有哪些？

3. 肺型氧中毒有哪些临床表现？

4. 早产儿氧疗的要求有哪些？

5. 氧疗的护理目标有哪些？

四、胸部物理治疗

（一）单选题

1. 体位引流的时间是（　　）。

A. 10～15min　　　B. 15～20min　　　C. 20～25min　　　D. 25～30min

2. 多个部位进行体位引流的时间是（　　）。

A. 不超过 30min　　B. 不超过 45min　　C. 不超过 60min　　D. 不超过 90min

3. 叩击加震颤时间控制在（　　）为宜。

A. 15～20min　　　　B. 30～50min　　　　C. 40～60min　　　　D. 60～90min

4. 以下哪类人员不适宜进行震颤治疗（　　）。

A. 婴幼儿及儿童　　　B. 老年人　　　　C. 肿瘤患者　　　　D. 肺结核患者

5. 胸部叩击的原则是（　　）。

A. 由下至上，从外至内　　　　　　　　B. 由上至下，从外至内

C. 由下至上，从内至外　　　　　　　　D. 由上至下，从内至外

（二）填空题

1. 胸部叩击的原则 _____。

2. 胸部物理治疗包括 _____。

3. 体外震动排痰宜在饭后 _____进行，饭前 _____进行。

4. 体位引流或体外震动排痰 _____。

5. 叩击加震颤时间控制在 _____ 为宜。

（三）判断题

1. 胸部叩击的原则由上至下，从内到外进行。　　　　　　　　　　（　　）

2. 胸部物理治疗的目的是促进患者舒适。　　　　　　　　　　　　（　　）

3. 体位引流部位选择的原则是，是肺叶处于最高位置，引流的支气管开口向下。　　　　　　　　　　　　　　　　　　　　　　　　　　　　（　　）

4. 体位引流部位选择的原则中，一般先从痰液较多的部位开始，然后进行另一部位。　　　　　　　　　　　　　　　　　　　　　　　　　　　　（　　）

5. 胸部叩击应避开肾区、肝区和引流管处。　　　　　　　　　　　（　　）

（四）问答题

1. 胸部物理治疗适合那些患者？

2. 进行胸部物理治疗前必须评估的内容有哪些？

3. 胸部叩击的原则及注意事项有哪些？

4. 体位引流有哪些注意事项？

5. 什么是胸部物理治疗技术，包括哪些内容？

第22章　消化内科

一、胃肠减压技术

（一）单选题

1. 行胃肠减压期间，水电解质、酸碱平衡紊乱最常见的是（　　）。

A. 低钾　　　　　　　　　B. 低钠　　　　　　　　　C. 低钙

D. 低氯　　　　　　　　　E. 低镁

2. 胃肠减压的原理是（　　）。

A. 负压原理　　　　　　　B. 虹吸原理　　　　　　　C. 正压原理

D. 重力原理　　　　　　　E. 以上都不是

3. 护理胃肠减压的患者时，下列哪项是错误的（　　）。

A. 及时更换引流瓶　　　　　B. 口服药物后胃肠减压仍持续进行

C. 注意口腔护理　　　　　　D. 观察并记录引流液数量及形状

E. 维持水电解质平衡

4. 普通腹部手术后拔除胃管的适宜时间是（　　）。

A. 术后48h内　　　　　　　B. 能进食后　　　　　　　C. 无胃液抽出时

D. 肠蠕动恢复，肛门排气后　　　　　　　E. 下床活动后

5. 给患者洗胃时，每次注入的洗胃液是（　　）。

A. 100～200ml　　　　　　B. 200～250ml　　　　　　C. 300～500ml

D. 100～250ml　　　　　　E. 600～700ml

（二）填空题

1. 胃肠减压术是利用 ＿＿＿＿＿＿＿＿＿＿＿＿＿＿＿ 的原理。

2. 胃肠减压的目的是解除或缓解 ＿＿＿＿＿＿＿＿＿＿＿ 所致的症状。

3. 胃肠减压是通过胃管将积聚于胃肠道内的 ＿＿＿＿＿ 和 ＿＿＿＿＿ 吸出，以降低胃肠道内压力和张力。

4. 为保持引流通畅，维持有效负压，每隔 ＿＿＿＿h用生理盐水 ＿＿＿＿ 冲洗

胃管一次。

5. 胃肠减压期间应 _____，一般应停服药物。

（三）判断题

1. 肠鸣音亢进是指脐部听诊肠鸣音次数多而响亮，呈高亢的金属音。 （　　）

2. 胃肠减压期间因胃管对咽喉部的摩擦与刺激，会导致咽干、喉痛等，为减轻上述不适症状，应指导患者喝水。 （　　）

3. 食管手术及胃大部分切除术患者为保持有效胃肠减压，应妥善固定胃管，如胃管脱出，应立即重插。 （　　）

4. 拔除胃管时为减少刺激，应嘱患者深呼吸后缓慢将胃管拔出。 （　　）

5. 插胃管为侵入性操作，操作前应将目的、方法、可能出现的不适以及减轻不适的方法等告知患者，并由患者或家属签名同意。 （　　）

（四）问答题

1. 什么是胃肠减压术？

2. 胃肠减压的注意事项是什么？

3. 胃肠减压术操作并发症有哪些？

4. 行胃肠减压的患者应如何预防消化道出血？

5. 叙述胃肠减压拔管的护理。

二、三腔二囊管技术

（一）单选题

1. 若应用三腔二囊管止血时，下列哪项不正确（　　）。

A. 胃囊注气 250～300ml

B. 食管囊注气约 100ml

C. 出血停止后放出气体，留管继续观察 24h

D. 先向食管囊注气后向胃囊注气

E. 拔管前口服液状石蜡 20～30ml

2. 该患者可使用三腔二囊管压迫止血，护理过程中下列哪项不正确（　　）。

A. 胃囊保持压力为 50mmHg

B. 食管气囊保持压力 3～4 天为限

C. 拔管前口服液状石蜡

D. 食管气囊保持压力 40mmHg

E. 出血停止后可立即拔管

3. 关于三腔二囊管的并发症下列哪项不正确（   ）。

A. 吸入性肺炎　　　　B. 食管破裂　　　　C. 窒息

D. 感染　　　　　　　E. 肝性脑病

4. 放置三腔二囊管通常牵引压迫的重量是（   ）。

A. 1.0kg　　　　　　B. 0.5kg　　　　　C. 0.25kg

D. 1.5kg　　　　　　E. 2.5kg

5. 三腔二囊管放置时间不宜超过（   ）。

A. 12h　　　　　　　B. 24h　　　　　　C. 36h

D. 48h　　　　　　　E. 72h

（二）填空题

1. 三腔二囊管压迫止血时如气囊压力过高会引起 _____。

2. 三腔二囊管的注气顺序是 _____。

3. 三腔二囊管气囊压迫时间一般不超过 _____ 继续出血可适当延长时间。

4. 三腔二囊管拔管时机是：_____ 先放气体，后放气体，继续观察有无出血，无出血者口服液状石蜡 20ml，抽尽气体缓慢拔管。

5. 三腔二囊管的适应证是：_____。

（三）判断题

1. 三腔二囊管的注气顺序是：食管囊→胃囊。　　　　　　　　　（   ）

2. 三腔二囊管抽出气囊内气体：抽取顺序：食管囊→胃囊。　　　（   ）

3. 胃囊：每隔 12～24h 放气 15～30min。　　　　　　　　　　　（   ）

4. 食管囊：每隔 8～12h 放气 30～60min。　　　　　　　　　　　（   ）

5. 出血停止后可立即拔除三腔二囊管。　　　　　　　　　　　　（   ）

（四）问答题

1. 简述三腔二囊管的护理原则。

2. 插三腔二囊管引起频繁期前收缩甚至心搏骤停可能是什么原因？

3. 三腔二囊管的禁忌证是什么？

4. 简述三腔二囊管拔管护理。

5. 简述三腔二囊管气囊注意事项。

三、灌肠技术

（一）单选题

1. 对慢性菌痢患者，用 2% 小檗碱溶液灌肠时，下述哪项不妥（　　）。

A. 于晚上睡前灌入　　　　　　　　B. 药量＜ 200ml

C. 患者取右侧卧位　　　　　　　　D. 肛管插入肛门 15～20cm 长

E. 嘱患者保留 1h 以上

2. 为伤寒患者行大量不保留灌肠时，其灌肠液量及液面与肛门的距离是（　　）。

A. 1000ml，不超过 50cm　　　　　B. 1000ml，不超过 30cm

C. 500ml，不超过 20cm　　　　　　D. 500ml 以内，不超过 30cm

E. 500ml 以内，不超过 40cm

3. 下列灌肠的卧位正确的是（　　）。

A. 大量不保留灌肠取右侧卧位　　　B. 慢性痢疾患者取右侧卧位

C. 阿米巴痢疾患者取右侧卧位　　　D. 清洁灌肠取头高足低位

E. 大量不保留灌肠取半坐卧位

4. 下列情况可实施大量不保留灌肠的患者是（　　）。

A. 中暑患者　　　　　　　　　　　B. 心肌梗死患者

C. 急腹症患者　　　　　　　　　　D. 消化道出血患者

E. 妊娠早期患者

5. 行大量不保留灌肠时如患者感觉腹胀，有便意，其处理方法是（　　）。

A. 拔出肛管，停止灌肠　　　　　　B. 可稍转动肛管或挤捏肛管，观察流速

C. 降低灌肠筒，嘱患者深呼吸　　　D. 升高灌肠筒，快速灌入

E. 嘱患者忍耐

（二）填空题

1. 保留灌肠时抬高臀部 _____，肛管插入肛门 _____。

2. 大量不保留灌肠成人每次灌肠的溶液量约为 _____，液面距肛门高度约 _____。

3. 大量不保留灌肠溶液温度一般为 _____，降温时用 _____，中暑时用 _____ 的生理盐水，成人肛管插入深度为 _____，降温灌肠时液体应保留 _____ 后排出，排便后 _____ 测体温并记录。

4. 肝性脑病患者禁用 _____ 灌肠，可选用白醋 _____ ＋生理盐水 _____ 灌肠；充血性心力衰竭患者或水钠潴留患者禁用 _____ 灌肠。

5. 大量不保留灌肠禁忌证为_____、_____、_____、_____ 等不宜灌肠。

（三）判断题

1. 慢性盆腔炎患者，可用中药于晚上睡前行保留灌肠。（　　）

2. 行大量不保留灌肠完毕，嘱患者立即排便。（　　）

3. 小儿灌肠时灌肠液量适量减少，常为 200～500ml。（　　）

4. 肛管排气的目的是排出肠腔积气，缓解腹胀、腹痛。（　　）

5. 灌肠过程中患者若有强烈的便意感，应鼓励其强行忍耐。（　　）

（四）问答题

1. 便秘、慢性痢疾、阿米巴痢疾灌肠时采用何种体位，为什么？

2. 行大量不保留灌肠时如患者感觉腹胀，有便意，如何处理？

3. 保留灌肠的目的有哪些？

4. 保留灌肠护理评估内容有哪些？

5. 大量不保留灌肠的注意事项是什么？

四、营养泵使用技术

（一）单选题

1. 营养泵是一种机械或电子的控制装置，它通过作用于达到控制输注的目的是（　　）。

A. 营养管　　　　　　B. 排气管　　　　　　C. 静脉

2. 使用营养泵，当输液管路阻塞时，报警指示灯会闪烁（　　）。

A. OCCLUSION　　　　B. EMPTY　　　　　　C. BATTERY

3. 使用营养泵，当"COMPLETION"指示灯闪烁时，提示报警（　　）。

A. 泵门未关紧　　　　B. 流量错误　　　　C. 输注已完成设定输注限定量

4. 使用输液泵，滴数传感器应安装在（　　）。

A. 滴管顶端　　　　　B. 滴管中部　　　　C. 滴口与壶内液面之间

5. 使用营养泵时，输注参数地输入仅能在输液的状态下进行（　　）。

A. 开始　　　　　　　B. 停止　　　　　　C. 关机

（二）填空题

1. 使用营养泵，当滴数传感器测不到滴数时，＿＿＿＿＿＿＿报警指示灯亮。

2. "FLOW ERR"报警指示灯闪烁时提示＿＿＿＿＿＿＿＿＿＿＿＿＿＿。

3. 营养泵报警的原因＿＿＿＿＿＿＿＿＿＿＿＿＿＿＿＿＿＿＿＿＿。

4. 长期使用肠内营养输注泵者，＿＿＿＿＿＿＿＿＿＿＿＿＿＿＿＿。

5. 清洁输液泵表面应用＿＿＿＿＿＿＿＿＿＿＿＿＿＿＿＿＿＿＿。

（三）判断题

1. 应用营养泵输注时，根据医嘱及患者的病情设置输注速度。　　（　　）

2. 营养泵设有报警系统，为安全输注提供保证。　　（　　）

3. 当营养泵低电压报警时，应及时将泵接通交流电源进行充电或关机，否则储备电池耗尽就无法再重复充电。　　（　　）

4. 停用营养泵时，先关电源开关，再打开营养泵门，取出营养管，然后再拔下电源插头。　　（　　）

5. 更换营养泵的电池，电池未使用两周，操作前无须充电。　　（　　）

（四）问答题

1. 营养泵使用目的是什么？

2. 营养泵使用的注意事项是什么？

3. 请列举输液泵使用中报警的参数及含意。

4. 营养泵报警的原因有哪些？

5. 使用营养泵时应评估哪些内容？

第23章　血液内科

一、密闭式静脉输血技术

（一）单选题

1. 关于输血核对下列说法错误的是（　　）。

A. 患者：姓名、年龄、性别、住院号、诊断、血型、RH 因子、输血史等

B. 医嘱：申请血量、输血时间

C. 病历：输血同意书、交叉配血结果、血液检查结果

D. 血液：血液制品质量、成分种类、血型、血量、血袋包装、标签及有效期

2. 关于静脉输血的目的错误的是（　　）。

A. 增加血容量　　　　　　　　　B. 增加血红蛋白

C. 供给血小板和各种凝血因子　　D. 增加球蛋白

3. 输入抗体、补体主要用于（　　）。

A. 休克患者　　　　　　　　　　B. 严重贫血患者

C. 严重感染患者　　　　　　　　D. 凝血功能障碍患者

4. 输注白蛋白主要是为了（　　）。

A. 维持胶体渗透压，减轻组织渗出和水肿

B. 促进携氧功能

C. 有助于止血

D. 增加有效循环血量，改善心肌功能和全身血液灌流

5. 下列做法正确的是（　　）。

A. 取血前测量患者血压、脉搏

B. 做好配血、取血时的核对，如有异常及时报告医生

C. 血液经血库发出后，应在 20min 内给患者输注

D. 按要求备好抢救药品及物品

（二）填空题

1. 血液经血库发出后，应在 _____ 内给患者输注。

2. 输血完毕后血袋由专人送回检验科保存 _____，未能及时送回输血科者，放置冰箱低温保存。

3. 需要同时输入多种成分血和血液制品时，应先输 _____、再输血小板、再输 _____。

4. 静脉输血包括输注 _____、成分血和 _____。

5. 输血起始速度宜慢 _____ 滴 /min，观察 15 min 后无不适后再根据情况调节滴数。

（三）判断题

1. 输血前和床旁输血时应分别经双人核对输血信息，无误方可输入。　（　　）

2. 取回的血应尽快输用，不得自行贮血。全血、成分血和其他血制品应从血库取出后 20min 内输注。　　　　　　　　　　　　　　　　（　　）

3. 输血期间禁止患者及家属随意调节滴速。　　　　　　　　　（　　）

4. 血液制品不应加热，血液内不可随意加入其他药品。　　　　（　　）

5. 输注两袋血之间或输血完毕要用生理盐水冲管。　　　　　　（　　）

（四）问答题

1. 静脉输血的目的有哪些？

2. 取血时的查对内容是什么？

3. 输血时出血发热反应的原因有哪些？

4. 与大量输血有关的反应有哪些？

5. 输血的注意事项是什么？

二、经外周静脉置入中心静脉导管（PICC）维护技术

（一）单选题

1. PICC 置管后第一次更换敷贴时间是穿刺后（　　）。

A. 2h　　　　　　　　B. 12h　　　　　　　　C. 24h　　　　　　　　D. 48h

2. 经外周中心静脉置管皮肤消毒范围为（　　）。

A. 直径不小于 5cm　　　　　　　　　　　B. 直径不小于 8cm

C. 直径不小于 12cm　　　　　　　　　　D. 直径不小于 20cm

3. 冲封管错误的描述为（　　）。

A. 封管是将肝素稀释液注入导管内，防止血液回流、凝结阻管，从而保持导管的畅通。

B. 为了维护输液导管的通畅，避免药液刺激局部血管，必须对导管进行定期冲洗、封管。

C. 采用退一下、停一下的正压脉冲式冲管方法。

D. 冲洗液量应少于导管容积的 2 倍。

4. PICC 置管术首选静脉（　　）。

A. 肘正中静脉　　　　　　　　　B. 头静脉

C. 贵要静脉　　　　　　　　　　D. 锁骨下静脉

5. 下列关于冲管的时机错误的是（　　）。

A. 每次输液之前

B. 每次输液结束之后

C. 给予相互不溶的药物或液体之间

D. 输液之前遇到阻力或者抽吸无回血，应进行冲管

（二）填空题

1. PICC 首选 ＿＿＿＿ 静脉，次选 ＿＿＿＿ 静脉，最后选 ＿＿＿ 静脉。

2. PICC 固定一定要采取 ＿＿＿＿＿＿ 型固定。

3. PICC 穿刺后 24h 内宣教时告诉患者避免 ＿＿＿＿＿＿ 。

4. PICC 最常见的并发症是 ＿＿＿＿＿，一旦发生可以用 ＿＿＿＿ 溶栓。

5. PICC 穿刺后常规行 ＿＿＿＿＿＿ 以确定导管位置。

（三）判断题

1. 冲洗导管的液体量取决于导管的类型和大小、患者的年龄、输液治疗的类型。建议最少量至少为导管容积的 2 倍。（　　）

2. 输液治疗前为确认 PICC 导管的通畅性，可以用 5ml 注射器抽取生理盐水进行冲管。（　　）

3. PICC 置管要求最大无菌化屏障保护，包括戴帽子、口罩、无菌手套，穿无菌手术衣，对患者全身铺无菌大单。（　　）

4. 在每次输液之前，应评估导管的功能，应冲洗血管通路装置。若遇阻力或者抽吸无回血，应进一步确认导管的通畅性，不应强行冲洗导管。（　　）

5. 静脉输入特殊的药物（如强刺激性的抗肿瘤药物）、pH 值小于 5.0 或大于 9.0 的溶液、渗透压大于 600mOsm/L 的药物不一定可引起静脉内膜损伤，可短暂外周静脉输液。　　　　　　　　　　　　　　　　　　　　　　　（　　）

（四）问答题

1. 哪些情况下不适宜外周静脉导管输液而需要选择中心静脉导管？

2. 哪些情况下要更换肝素帽？

3. 简述合理选择输液工具的原则。

4. 简述正确的冲封管。

5. 什么是导管相关性血流感染？

三、穿脱隔离衣

（一）单选题

1. 穿隔离衣时要避免污染的部位是（　　）。

A. 腰带以上　　　　B. 袖口　　　　　C. 胸前　　　　　D. 衣领

2. 穿隔离衣时除了下列哪项外均应注意（　　）。

A. 穿隔离衣时须将内面工作服完全遮盖

B. 穿时避免接触清洁物品

C. 系领时勿使衣袖触及衣领及工作服及工作帽

D. 在病区走廊挂隔离衣时，应注意污染面在外

3. 隔离衣更换周期应为（　　）。

A. 每年　　　　　　B. 每天　　　　　C. 每周　　　　　D. 每月

4. 医用防护口罩的效能持续应用多长时间（　　）。

A. 6～8h　　　　　B. 4～6h　　　　　C. 8h 以上　　　　D. 10h 以上

5. 多重耐药菌患者采取的隔离措施是（　　）。

A. 标准预防＋空气隔离　　　　　　B. 标准预防＋飞沫隔离

C. 标准预防＋接触隔离　　　　　　D. 标准预防＋严密隔离

（二）填空题

1. 医院内感染的发生具备 ＿＿＿＿＿＿＿＿、＿＿＿＿＿＿＿＿ 和 ＿＿＿＿＿＿＿ 3 个基本条件。

2. 易感人群的口、鼻黏膜或眼结膜等导致的传播，短距离指 ＿＿＿＿＿＿＿＿＿。

3.隔离区工作的医务人员应每日监测体温两次，体温超过 _____ 及时就诊。

4.隔离的实施应遵循 _____ 和 _____ 的原则。

5.隔离病房应有 _____ ，并限制人员的出入，_____ 为空气传播的隔离，_____ 为飞沫传播，_____ 为接触传播隔离。

（三）判断题

1.穿隔离衣才可到清洁区取物。 （ ）

2.穿隔离衣，须将内面工作服完全覆盖。 （ ）

3.挂隔离衣时，须使衣袖露出或衣边污染面盖过清洁面。 （ ）

4.接触疑似患者防护服每个患者质检部不必更换。 （ ）

5.隔离衣每周更换、清洗与消毒，与污染时随时更换。 （ ）

（四）问答题

1.使用隔离衣的目的是什么？

2.穿脱隔离衣注意事项是什么？

3.什么是隔离？

4.标准预防的具体措施有哪些？

5.叙述接触传播的患者隔离要求。

四、手卫生

（一）单选题

1.可通过直接接触患者或被污染的物体表面时获得，随时通过手传播，与医院感染密切相关的是（ ）。

A.病毒   B.支原体   C.暂居菌   D.常居菌

2.控制医院感染最简单、最有效、最方便、最经济的方法是（ ）。

A.环境消毒   B.合理使用抗生素

C.洗手   D.隔离传染患者

3.手消毒效果应该达到的要求：卫生手消毒监测的细菌数应（ ）。

A. $\leq 10\text{cfu/cm}^2$ B. $\leq 5\text{cfu/cm}^2$

C. $\leq 15\text{cfu/cm}^2$ D. $\leq 8\text{cfu/cm}^2$

4.手消毒效果应该达到的要求：外科手消毒监测的细菌数应（ ）。

A. ≤ 10cfu/cm² 　　　　　　　B. ≤ 5cfu/cm²

C. ≤ 15cfu/cm² 　　　　　　　D. ≤ 8cfu/cm²

5. 世界卫生组织提出的国际洗手日为哪一天（　　）。

A. 10 月 5 日　　　　　　　　B. 10 月 10 日

C. 10 月 15 日　　　　　　　　D. 10 月 25 日

（二）填空题

1. 手卫生是医务人员 ＿＿＿＿＿＿＿、＿＿＿＿＿＿ 和 ＿＿＿＿＿＿ 的总称。

2. 医务人员用速干手消毒剂揉搓双手，以减少手部 ＿＿＿＿＿＿＿ 的过程，成为卫生手消毒。

3. 暂居菌寄居在 ＿＿＿＿＿，是常规洗手后容易被清除的微生物，直接接触患者或被污染的物体表面时可获得，可随时通过手传播，与 ＿＿＿＿＿ 密切相关。

4. 当手部没有明显可见污染时，可使用 ＿＿＿＿＿＿ 消毒双手代替洗手。

5. 手部常见的细菌分为 ＿＿＿＿＿＿ 和 ＿＿＿＿＿＿ 两种类型。

（三）判断题

1. 卫生手消毒是指医务人员用速干手消毒剂搓揉双手，以减少手部常居菌的过程。　　　　　　　　　　　　　　　　　　　　　　　　　　（　　）

2. 只要手套没有破就不用担心有害微生物会污染到手。　　　　　　（　　）

3. 手术室洗手池及水龙头的数量应该根据手术间的数量设置，水龙头数量应不少于手术间的数量，水龙头开关应为非手触式。　　　　　　　（　　）

4. 当手部有血液或其他体液等肉眼可见的污染时，可使用速干手消毒剂消毒双手。　　　　　　　　　　　　　　　　　　　　　　　　　　（　　）

5. 外科手消毒应遵循先消毒，后洗手的原则。　　　　　　　　　（　　）

（四）问答题

1. 医务人员在哪些情况时应先洗手，然后进行卫生手消毒？

2. 什么是洗手？

3. 什么是暂居菌？

4. 什么是常居菌？

5. 叙述洗手与卫生手消毒应遵循的原则。

第 24 章　肾脏内科

一、腹膜透析

（一）单选题

1. 以下关于腹膜透析不正确的是（　　）。

A. 尿素及肌酐的清除率比体外血液透析低

B. 腹膜透析对磷的清除比血液透析差

C. 腹膜透析更适于心血管功能不稳定者

D. 腹膜透析可增加住院患者肺不张的倾向

E. 曾经有腹部外科手术者不宜做腹膜透析

2. 腹膜透析护理下列哪项错误（　　）。

A. 患者平卧位或侧卧位　　　　　　　B. 严格执行无菌操作

C. 透析液的温度为 37℃　　　　　　　D. 保持透析导管畅通

E. 维持引流管的虹吸状态

3. 腹膜透析最严重的并发症是（　　）。

A. 腹膜透析管堵塞　　B. 腹膜炎

C. 腹痛　　　　　　　　D. 出口处感染

4. 腹膜透析换液操作要求紫外线灯的照射时间为（　　）。

A. 每天一次，一次 30min　　　　　　B. 每天两次，每次 30min

C. 每天两次，每次 40min　　　　　　D. 每天一次，每次 40min

5. 不属于腹膜透析适应证的是（　　）。

A. 慢性肾衰竭　　　　B. 急性肾衰竭　　　C. 严重腹膜缺损　　　D. 急性肾损伤

（二）填空题

1. 腹腔引流液主要是观察透析液的 ＿＿＿＿＿ 和 ＿＿＿＿＿。异常的引流液有 ＿＿＿＿＿、＿＿＿＿＿、＿＿＿＿＿。

2. 腹膜透析中使用的 ＿＿＿＿＿、＿＿＿＿＿、＿＿＿＿＿ 是必须保持无菌状态的。如果你不小心碰到无菌部位，则必须 _____ 该物品！

3. 腹透液在体内通过 _____ 和 _____ 的作用使过量的水分和毒素通过腹膜进入透析液中，然后通过交换透析液使过量的水分和毒素排放到体外。

4. 腹膜透析室操作治疗区，细菌菌落总数要求：空气≤ _____ cuf/m³，物体表面≤ _____ cuf/m³，医务人员手≤ _____ cuf/m³。

5. 腹膜透析室（中心）护士由专职护士和负责护师组成。应持有护士资格证书和护士执业证书，经过系统的腹膜透析理论和临床培训 _____ 个月以上。

（三）判断题

1. 腹透管路或出液中有纤维蛋白，应轻压灌液袋或将管路在手指上绕三圈用力挤压，自行处理就行。　　　　　　　　　　　　　　（　　）

2. 腹膜透析患者发生便秘时，可能会引起腹膜炎。　　　　　（　　）

3. 透析液中含有葡萄糖，因此糖尿病患者不能进行腹膜透析。（　　）

4. 停电时可以使用热水浸泡加热腹透液。　　　　　　　　　（　　）

5. 进行腹膜透析换液操作时应关闭门窗，天气热时可以使用空调。（　　）

（四）问答题

1. 请简述腹膜炎的症状和体征。

2. 导管出口处感染有什么征象？

3. 腹膜透析常见并发症有哪些？

4. 请简述腹膜透析的绝对禁忌证。

5. 请简述腹膜透析的类型及具体操作方法。

二、血液透析导管维护

（一）单选题

1. 血液透析室应根据透析机和患者的数量合理安排护士，每名护士每班负责操作和观察的患者不应超过多少名血透患者（　　）。

A. 4 名　　　　　　B. 5 名　　　　　　C. 6 名　　　　　D. 7 名

2. 关于手卫生时机叙述错误的是（　　）。

A. 开始操作前或操作结束后应洗手或用快速手消毒剂擦手

B. 从同一患者污染部位移到清洁部位时应洗手或用快速手消毒剂擦手

C. 接触不同患者、进入不同护理单元、清洗不同机器时应洗手或用快速手

消毒剂擦手并更换手套

D. 脱手套后无须进行手卫生

3. 血液透析治疗模式清除小分子毒素的主要原理是（　　）。

A. 弥散　　　　　　　　B. 超滤　　　　　　　C. 吸附　　　　　D. 渗透

4. 血液透析滤过治疗模式的主要原理有（　　）。

A. 弥散和对流　　　　　B. 弥散和吸附　　　　C. 弥散　　　　　D. 对流

5. 慢性肾功能不全的透析指征不包括（　　）。

A. 尿素氮＞ 28.6mmol/L　　　　　　　　　　　B. 血肌酐＞ 707μmol/L

C. 严重的消化道症状　　　　　　　　　　　　　D. 无尿

（二）填空题

1. 溶质在压力梯度下通过透膜的运动称为 ＿＿＿＿＿＿＿＿＿＿＿＿＿＿＿＿＿。

2. 血液透析导管置管穿刺首选位置为 ＿＿＿＿＿＿＿＿＿＿＿＿＿＿＿＿＿＿＿。

3. 透析器膜两侧的压力差被称为 ＿＿＿＿＿＿＿＿＿＿＿＿＿＿＿＿＿＿＿＿＿。

4. 血液透析患者在透析间期体重增长建议不超过干体重的 ＿＿＿＿＿＿＿＿＿。

5. 血液透析患者对于肝素引起的出血可使用鱼精蛋白拮抗，＿＿＿＿＿＿＿＿ 鱼精蛋白可拮抗 ＿＿＿＿＿＿＿＿＿ 单位肝素。

（三）判断题

1. 血液透析留置导管常用的三条途径为颈内静脉、锁骨下静脉、股静脉。（　　）

2. 尽量避免使用锁骨下静脉插管的原因；有较高的气胸发生率，血栓、狭窄、闭塞发生率高，易引起肺栓塞。　　　　　　　　　　　　　　　　（　　）

3. 颈内静脉留置导管穿刺时，患者应采取头高侧卧位体位。　　　　（　　）

4. 有机磷农药中毒最适宜的血液净化方式为血液灌流。　　　　　　（　　）

5. 血液透析排放的废液包括：血液透析管路中的液体、透析器膜内的液体、透析器膜外的液体。　　　　　　　　　　　　　　　　　　　　　　　（　　）

（四）问答题

1. 请简述血液透析的定义。

2. 请简述血液透析导管肝素封管液配制方法。

3. 请简述血液透析导管口消毒方法。

4. 请简述血液透析导管换药的注意事项。

5. 请简述血液透析导管换药的目的。

第 25 章 内分泌科

一、胰岛素注射技术

（一）单选题

1. 以下哪个部位注射胰岛素吸收的最快（　　）。

A. 大腿外侧　　　　　B. 上臂外侧　　　C. 腹部　　　　　　D. 臀部外上侧

2. 未开封使用的胰岛素注射时需要提前多长时间拿出冰箱复温（　　）。

A. 1h　　　　　　　　B. 2h　　　　　　C. 3h　　　　　　　D. 0.5h

3. 胰岛素注射部位出现结节组织，称为（　　）。

A. 胰岛素水肿　　　　B. 脂肪增生　　　C. 荨麻疹　　　　　D. 胰岛素过敏

4. 使用胰岛素笔进行注射时以下错误的是（　　）。

A. 取下外针帽和内针帽，取下内针帽时切忌使针头弯折

B. 针头朝上，轻弹笔芯让气泡浮于顶端后，按下注射按钮，直至针尖有一滴药液排出

C. 注射完成后回套外针帽，将用过的针头旋下放好以备下次使用

D. 消毒注射部位后，按具体情况选择捏起/不捏皮肤垂直进针

5. 在注射位置轮换过程中，每次注射点都应与上一次注射点间隔（　　）以上。

A. 1cm　　　　　　　B. 2cm　　　　　C. 3cm　　　　　　D. 5cm

（二）填空题

1. 注射胰岛素时同一穿刺点需间隔 ＿＿＿＿＿＿＿ 以上方可重复注射。

2. 使用胰岛素最常见的副作用是 ＿＿＿＿＿＿＿。

3. 胰岛素注射在 ＿＿＿＿＿＿＿ 会使胰岛素吸收过快而增加低血糖风险。

4. 门冬胰岛素 30 及优泌林 70/30 在餐前 ＿＿＿＿＿＿ 注射。

5. 胰岛素共分为 ＿＿＿＿＿＿、＿＿＿＿＿＿、＿＿＿＿＿＿、＿＿＿＿＿＿、＿＿＿＿＿＿ 五大类。

（三）判断题

1. 胰岛素针头可重复使用。　　　　　　　　　　　　（　　）

2. 从冰箱里拿出来的胰岛素需要复温 1h 才能使用。　（　　）

3. 注射胰岛素时一定要捏起皮肤。　　　　　　　　　（　　）

4. 已开启的胰岛素不需要放回冰箱。　　　　　　　　（　　）

5. 进行胰岛素注射前不需要洗手。　　　　　　　　　（　　）

（四）问答题

1. 使用胰岛素的不良反应都有什么？

2. 注射胰岛素时，怎样才能减少注射疼痛？

3. 注射前需要摇匀才能注射的胰岛素都有哪些？

4. 注射预混胰岛素的注意事项是什么？

5. 注射胰岛素部位的轮换方法是什么？

二、血糖监测

（一）单选题

1. 血糖试纸开启后，多长时间后不能使用（　　）。

A. 1 个月　　　　　B. 2 个月　　　　　C. 3 个月　　　　　D. 半年

2. 末梢血属于（　　）。

A. 血浆　　　　　B. 血清　　　　　C. 全血　　　　　D. 动脉血

3. 下列关于糖尿病引起血糖升高的机制，叙述错误的是（　　）。

A. 组织对葡萄糖的利用减少　　　　　B. 糖异生增多

C. 糖异生减少　　　　　D. 糖原分解增多

4. 监测血糖时，以下说法不正确的是（　　）。

A. 采血时如血液不足，可以补取血液

B. 手指不能接触试纸测试区

C. 保持血糖仪稳定，不能振动

D. 采血时不可以把指尖贴在试纸区上

5. 关于血糖试纸的保存，正确的是（　　）。

A. 要放置在阳光充足的地方

B. 可以放在阴暗潮湿的地方

C. 独立包装的已经打开封口但未使用的试纸可以保留并继续使用

D. 血糖试纸要放置在干燥的密闭容器内，避光储存

（二）填空题

1. 血糖仪操作要求：_____、易认、数值_____，结果单位为_____。

2. 使用_____乙醇擦拭采血部位，_____后进行皮肤穿刺。

3. 测血糖采血部位通常选取_____、_____、_____、足跟两侧等末梢全血，_____、_____部位不宜采血。

4. 测指尖血糖时，皮肤穿刺后，弃去_____，将_____置于试纸指定测试区域。

5. 糖尿病患者血糖监测主要包括_____、_____、_____、_____、_____、运动前后的血糖和其他特殊情况下的血糖。

（三）判断题

1. 血糖监测的目的是监测患者的血糖水平，评估代谢指标，为临床治疗提供依据。　　　　　　　　　　　　　　　　　　　　　　　（　　）

2. 进行血糖监测采血时应执行无菌技术原则。　　　　　　　　（　　）

3. 针刺采血监测血糖时，患者血液不足可以挤压手指采血。　　（　　）

4. 消毒手之后如果没有待干可以使用干棉签擦干。　　　　　　（　　）

5. 测手指血糖前患者不需要洗手。　　　　　　　　　　　　　（　　）

（四）问答题

1. 监测指尖血糖的注意事项有哪些？

2. 低血糖有哪些表现？

3. 影响血糖的因素有哪些？

4. 监测指尖血糖的目的是什么？

5. 监测指尖血糖时怎样选择采血部位？

三、微量泵的使用

（一）单选题

1. 微量注射泵常用的注射器不包括（　　）。

A. 20ml　　　　　　　B. 10ml　　　　　　　C. 30ml　　　　　　　D. 50ml

2. 应用微量注射泵的主要目的不包括（　　）。

A. 准确控制输液速度　　　　　　B. 使药物速度均匀、用量准确

C. 便于精确调节用量　　　　　　D. 增加患者经济负担

3. 关于微量注射泵操作的注意事项说法不正确的是（　　）。

A. 在调速之前先按暂停，必须使用选定的 20ml、30ml、50ml 注射器，注射器推片应卡入推头的槽内

B. 随时查看输液泵的工作状态，及时排除报警、故障，防止液体输入失控

C. 将微量泵延长管与注射器连接后再与静脉穿刺针连接，无须排净管内空气

D. 注意观察穿刺部位皮肤情况，防止发生液体外渗，出现外渗及时给予相应处理

4. 患者 70kg，需要用多巴胺 5μg/（kg·min）。用 20ml 注射器抽多巴胺 40mg 加生理盐水至 20ml，泵速（ml/h）应为（　　）。

A. 20ml　　　　　B. 10.5ml　　　　C. 15ml　　　　D. 10ml

5. 微量注射泵常用于治疗下列疾病，除外（　　）。

A. 糖尿病昏迷　　　B. 休克　　　　C. 肿瘤的化疗　　D. 需要肠内营养时

（二）填空题

1. 微量泵可根据药液多少选择 ____、____、____ 等规格的一次性无菌注射器。

2. 微量泵充电 15h 可连续使用 _____。

3. 使用输液泵输液要告知让患者输液肢体不要进行 _____。

4. 用微量泵时宜 _____ 建立静脉通路 ，切勿在同一静脉留置针肝素帽处插入 2～3 个通道。

5. 使用微量泵可准确地控制 _____、使药物速度均匀、用量 _____ 并安全地进入患者体内发生作用。

（三）判断题

1. 应用输液泵时需要改变输液速度时，应先按停止键，取下输液泵管，设定流速再连接泵管。　　　　　　　　　　　　　　　　　　　　　（　　）

2. 使用输液泵输液时操作程序正确的是：妥善固定输液泵于输液架上，接通电源，打开开关，调节参数，按启动键，排净空气，穿刺静脉。　（　　）

3. 应用输液泵 / 微量泵的目的防止液体外渗。　　　　　　　　　（　　）

4. 微量泵适应于需快速补液患者、准确记录出入量患者、输注限定时速的特殊药物者。　　　　　　　　　　　　　　　　　　　　　　　　　（　　）

5.应用输液泵 / 微量泵时应告知患者输液肢体不要随意搬动或调节输液泵，以保证用药安全。　　　　　　　　　　　　　　　　　　　　　　（　　）

（四）问答题

1.简述使用微量泵前应先评估患者的哪些内容？

2.微量泵使用前应注意什么？

3.微量泵使用过程中应注意什么？

4.叙述微量泵常报警原因。

5.在应用微量泵期间，您如何指导患者配合治疗？

第 26 章　神经内科

一、气管切开护理

（一）单选题

1. 气管切开的位置一般应选在气管（　　）。

A. 2～3 气管环　　　　　　　　　B. 3～4 气管环

C. 1～2 气管环　　　　　　　　　D. 5～6 气管环

2. 从消毒液取出的内套需用（　　）冲洗干净后方可使用。

A. 无菌 0.9% 氯化钠溶液　　　　　B. 0.5% 碘伏

C. 75% 乙醇　　　　　　　　　　D. 纯净水

3. 护士给气管切开患者进行吸痰，每次吸痰的时间不应超过（　　）。

A. 15s　　　　B. 30s　　　　C. 10s　　　　D. 12s

4. 气管切开患者的房间最适宜给予（　　）相对温度。

A. 22～24℃　　B. 24～26℃　　C. 20～22℃　　D. 26～28℃

5. 进行气管切开患者吸痰时应给予的体位（　　）。

A. 半卧位　　　B. 端卧位　　　C. 平卧位　　　D. 头低足高位

（二）填空题

1. 气管切开后放置引流条的目的是：_____、_____。

2. 气管切开患者每天清洁口腔至少 _____ 次。

3. 堵管后需要观察 _____h。

4. 颈部固定带松紧应 _____ 指为宜。

5. 气管切开患者 _____h 翻身一次。

（三）判断题

1. 急救常用的人工气道只有气管切开。　　　　　　　　　　　　（　　）

2. 气管切开换药的时间一般每日更换一次，若被血液、痰液污染或潮湿时随时更换。　　　　　　　　　　　　　　　　　　　　　　　　　　（　　）

3. 气管切开吸痰前不用调高氧浓度。 （　　）

4. 成人气管插管的深度是 18～26cm。 （　　）

5. 气管切开后拔出引流条的时间是 24h 内。 （　　）

（四）问答题

1. 气管切开导管意外脱落怎么处理？

2. 气管切开的并发症有哪些？

3. 人工气道气囊充气的目的是什么？

4. 痰液黏稠的处理方法是什么？

5. 气管切开换药的目的是什么？

二、患者约束法

（一）单选题

1. 使用约束带时需评估的内容不正确（　　）。

A. 患者病情，意识状态　　　　　B. 自理能力

C. 肢体活动度、约束具的种类　　D. 患者的生命体征

2. 需较长时间约束者，应多长时间松解约束带一次（　　）。

A. 30min　　　　　B. 1h　　　　　C. 2h　　　　　D. 3h

3. 使用约束带时，应多久观察一次约束部位（　　）。

A. 5～10min　　　B. 10～15min　　C. 15～20min　　D. 15～30min

4. 不可使用约束带的患者是（　　）。

A. 神经官能症　　B. 意识不清　　C. 精神异常　　D. 躁动不安

5. 身体约束最主要用于（　　）。

A. 降低患者意外拔管率

B. 用于脊髓损伤的患者

C. 用于不合作患者的床边检查或者操作

D. 用于具有行为或者精神障碍的患者

（二）填空题

1. 因静脉输液，需用宽绷带限制患者手腕的活动，宽绷带应打成 _____。

2. 约束包括 _____、_____、_____ 约束。

3. 身体约束的护理目标是确保患者 _____、_____ 工作的顺利完成。

4. 约束带不能系在 _____ 上，防止放下 _____ 时损伤患者。

5. 使用约束带时，_____min 巡视患者 1 次。约束带 _____h 松解 1 次，间歇 _____min。

（三）判断题

1. 使用约束背心或约束衣时，观察患者的呼吸和面色，防止因约束不当导致窒息。 （　　）

2. 进行肢体约束时，应保持约束肢体的功能位，松紧度以患者肢体不能获得为宜。 （　　）

3. 为患者上约束带时，约束带可以系在床栏上。 （　　）

4. 约束工具可以连续使用。 （　　）

5. 使用约束工具时必须告知患者或家属约束的目的，征得理解和同意后签订知情同意书。 （　　）

（四）问答题

1. 使用身体约束的目的是什么？

2. 身体约束的工具包括哪些？

3. 常见的约束带类型有哪些？

4. 使用身体约束可能会导致的并发症有哪些？

5. 使用约束带的注意事项是什么？

三、偏瘫患者卧位护理

（一）单选题

1. 良肢体位可以有效预防（　　）典型痉挛模式。

A. 上肢屈肌

B. 上肢屈肌、下肢伸肌

C. 上肢伸肌、下肢屈肌

2. 良肢体位摆放对抑制痉挛模式、预防（　　）半脱位能起到良好的作用。

A. 肘关节　　　　　　　　B. 肩关节　　　　　　　　C. 踝关节

3. 偏瘫患者的首选体位是（　　）。

A. 健侧卧位　　　　　　　B. 患侧卧位　　　　　　　C. 仰卧位

4. 患侧卧位时，患者的头下给予合适高度的软枕，一般为（　　）

A. 8～10cm　　　　　　　B. 10～16cm　　　　C. 10～12cm

5. 偏瘫患者（　　）可以促进患者本体感觉的输入。

A. 健侧卧位　　　　　　　B. 仰卧位　　　　　　C. 患侧卧位

（二）填空题

1. 仰卧位时足底不放任何东西，以防止增加不必要的 _____。

2. 患侧卧位时，手中不应放置任何东西，以免 _____。

3. 健侧卧位时，患侧踝关节不能悬在软枕边上，以防造成 _____。

4. 良肢体位摆放适用于 _____

5. 健侧卧位时，患侧髋关节和膝关节应尽量 _____。

（三）判断题

1. 患侧卧位时一定要将患肩被动前伸，以免长时间受压，产生疼痛，影响上肢循环。　　　　　　　　　　　　　　　　　　　　　　　　　（　　）

2. 仰卧位时脚底不要接触任何东西。　　　　　　　　　　　　　（　　）

3. 仰卧位时肘关节、腕关节伸展，掌心向下。　　　　　　　　　（　　）

4. 良肢位摆放不需要定时变化体位、定时翻身。　　　　　　　　（　　）

5. 良肢体位摆放适用于所有偏瘫患者。　　　　　　　　　　　　（　　）

（四）问答题

1. 良肢体位摆放目的是什么？

2. 良肢体位摆放的注意事项是什么？

3. 患侧卧位的作用有哪些？

4. 健侧卧位的摆放要点有哪些？

5. 为什么要尽量缩短仰卧位时间？

第27章 普外科

一、换药技术

（一）单选题

1. 换药时间应选在（　　）。

A. 患者进餐后　　B. 早餐查房后　　　C. 患者睡眠前　　　　D. 晨间护理前

2. 应由专人负责换药的伤口是（　　）。

A. 气性坏疽术后伤口　　　　　　　　B. 乳腺癌改良根治术伤口

C. 急性蜂窝织炎伤口　　　　　　　　D. 急性阑尾炎手术伤口

3. 包扎大腿时，应采用（　　）。

A. 环行　　　　　　B. 螺旋反折形　　　C. 螺旋形　　　　　　D. 8 字形

4. 应先换药的伤口是（　　）。

A. 褥疮创面　　　　　　　　　　　　B. 破伤风伤口

C. 无菌手术伤口拆线　　　　　　　　D. 脓肿切开引流的伤口

5. 破伤风伤口冲洗应选用（　　）。

A. 3% 过氧化氢溶液　　　　　　　　B. 3% 氯化钠溶液

C. 2% 硼酸银溶液　　　　　　　　　D. 0.02% 呋喃西林溶液

（二）填空题

1. 测量伤口的大小，应以患者身体的 ＿＿＿＿＿＿ 为纵轴，表示伤口的 ＿＿＿＿＿＿，与纵轴 ＿＿＿＿＿ 为横轴，表示伤口的 ＿＿＿＿＿。伤口深度：以伤口的 ＿＿＿＿＿ 为底部垂直于皮肤表面的深度。

2. 伤口护理评估包括 ＿＿＿＿＿ 和 ＿＿＿＿＿。

3. 伤口愈合分期为：＿＿＿＿＿、＿＿＿＿＿、＿＿＿＿＿。

4. 伤口按时间分类分为：＿＿＿＿＿ 和 ＿＿＿＿＿。

5. 伤口湿性愈合 = ＿＿＿＿＿ + ＿＿＿＿＿。

（三）判断题

1. 手术切口属于二期愈合伤口。　　　　　　　　　　　　　（　　）

2. 压疮属于一期切口。　　　　　　　　　　　　　　　　　（　　）

3. 伤口愈合过程中，2～24d 为肉芽增生期。　　　　　　　　（　　）

4. 大气氧是不能被伤口直接所利用的。　　　　　　　　　　（　　）

5. 现代伤口愈合理论的核心是伤口湿性愈合原理。　　　　　（　　）

（四）问答题

1. 简述伤口护理的原则。(写出至少 4 项即可)

2. 现拟为以阑尾炎术后患者实施换药操作，请写出 3 条换药时的要点或注意事项。

3. 常用新型敷料的种类有哪些？（至少写出 4 类即可）

4. 完成换药后，请简述你认为需要向患者交代的注意事项。(写出 3 条即可)

5. 您将要为一个腹部手术后 1 周继发伤口脂肪液化的患者换药，请说出该伤口属于何种伤口，应选用何种消毒溶液，选择何种敷料，遵循什么样的原则进行消毒？

二、导尿技术

（一）单选题

1. 导尿前清洁外阴的主要目的是（　　）。

A. 防止污染导尿管　　　　　　　　B. 使患者舒适

C. 便于固定导尿管　　　　　　　　D. 清除并减少会阴部病原微生物

2. 为成年女性患者导尿时导尿管插入（　　）后，见尿后再插入。

A. 2～3cm　　　　B. 4～6cm　　　　C. 7～8cm　　　　D. 7～9cm

3. 为尿潴留患者首次导尿时放出的尿量不应超过（　　）。

A. 500ml　　　　B. 800ml　　　　C. 1000ml　　　　D. 1200ml

4. 男性尿道全长（　　）cm。

A. 16～22　　　　B. 14～22　　　　C. 15～22　　　　D. 17～22

5. 患者，李某，男性，因外伤导致尿失禁，需为患者留置尿管，为使耻骨联合前弯消失，应提起阴茎与腹壁成（　　）。

A. 20°　　　　B. 40°　　　　C. 60°　　　　D. 80°

（二）填空题

1. 男性尿道三个生理性狭窄 _____、_____、_____。

2. 为膀胱高度膨胀患者导尿，第一次放尿超过 1000ml 时会出现 _____、

_____。

3. 正常尿液的 pH 是 _____。

4. 24h 尿肌酐测定使用的防腐剂是 _____。

5. 多尿是指 24h 尿量超过 _____。

（三）判断题

1. 正常人每 24h 尿量平均约 1500ml，颜色呈淡黄色或深黄色。　　（　　）

2. 为女性患者插尿管时，如导尿管误入阴道，应拔出重新插入。　（　　）

3. 少尿指 24h 尿量少于 100ml 或每小时尿量少于 10ml。　　　（　　）

4. 诱导排尿操作中如患者出现脸色苍白、出冷汗、眩晕等症状，应立即处理。

（　　）

5. 留取尿标本前应饮大量的水。　　　　　　　　　　　　　　（　　）

（四）问答题

1. 导尿的目的是什么？

2. 术后尿潴留患者的护理要点是什么？

3. 尿潴留时，第一次放尿为什么不能超过 1000ml？

4. 留置导尿期间要指导患者什么？

5. 留置尿管期间，为了预防尿路感染应采取哪些护理措施？

三、更换引流袋

（一）单选题

1. 更换引流袋操作，以下错误的是（　　）。

A. 分离时注意用力的方向，防止拔出引流管

B. 分离接口前要夹紧引流管，以防引流液漏出

C. 由外向内消毒

D. 严格执行无菌操作

E. 注意妥善固定

2. 留置胸腔闭式引流管的拔管指征不包括（　　）。

A. 24h 引流液＜ 50ml

B. 胸片示肺膨胀良好无漏气

C. 患者无呼吸困难

D. 一般置管 48～72h 后，只有少量气体溢出

E. 24h 引流脓液＜ 10ml

3. 以下哪项是留置胃管的相对禁忌证（　　）。

A. 食管梗阻　　　　　　　B. 脑脊液漏　　　　　　　C. 颅底骨折

D. 食管静脉曲张　　　　　E. 以上均是

4. 成人胃肠减压时胃管增加插入深度（　　）。

A. 10～15cm　　　　　　　B. 5～10cm　　　　　　　C. 5～15cm

D. 5～20cm　　　　　　　E. 15～20cm

5. 胸腔闭式引流的护理错误的是（　　）。

A. 严格无菌操作　　　　　B. 患者取半卧位　　　　　C. 鼓励患者咳嗽、

D. 保持管道密封　　　　　E. 引流不畅可注入空气

（二）填空题

1. 胸腔闭式引流，水封瓶长管侵入水中 ＿＿＿＿＿＿＿＿。

2. 胸腔闭式引流水柱波动范围一般是 ＿＿＿＿＿＿＿＿。

3. 硅胶胃管 ＿＿＿＿＿＿＿＿ 更换一次。

4. 脑室引流管开口高于侧脑室平面 ＿＿＿＿＿＿＿＿。

5. 患者离床活动时，引流袋（瓶）应低于引流管插入部位 ＿＿＿＿＿＿＿＿。

（三）判断题

1. 随时检查引流装置是否密闭及引流管接头有无脱落。　　　　（　　）

2. 鼻饲者更换胃管时，当晚最后一次灌食后拔出。翌日晨从另一侧
鼻孔插入。　　　　　　　　　　　　　　　　　　　　　　（　　）

3. 保持 T 管有效引流，应定期以向心方向挤捏。　　　　　　（　　）

4. 长期留置导尿管发生尿液混浊、沉淀或结晶时应多饮水并进行膀胱冲洗。
　　　　　　　　　　　　　　　　　　　　　　　　　　　（　　）

5. 腹腔引流管引流不畅时用 0.9% 氯化钠冲洗。　　　　　　（　　）

（四）问答题

1. 胃肠减压的目的有哪些？

2. 腹腔引流如何护理?

3. T 管引流拔管指征及拔管后如何护理?

4. 胸腔闭式引流气体及液体的穿刺部位及拔管指征及拔管后如何护理?

5. 膀胱冲洗如何护理?

四、造口护理技术

（一）单选题

1. 结肠造口开放早期宜取（　　）。

A. 半坐卧位　　　　　　　　　　　　B. 平卧位

C. 左侧卧位　　　　　　　　　　　　D. 平卧和左侧交替

2. 造口袋需及时更换，一般达到（　　）应更换。

A. 1/4 满　　　　　B. 3/4 满　　　　　C. 2/3 满　　　　　D. 1/3 满

3. 清洁造口周围皮肤时，一般不选用那种清洁剂（　　）。

A. 温水　　　　　B. 氯己定　　　　　C. 生理盐水　　　　D. 稀释碘伏

4. 肠造口患者一般忌食产气食物，（　　）是产气食物。

A. 葡萄、香蕉　　　　　　　　　　　B. 洋葱、豆类

C. 茄子、西红柿　　　　　　　　　　D. 苦瓜、辣椒

5. 造口护理时不需要核对的是（　　）。

A. 患者的床号　　　B. 造口的位置　　　C. 年龄　　　D. 医嘱

（二）填空题

1. 因治疗需要，手术时将患者一段肠管拉出腹腔，并将开口缝合于腹壁以排泄粪便或尿液的手术方式，称之为 ＿＿＿＿＿＿。

2. 一般饭后 ＿＿＿＿＿＿ 内不更换造口袋。

3. 抹干造口周围皮肤，顺序应 ＿＿＿＿＿＿。

4. 使用防漏膏应当按压底盘 ＿＿＿＿＿＿。

5. 造口底板孔径大于造口 ＿＿＿＿＿＿。

（三）判断题

1. 更换造口袋前必须测量造口的大小和形状。　　　　　　　　（　　）

2. 为造口患者做出院指导时，应嘱咐患者尽量穿宽松、舒服的衣服。　（　　）

3. 造口患者出院后洗澡时应盆浴。　　　　　　　　　　　　　（　　）

4. 造口患者排便不畅时，可指导患者用力排便。　　　　　　（　　）

5. 结肠造瘘扣一般位于右上腹。　　　　　　　　　　　　　（　　）

（四）问答题

1. 造口定位的目的包括哪些?

2. 肠造口最常见的并发症有哪些?

3. 造口护理的目的是什么?

4. 造口护理后观察哪些方面?

5. 粘贴造口袋的方法是什么?

第28章 骨 科

一、轴线翻身法

（一）单选题

1. 为颈椎骨折患者翻身时，至少需由几位操作者共同实施（   ）。

A. 1 位   B. 2 位   C. 3 位   D. 4 位   E. 5 位

（2～4 题共用题干）

3 名护士在为一颈椎骨折患者翻身时，正确的做法是：

2. 第一操作者固定患者的（   ）。

A. 肩部和腰部   B. 头部   C. 腰部和臀部

D. 颈部和肩部   E. 肩部和髋部

3. 第二操作者双手分别置于（   ）。

A. 肩部和腰部   B. 头部和颈部   C. 腰部和臀部

D. 颈部和肩部   E. 肩部和髋部

4. 第三操作者双手分别置于（   ）。

A. 肩部和腰部   B. 头部和颈部   C. 腰部和臀部

D. 颈部和肩部   E. 臀部和腘窝

5. 患者侧卧位时，二软枕分别放置于（   ）。

A. 头部和背部   B. 头部和腰部   C. 背部和双足处

D. 背部和两膝之间   E. 背部和胸前

（二）填空题

1. 颅脑手术患者，只能采取 _____ 或 _____。

2. 牵引的患者，翻身时应有 _____。

3. 脊椎手术或受损的患者采用 _____ 翻身。

4. 有伤口者，敷料渗血渗液多时，应先 _____ 后再翻身。

5. 翻身过程中注意患者安全，拉好 _____，防患者坠床。

（三）判断题

1. 为一颈椎骨折、脊髓损伤的患者翻身时，应选择二人翻身法。　　（　　）

2. 给颈椎骨折患者进行轴线翻身时，三位操作者站于患者同侧，三人动作要一致，保持头部与躯干成一直线。　　（　　）

3. 轴线翻身法有二人翻身法及三人翻身法，二人翻身法适用于胸腰椎骨折患者，三人翻身法适用于颈椎骨折患者。　　（　　）

4. 轴线翻身时，应注意保持患者下肢平直，翻身角度不可超过90°。　　（　　）

5. 患者有颈椎损伤时，勿扭曲或旋转患者的头部，以免加重神经损伤引起呼吸肌麻痹而死亡。　　（　　）

（四）问答题

1. 采取轴线翻身法的目的是什么？

2. 轴线翻身的定义是什么？

3. 叙述根据什么情况，决定协助患者翻身的频率、体位、方式，选择合适的皮肤减压用具。

4. 翻身前应评估哪些内容？

5. 简述颈椎损伤患者如何进行翻身。

二、患者搬运法

（一）单选题

1. 用平车运送患者上下坡时，应注意（　　）。

A. 病员头向前　　　　　　　B. 病员头向后　　　　　　C. 病员头在高处一端

D. 病员头在低处一端　　　　E. 病员头在有枕头的一端

2. 3 人搬运患者上下平车法适用于（　　）。

A. 不能自己活动，病情较轻者

B. 不能自己活动，体重较重者

C. 颈椎骨折患者　　　　　　D. 病情较危重者　　　　E. 腰椎骨折者

3. 单人搬运法，下列叙述错误的是（　　）。

A. 适用于体重较轻者　　　　　　　　　　　　B. 推平车与病床平齐

C. 搬运者一手自患者近侧腋下伸至对侧肩部，另一人伸入患者大腿下

D. 患者双手交叉在搬运者的颈后　　　　　　E. 抱起患者，轻放于平车上

4. 四人搬运法是（　　）。

A. 平车与病床平行放置，紧靠床边　　　B. 平车与病床钝角放置，紧靠床边

C. 平车与病床锐角放置，紧靠床边　　　D. 平车放置在床尾，紧靠床边

E. 平车放置在床头，紧靠床边

5. 平车转运时应根据患者病情，不是必要的辅助工具（　　）。

A. 不合作、烦躁者准备约束带　　　　　B. 脊柱损伤/手术者备硬板

C. 颈椎骨折者备颈托/颈围、沙袋等　　 D. 准备衣物

E. 病情危重者，备急救器材和药物

（二）填空题

1. 胸部创伤者转运时不宜采用 ＿＿＿＿＿＿＿＿＿。

2. 多人搬运时，搬运者按身高 ＿＿＿＿＿＿＿ 从床头到床尾排列。

3. 使用平车二人搬运法时，平车置床尾，车头端与床尾成 ＿＿＿＿＿＿＿＿。

4. 脊柱骨折的患者应避免使用 ＿＿＿＿＿＿＿ 或单人搬运，防止脊髓进一步损伤。

5. 带气管插管、气管切开套管的患者，头部切勿 ＿＿＿＿＿＿＿，搬运者分别以双手置患者头颈部和腰臀部，将患者身体 ＿＿＿＿＿＿＿，以防气管插管脱出或内脱。

（三）判断题

1. 脊柱损伤患者在搬运时应备硬板床。　　　　　　　　　　　　　（　　）

2. 多人搬运时，搬运者按身高由矮到高从床头到床尾排列，以减轻患者的不适。　　　　　　　　　　　　　　　　　　　　　　　　　　　　（　　）

3. 运送带气管插管、气管切开套管的患者，头部应后仰，搬运者分别以双手置患者头颈部和腰臀部，将患者身体水平上移，以防气管插管脱出或内脱。（　　）

4. 运送肢体石膏、夹板固定、带特殊引流管的患者应由专人托扶肢体或管道。　　　　　　　　　　　　　　　　　　　　　　　　　　　　（　　）

5. 对臀部压疮或骨盆骨折尚未愈合者，经妥善处理后，可用坐式轮椅搬运。
　　　　　　　　　　　　　　　　　　　　　　　　　　　　（　　）

（四）问答题

1. 为什么搬运患者时要将搬运的目的、方法及可能出现的风险告知患者或家属并要求患者或家属签名？

2. 搬运患者时评估的内容包括哪些？

3. 协助中风康复期患者由床到轮椅的转移，正确的方法是？

4. 平车四人搬运法的正确方法是？

5. 老张因车祸受伤，当时感觉颈部剧痛，双上肢及左脚皮肤及软组织挫伤，尚能活动，右小腿中段明显疼痛、肿胀，按压时剧痛并能听到骨擦音，活动受限，经现场人员移动后，老张感觉颈部疼痛加剧，四肢出现麻木感并不能活动，呼吸变得急促并出现轻度的呼吸困难，医务人员到达后搬运前应对患者进行哪些紧急处理？转运途中要注意什么？

三、协助患者移向床头法

（一）单选题

患者，女，57 岁，子宫肌瘤切除术后，取半坐卧位，留置尿管。患者意识清楚，伤口疼痛，活动受限。患者滑向床尾，护士协助患者移向床头。（1～4 题共用题干）

1. 操作前，护士应首先（　　）。

A. 向患者及家属解释操作的目的　　　　　　B. 放平床头支架

C. 更换伤口敷料　　　　　D. 协助患者取屈膝仰卧位

E. 妥善安置导尿管

2. 护士两人分别站在床的同侧时，第一操作者固定患者的（　　）。

A. 肩部和腰部　　　　　B. 头部　　　　　C. 腰部和臀部

D. 颈、肩部和腰部　　　　　E. 肩部和髋部

3. 第二操作者双手分别置于（　　）。

A. 肩部和腰部　　　　　B. 头部和颈部　　　　　C. 腘窝和臀部

D. 颈部和肩部　　　　　E. 肩部和髋部

4. 两名护士站在床的两侧时，应交叉托住患者哪些部位（　　）。

A. 肩部和腰部、臀部　　　　　B. 头部和颈部　　　　　C. 腰部和臀部

D. 颈、肩部及腰臀部　　　　　E. 臀部和腘窝

5. 患者移向床头时，枕头应放置于（　　）。

A. 横立床头　　　　　B. 放置于患者右边

C. 放置于患者左边　　　　　D. 横立床尾　　　　　E. 胸前

（二）填空题

1. 颅脑手术患者，移动后只能采取 ＿＿＿＿＿＿＿ 或 ＿＿＿＿＿＿。

2. 有伤口者，敷料渗血渗液多时，应先 ＿＿＿＿＿＿ 后再翻身。

3. 移动前应 ＿＿＿＿＿＿ 床头，操作中避免拖拉，保护患者局部皮肤不被擦伤。

4. 牵引的患者，移动时应有 ＿＿＿＿＿＿。

5. 移动前应将 ＿＿＿＿＿＿ 横立，防患者撞到头部。

（三）判断题

1. 为一颈椎骨折、脊髓损伤的患者移向床头时，应选择一人翻身法。（　　）

2. 脊椎手术或受损及带气管导管、呼吸肌辅助呼吸的患者移向床头时，应由专人扶持头颈部和呼吸机管理。（　　）

3. 协助患者移动前应放低床头，操作中避免拖拉，保护患者局部皮肤不被擦伤。（　　）

4. 单人法协助患者移向床头时：使患者仰卧屈膝，双手握住床头板，双脚蹬床面。护士一手托住患者颈肩部，一手在臀部提供助力，请患者双脚用力蹬床面，护士同时用力使其上移。（　　）

5. 双人法协助患者移向床头时，护士两人分别站在床的同侧时，一人托住颈、肩及腰部，另一人托住臀部及腘窝。（　　）

（四）问答题

1. 协助患者移向床头法的目的是什么？

2. 如何使用单人法协助患者移向床头？

3. 如何使用双人法协助患者移向床头？

4. 移动前应评估哪些内容？

四、预防压疮

（一）单选题

1. 压疮发生的最主要原因是（　　）。

A. 局部组织持续受压　　　　　　　　B. 机体营养不良

C. 病原菌侵入皮肤组织　　　　　　　D. 皮肤缺乏弹性

E. 皮肤受潮湿刺激

2. 压疮溃疡期，最主要的护理措施是（　　）。

A. 局部理疗
B. 按外科换药方法处理创面
C. 增加营养，提高机体抵抗力
D. 全身应用抗生素
E. 治疗原发病

3. 对活动能力受限的患者，至少多长时间协助变换体位一次（　　）。

A. 1h　　　　B. 2h　　　　C. 3h　　　　D. 4h　　　　E. 5h

4. 下列哪项不是压疮淤血红润期的护理措施（　　）。

A. 有水疱者用无菌注射器抽出水疱内的液体
B. 避免潮湿和排泄物刺激
C. 增加翻身次数
D. 防止局部继续受压
E. 不按摩受损皮肤

5. 护理压疮时，用 50% 乙醇按摩局部皮肤的目的是（　　）。

A. 消毒皮肤
B. 润滑皮肤
C. 去除污垢
D. 促进血液循环
E. 降低体温

（二）填空题

1. 床上体位基本采取 ＿＿＿＿＿＿＿ 的侧卧位。

2. 应该使用 ＿＿＿＿＿＿＿ 左右的温水清洗皮肤。

3. 压疮分期：＿＿＿＿＿、＿＿＿＿＿、＿＿＿＿＿、＿＿＿＿＿、＿＿＿＿＿。

4. 发生压疮的危险因素包括局部因素和全身因素，其中局部因素有 ＿＿＿＿＿＿＿、＿＿＿＿＿＿＿、＿＿＿＿＿＿＿。

5. 卧床患者通常每 ＿＿＿＿h 翻身一次。

（三）判断题

1. 压疮危险因素中的全身因素包括：感觉、营养、组织灌注、年龄、体重、心理因素、潮湿。（　　）

2. 压疮部位出现水疱，先覆盖透明贴再用无菌注射器抽出水疱内的液体。（　　）

3. 患者仰卧的时间过久，臀部最容易发生压疮。（　　）

4. 预防压疮最有效的方法是：避免皮肤破损，摩擦。（　　）

5. 协助患者取半坐卧位时，床头抬高不超过 45°。（　　）

（四）问答题

1. 压疮分几期？

2. 压疮的定义是什么？

3. 压疮高风险的患者有哪些？

4. 减轻患者局部压力的措施有哪些？

5. 压力，剪切力，摩擦力的定义是什么？

五、冷敷法

（一）单选题

1. 冰袋放置时间不超过（　）min。

A. 20　　　　　　B. 15　　　　　　C. 10　　　　　　D. 30

2. 将冰袋装袋至（　）满。

A. 1/3～2/3　　　B. 1/2～2/3　　　C. 1/2～2/3　　　D. 全部

3. 扁桃体切除术后局部有少量出血，为配合止血可在（　）放置冰袋。

A. 颌下　　　　　B. 前额　　　　　C. 头顶　　　　　D. 腋窝

4. 关于冷敷法的应用，不正确的是（　）。

A. 减轻疼痛　　　　B. 减轻局部充血和出血

C. 消除肿胀　　　　D. 促进炎症的消散

5. 禁忌使用冷敷法的是（　）。

A. 高热　　　　　B. 中暑　　　　　C. 鼻出血　　　　D. 局部皮肤发绀

（二）填空题

1. 体温降至 ____℃以下，应取下冰袋。

2. 高热降温置冰袋于 _____、_____、_____。

3. 对于慢性炎症或深部化脓病灶不能使用冷敷法的原因是 _____、_____。

4. 冰袋放置时间不超过 _____min。

5. 使用冰袋30min后测体温，当体温降至 _____ 以下，应取下冰袋。

（三）判断题

1. 冰袋可与患者皮肤直接接触。　　　　　　　　　　　　　　　（　　）

2. 冷敷法禁止放在心前区。　　　　　　　　　　　　　　　　　（　　）

3. 冷敷法时当局部皮肤出现发紫，麻木感，则停止使用。　　　　（　　）

4. 冷敷法可促进炎症扩散。　　　　　　　　　　　　　　　　　（　　）

5. 冷敷法适用于局部软组织损伤的初期、扁桃体摘除术后、鼻出血。（　　）

（四）问答题

1. 简述冷敷法的目的。

2. 简述冷敷法的禁忌部位。

3. 对于高热患者，冰袋应放置在哪里？

4. 冷敷法操作后应如何处理？

5. 叙述冷敷法的注意事项。

第 29 章　泌尿外科

膀胱冲洗技术

（一）单选题

1. 膀胱肿瘤行肠代膀胱术后，膀胱冲洗最重要的是（　　）。

A. 严防引流管被肠黏液阻塞　　　　B. 膀胱冲洗速度要快

C. 膀胱冲洗速度要慢　　　　　　　D. 冲洗中观察膀胱出血

E. 冲洗中要观察患者

2. 寒冷气候行膀胱冲洗时，冲洗液的温度一般为（　　）。

A. 31℃左右　　　　　　　　B. 38℃左右　　　　　　C. 35℃左右

D. 43℃左右　　　　　　　　E. 45℃左右

3. 关于膀胱冲洗的护理，下列不正确的是（　　）。

A. 冲洗液常用 0.02% 呋喃西林或 0.9% 氯化钠溶液

B. 冲洗液瓶距患者骨盆 100cm

C. 观察引出液的颜色

D. 膀胱出血时可在冲洗液中加止血药

E. 冲入液量少于引出液量时应立即停止冲洗

4. 下列前列腺摘除术后的护理措施不正确的是（　　）。

A. 病情观察　　　　　　　　B. 持续膀胱冲洗

C. 出血者可在冲洗液中加入止血药

D. 严格无菌操作　　　　　　E 术后 3～5d 可术后排气

5. 前列腺手术后持续膀胱冲洗的主要目的是（　　）。

A. 减少出血　　　　　　　　B. 控制感染

C. 及时冲出膀胱内积血或小血块，便尿液引流通畅

D. 补充水分　　　　　　　　E. 有利于血液凝固

（二）填空题

1. 行膀胱冲洗时，冲洗液的流速一般为 ＿＿＿＿＿＿＿＿。

2. 一般膀胱冲洗的量 ＿＿＿＿＿＿＿＿。

3. 冲洗液瓶距患者骨盆 ＿＿＿＿＿＿＿＿。

4. 膀胱手术后的冲洗液量不超过 ＿＿＿＿＿＿＿＿。

5. 膀胱出血应用 ＿＿＿＿＿＿＿＿ 冲洗。

（三）判断题

1. 行膀胱冲洗时，一般用室温下存贮的冲洗液即可。 （ ）

2. 行密闭式膀胱冲洗时，冲洗液液面距床面约 60cm，以便产生一定的压力，利于液体流入。 （ ）

3. 经尿道行前列腺电切术后第一天行膀胱冲洗，一般用室温下存贮的生理盐水即可，若有明显出血时可用冰盐水冲洗。 （ ）

4. 膀胱有出血的用冷冲洗液，每日冲洗 2～3 次，每次药液 50～100ml。 （ ）

5. 膀胱手术后的冲洗液量不超过 100ml。 （ ）

（四）问答题

1. 什么是膀胱冲洗？

2. 如何选择膀胱功能训练的时机？

3. 膀胱冲洗速度是宜快还是宜慢？

4. 膀胱冲洗时应该保持体位不变对吗？

5. 夹闭的尿管应该什么时机开放？有哪些需要注意的？

第30章 胸外科

一、胸腔闭式引流

（一）单选题

1. 胸腔闭式引流的引流瓶应低于引流口平面（　　）cm，水封瓶长管没入无菌生理盐水中（　　）cm，并保持直立。

    A. 60～100，3～4　　　　　　　　　　B. 80～100，3～4

    C. 60～100，2～3　　　　　　　　　　D. 80～100，2～3

2. 胸腔引流水封瓶打破或接头滑脱时，要立即夹闭或反折（　　）引管。

    A. 引流口处　　　　B. 引流瓶处　　　　C. 远端　　　　D. 近胸端

3. 更换引流瓶时必须夹闭引流管，防止空气进入胸膜腔引起（　　）。

    A. 感染　　　　　　B. 气胸　　　　　　C. 皮下气肿　　　　D. 血胸

4. 气胸患者胸腔闭式引流术的切口应选择在（　　）。

    A. 腋中线第 2 肋间　　　　　　　　　　B. 腋中线第 4 肋间

    C. 锁骨中线第 2 肋间　　　　　　　　　D. 腋后线第 4 肋间

5. 胸腔闭式引流的护理，下列错误的是（　　）。

    A. 患者取半卧位

    B. 水封瓶的注水量以长管插至水平面下 3～4cm 为宜

    C. 引流瓶可高于患者胸部水平

    D. 观察记录引流液的量和性状

（二）填空题

1. 胸腔闭式引流的目的：引流胸腔内 _____、_____；重建胸膜腔内负压，维持纵隔的正常位置；促进肺的膨出；发现胸膜腔内活动性出血，支气管残端瘘等。

2. 胸腔闭式引流患者的置管部位，引流积液：腋中线和腋后线之间的第_____肋间、引流管径为 _____ 橡皮管；引流积气：锁骨中线第

2 肋间、引流管径为 1cm 塑胶管；脓胸：脓液积聚的最低点（胸片或 B 超定位）。

3. 拔管指征：引流液 _____、脓液 _____、无气体溢出，无呼吸困难，听诊双肺呼吸音恢复、X 线示肺膨胀良好。

4. 拔管观察：拔管后有无胸闷，呼吸困难、引流口处是否有 _____、_____。

5. 胸腔闭式引流适应证：外伤性或自发性 _____、_____、_____；心胸手术后的引流。

（三）判断题

1. 连接引流装置，使用前检查引流装置的密闭性能，保持连接处紧密，防止滑脱。　　　　　　　　　　　　　　　　　　　　　　　　　　（　　）

2. 水封瓶长玻璃管没入水中 2～6cm，并始终保持直立。　　　　（　　）

3. 若引流管从胸腔滑脱，立即用手捏闭伤口处皮肤，消毒处理后，用凡士林纱布封闭伤口，并协助医师做进一步处理。　　　　　　　　　　（　　）

4. 拔管指征：引流液＜ 100ml/24h、脓液＜ 10ml/24h。　　　（　　）

5. 胸腔闭式引流瓶应低于引流口平面 60～100cm。　　　　　（　　）

（四）问答题

1. 保持引流管通畅应注意哪几点？

2. 胸腔闭式引流患者术后如何护理？

3. 胸腔闭式引流患者如何进行功能锻炼？

4. 胸腔闭式引流的目的是什么？

5. 叙述胸腔闭式引流患者的置管部位，引流积液。

二、有效咳嗽

（一）单选题

1. 指导患者有效咳嗽的方法是（　　）。

A. 指导患者取端坐位

B. 缓慢深吸气，深吸气屏气几秒钟继而咳嗽 2～3 次

C. 停止咳嗽，缩唇将余气尽快吐出

D. 连续做六到七次，休息几分钟再重新开始

2. 关于胸部叩击，下列说法正确的是（　　）。

A. 适用于久病体弱，长期卧床，排痰无力者

B. 叩击时由上至下，由内向外

C. 每一侧叩击 5～6min

D. 叩击时若出现拍打实体音证明手法正确

3. 对于痰液黏稠不易咳出者（　　）。

A. 体位引流　　　　　　　　　B. 拍背与胸壁震荡

C. 湿化呼吸道　　　　　　　　D. 机械吸痰

4. 进行胸部叩击时，叩击频率（　　）。

A. 80～100/min　　　　　　　B. 100～120/min

C. 120～160/min　　　　　　 D. 120～180/min

5. 胸痛明显者，遵医嘱使用止痛药，（　　）后再进行深呼吸和有效咳嗽。

A. 10min　　　　　B. 20min　　　　　C. 30min　　　　　D. 60min

（二）填空题

1. 胸部叩击时间 _____。

2. 胸部叩击的原则是 _____。

3. 胸部叩击的频率是 _____。

4. 每次吸痰时间小于 _____。

5. 无心肾功能不全的患者每日饮水量为 _____。

（三）判断题

1. 患者屈膝侧卧位，此位比半卧位更多使痰液咳出。　　　　　　　（　　）

2. 体位引流适用于肺水肿、支气管扩张等大量痰液排出不畅时。　　（　　）

3. 叩击排痰应在饭前 30min 或饭后 2h。　　　　　　　　　　　　（　　）

4. 吸痰后要再次听诊肺部。　　　　　　　　　　　　　　　　　（　　）

5. 有效咳嗽适用于痰多不易咳出痰液者。　　　　　　　　　　　（　　）

（四）问答题

1. 排痰的目的是什么？

2. 叩击排痰的步骤包括哪些？

3. 常用排痰方法有哪些？

4. 叙述痰液的分度。

5. 体位引流及背部拍打的方法是什么？

第31章 心外科

动脉血标本的采集技术

（一）单选题

1. 动脉采血技术用于（　　）

A. 交叉配血　　　　B. 血常规　　　　C. 血气分析　　　D. 血生化

2. 动脉采血时选取的动脉常有（　　）

A. 桡动脉　　　　B. 肱动脉　　　　C. 股动脉　　　　D. 足背动脉

3. 采集动脉血最佳穿刺点是（　　）

A. 搏动最强点

B. 搏动最强点下 0.5～1cm 处

C. 搏动最强点下 2～3cm 处

D. 搏动最强点下 3～5cm 处

4. 采集动脉血标本常规消毒穿刺局部皮肤的范围是（　　）

A. 以动脉最强点为圆心，直径大于 5cm

B. 以动脉最弱点为圆心，直径大于 5cm

C. 以动脉最强点为圆心，直径大于 6cm

D. 以动脉最弱点为圆心，直径大于 6cm

E. 以动脉最强点为圆心，直径大于 10cm

5. 下列哪项不属于抽取动脉血标本的注意事项（　　）

A. 抽取血标本时指导患者平静呼吸

B. 拔针后垂直按压穿刺部位 5～10min

C. 患者饮热水、洗澡、运动后，需休息 15min 再取血

D. 立即送检标本，以免影响结果

（二）填空题

1. 选择采血动脉，确定 ＿＿＿＿＿＿＿＿ 采血。

2. 动脉血标本采集多选用 _____、_____、_____。

3. 动脉采血拔针后，局部应立即用无菌棉签或纱布按压穿刺部位 _____min，股动脉按压 _____min 以上。

4. 如使用注射器采血时，应先铺无菌治疗盘，再选用 _____ 湿润注射器后排尽空气置于无菌治疗盘内，写好铺盘时间备用。

5. 标本及时送检。记录体温、给氧 _____、_____、_____、穿刺部位、机械通气的参数和循环评估于检验申请单上。

（三）判断题

1. 动脉采血量一般为 3ml。　　　　　　　　　　　　　　　（　　）

2. 血气分析标本应该在 40min 之内送检。　　　　　　　　　（　　）

3. 电子条形码应横贴在试管上。　　　　　　　　　　　　　（　　）

4. 动脉血采集完成后应在检验申请单上注明采血时间，体温，氧疗方法、浓度与持续时间。　　　　　　　　　　　　　　　　　　　（　　）

5. 拔针后垂直按压穿刺部位 5～10min。　　　　　　　　　　（　　）

（四）问答题

1. 什么是动脉血气分析？

2. 送检动脉血标本检验申请单须注明什么内容？

3. 动脉血标本采集可选择的部位有哪些？

4. 动脉血标本采集前注意什么？

5. 动脉血标本采集后注意什么？

第 32 章　血管外科

一、医用弹力袜使用技术

（一）单选题

1. 医用弹力袜使用适用卧床时间超过（　　）的患者。

A. 24h　　　　　B. 48h　　　　　C. 72h　　　　　D. 12h

2. 各种大、中型手术时间大于（　　）或术后制动建议使用医用弹力袜。

A. 1h 后　　　　B. 2h　　　　　C. 3h　　　　　D. 4h

3. 穿弹力袜时，一手伸进弹力袜筒内，捏住弹力袜头内两寸处，另一手把弹力袜筒翻至弹力袜（　　）。

A. 足跟部　　　B. 足趾　　　　C. 足背　　　　D. 踝部

4. 除长期卧床患者，穿弹力袜的时间最好选在每天（　　）起床时。

A. 早晨　　　　B. 下午　　　　C. 夜间　　　　D. 中午

5. 如患者腿部肿胀程度重，可让患者卧床（　　）后再穿。

A. 10min　　　B. 20min　　　C. 30min　　　D. 40min

（二）填空题

1. 医用弹力袜使用适用目的是 _____、_____ 预防大手术及长期卧床患者的下肢深静脉血栓形成。

2. 注意观察下肢血液运行情况即 _____、_____、_____。

3. 弹力袜的选择必须合乎患者 _____ 周径。

4. 卧床测量踝部和小腿的周径及膝下或腹股沟下 _____ 至足底的长度。

5. 下肢静脉曲张术前预防和手术 _____ 后使用医用弹力袜。

（三）判断题

1. 患者腿部及足部存在感染、感觉迟钝、动脉缺血性疾病、皮炎、溃疡、出血、坏疽等不使用弹力袜。　　　　　　　　　　　　　　　　　（　　）

2. 勤剪趾甲，防止在穿或脱弹力袜时，刮破弹力袜是正确的。　（　　）

3. 检查脚和鞋，预防脚后跟皮肤皲裂而刮伤弹力袜。经常检查鞋内，防止杂物造成弹力袜磨损是正确的。 （　　）

4. 医用弹力袜使用目的是为了美观。 （　　）

5. 医用弹力袜使用适用卧床时间超过 24h 的患者。 （　　）

（四）问答题

1. 医用弹力袜使用的目的是什么？

2. 医用弹力袜使用适应证是什么？

3. 医用弹力袜使用的禁忌证是什么？

4. 医用弹力袜使用的告知事项有哪些？

5. 叙述医用弹力袜使用穿戴方法。

二、间歇充气加压装置（IPC）使用技术

（一）单选题

1. 间歇充气加压装置（IPC）使用技术不超过（　　）min。

A. 20　　　　　　B. 15　　　　　　C. 10　　　　　　D. 30

2. 充气压力带松紧适宜以可伸入（　　）为宜。

A. 1 指　　　　　B. 2 指　　　　　C. 3 指　　　　　D. 全部

3. 充气压力带消毒液使用（　　）。

A. 75% 乙醇　　　B. 95% 乙醇　　　C. 0.5% 碘伏　　　D. 0.9% 生理盐水

4. 间歇充气加压装置（IPC）使用技术正确的体位是（　　）。

A. 平卧位　　　　B. 侧卧位　　　　C. 端坐位　　　　D. 俯卧位

5. 间歇充气加压装置（IPC）使用技术结束时先脱（　　）。

A. 健肢　　　　　B. 患肢　　　　　C. 两侧同时　　　D. 以上都对

（二）填空题

1. 间歇充气加压装置由 _____、_____、_____ 部分组成。

2. 间歇充气加压装置使用目的 _____。

3. 间歇充气加压装置（IPC）使用技术通过对包裹腿部的充气压力带进行间歇性的 _____、_____、_____ 以促进腿部血液静脉回流。

4. 间歇充气加压装置（IPC）使用技术不超过 _____min。

5. 充气压力带消毒液使用 _____。

（三）判断题

1. 任何可能妨碍充气压力带作用的腿局部情况，例如皮炎、静脉结扎（在手术后即刻）、坏疽，或者刚做完皮肤移植手术可使用间歇充气加压装置（IPC）治疗。　　　　　　　　　　　　　　　　　　　　　　（　）

2. 严重的动脉硬化症或其他缺血性血管病可使用间歇充气加压装置（IPC）治疗。　　　　　　　　　　　　　　　　　　　　　　　　　（　）

3. 腿部大范围水肿或由充气性心力衰竭引发的肺水肿可使用间歇充气加压装置（IPC）治疗。　　　　　　　　　　　　　　　　　　　　（　）

4. 间歇充气加压装置使用目的是预防深静脉血栓栓塞症。　　　（　）

5. 间歇充气加压装置（IPC）使用技术结束时先脱健肢。　　（　）

（四）问答题

1. 简答间歇充气加压装置使用的目的。

2. 简述间歇充气加压装置使用适应证。

3. 简述间歇充气加压装置使用禁忌证。

4. 间歇充气加压装置使用评估要点是什么？

5. 间歇充气加压装置使用注意事项是什么？

第33章 急诊科

一、人工呼吸器使用

（一）单选题

1.简易人工呼吸器 1 次可挤压入肺的空气量为（　　）。

A. 100～200ml   B. 200～300ml

C. 300～400ml   D. 500～600ml

2.简易呼吸器的连接组件不包括（　　）。

A. 面罩   B. 通气阀   C. 呼吸囊   D. 连接管

3.挤压呼吸囊时，压力不可过大，约挤压呼吸囊的（　　）为宜，以免损伤肺组织。

A. 1/2   B. 1/3～2/3   C. 1/4   D. 2/3

4.简易呼吸器的消毒时机，除外下列哪项（　　）。

A. 第一次使用新球时   B. 同一患者使用超过 24h

C. 同一患者使用超过 48h   D. 不同患者使用时

5.简易呼吸器的检测时间为（　　）。

A. 每周   B. 每两周   C. 每月   D. 每年

（二）填空题

1.球囊接通氧气，氧流量＞ _____L/min。

2.使用人工呼吸器采用 _____ 手法。

3.无自主呼吸的患者，通气频率为 _____/min。

4.使用人工呼吸器时患者取 _____ 卧位。

5.面罩的充盈度适当约 _____。

（三）判断题

1.储氧袋只需擦拭消毒即可，禁用消毒剂浸泡，因易损坏。　　　　（　　）

2.使用人工呼吸器时抢救者位于患者头顶方。　　　　　　　　　　（　　）

3. 简易人工呼吸器属抢救物品，保证性能完好，完好率 100% 处于应急状态。

（　　）

4. 使用简易人工呼吸器前必须清除呼吸道异物。（　　）

5. 简易呼吸器可在有毒气体环境中使用。（　　）

（四）问答题

1. 使用人工呼吸器的目的是什么？

2. 使用人工呼吸器的注意事项有哪些？

3. 简易呼吸器由哪几部分组成？

4. 请描述 E–C 手法标准。

5. 简易呼吸囊由几个阀门组成？

二、洗胃技术

（一）单选题

1. 急性中毒意识清楚能合作的患者，应立即采用（　　）。

A. 口服催吐法　　　　　　　　　　B. 注洗器胃管洗胃法

C. 自动洗胃机洗胃法　　　　　　　D. 电动吸引器洗胃法

2. 敌百虫中毒，使用碱性药物洗胃可（　　）。

A. 增加毒物的溶解度　　　　　　　B. 损伤胃黏膜

C. 生成毒性更强的敌敌畏　　　　　D. 抑制毒物排出体外

3. 服用有机磷农药后呼吸时会散发出哪股浓烈的气味（　　）。

A. 苦杏仁味　　　　B. 大蒜臭味　　　　C. 苯酚味　　　　D. 氨味

4. 洗胃液的温度一般以多少为宜（　　）。

A. 25～38℃　　　　B. 26～38℃　　　　C. 28～38℃　　　　D. 25～30℃

5. 洗胃过程中不正确的是（　　）。

A. 插胃管时，动作要轻柔，以免损伤消化道黏膜

B. 强酸、强碱中毒后，可服用牛奶和蛋清

C. 胃管插好后，应先抽尽胃内容物并留取少量做毒物鉴定

D. 为中毒较重的患者洗胃时，采取头低右侧卧位

（二）填空题

1. 服毒后 _____h 内洗胃最有效。

2. 当中毒物质不明确时，洗胃溶液可选用 _____ 和生理盐水。

3. 插胃管测量插管长度成人为 _____cm。

4. 胃管插管长度的测量从 _____ 的距离。

5. 为幽门梗阻患者洗胃宜在饭后 _____h 进行。

（三）判断题

1. 中毒物质不明时，应用的洗胃液是温开水或生理盐水。　　　　（　　）

2. 1605 中毒可用高锰酸钾洗胃。　　　　　　　　　　　　　　（　　）

3. 巴比妥类药物中毒可采用硫酸钠导泻。　　　　　　　　　　（　　）

4. 为幽门梗阻患者洗胃时，需记录胃内渐留量，以了解梗阻情况，同时洗胃宜在饭后 5～6h 或空腹进行。　　　　　　　　　　　　　　　　　（　　）

5. 为中毒较重患者洗胃时宜取左侧卧位，为昏迷患者洗胃时应取去枕仰卧位，头偏向一侧。　　　　　　　　　　　　　　　　　　　　　　　（　　）

（四）问答题

1. 洗胃的目的是什么？

2. 在洗胃过程中，患者出现哪些情况应立即停止操作，并通知医生进行处理？

3. 洗胃的适应证有哪些？

4. 洗胃的禁忌证有哪些？

5. 什么是洗胃？

三、心肺复苏术

（一）单选题

1. 现场进行胸外心脏按压的频率为（　　）。

A. 60/min　　　　　　B. ≥ 100/min　　　　　C. 80/min　　　　　　D. 90/min

2. 判断中对口呼吸法是否有效，首先观察（　　）。

A. 呼吸停止　　　　　　　　　　　　　　B. 瞳孔是否缩小

C. 患者胸廓是否起伏　　　　　　　　　　D. 吹气时阻力大小

3. 简单而迅速地确定心脏骤停的指标是（　　）。

A. 呼吸停止　　　　　　　　　　　　　　B. 血压下降

C. 意识消失，无大动脉搏动　　　　　　　D. 尿失禁

4. 在心肺复苏过程中，应尽量减少中断胸外按压，中断胸外按压的时间是（　　）。

　　A. 不超过 10s　　　　B. 不超过 5s　　　　C. 不超过 20s　　　　D. 不超过 15s

5. 现场进行徒手心肺复苏时，伤病员的正确体位是（　　）。

　　A. 侧卧位　　　　　　　　　　　　B. 仰卧在比较舒适的软床上

　　C. 仰卧在坚硬的平面上　　　　　　D. 半卧位

（二）填空题

1. 开放气道的手法包括 ＿＿＿＿＿＿＿ 和推举下颌法。

2. 胸外按压深度成人 ＿＿＿＿＿cm。

3. 操作者采用左手 ＿＿＿＿＿＿＿ 手法固定、扣紧氧气面罩。

4. 胸外按压部位 ＿＿＿＿＿＿＿＿＿＿。

5. 现场心肺复苏时，按压与吹气之比为 ＿＿＿＿＿＿＿＿＿。

（三）判断题

1. 构成现代心肺复苏的三大要素是人工呼吸、胸外心脏按压、心脏电复律和除颤。　　　　　　　　　　　　　　　　　　　　　　　　　　　（　　）

2. 心肺脑复苏中的 BLS（基础生命支持）包括保持气道畅通、人工呼吸、建立人工循环、开放气道与机械辅助通气。　　　　　　　　　　　　　（　　）

3. 在常温下，心脏骤停后主要脏器发生不可逆性损害的时间阀值是：大脑 4～6min。　　　　　　　　　　　　　　　　　　　　　　　　　　（　　）

4. 开放气道的方法有仰头抬颈法、仰头举颏法、双手托颌法三种，此三种方法适用于所有心肺复苏患者。　　　　　　　　　　　　　　　　　（　　）

5. 两人或多人参与 CPR 时，建议 5 个循环或 2min 后更换胸外按压者是为了避免操作者过度疲劳，影响复苏效果。　　　　　　　　　　　　　（　　）

（四）问答题

1. 高质量心肺复苏的 5 个要点是什么？

2. 呼吸心脏骤停的临床表现有哪些？

3. 叙述电击除颤电极板的位置。

4. 胸外心脏按压的主要并发症有哪些？

5. 心肺复苏的目的是什么？

四、气管插管配合技术

（一）单选题

1. 经口吸痰插管深度为（ ）。

A. 8～10cm B. 10～12cm C. 14～16cm D. 14～18cm

2. 为防止气囊充气时间过长造成气管黏膜发生缺血性损伤，应每隔（ ）时间放气 1 次。

A. 30～60min B. 1～2h C. 2～3h D. 5～6h

3. 为清醒的气管插管患者吸痰时，下列哪项指导不妥（ ）。

A. 安抚患者不要担忧，以消除其紧张情绪

B. 指导其自主咳嗽

C. 告知患者应少饮水，以减少痰液产生

D. 指导患者恢复舒适体位

4. 男性气管插管导管距门齿的距离是（ ）。

A. 20～22cm B. 19～21cm C. 20～24cm D. 22～24cm

5. 下列关于拔管过程中描述不正确的是（ ）。

A. 拔管前吸尽口腔、鼻腔内的分泌物，防止拔管时误吸

B. 吸尽气道分泌物，气囊放气，即可拔管

C. 拔管后给予高流量氧气吸入

D. 拔管后严密观察患者生命体征、口唇、面色等情况

（二）填空题

1. 口咽通气管以患者一侧口角至 ＿＿＿＿＿＿ 距离丈量选择尺码。

2. 镜片放置到位后，操作者应向前上 ＿＿＿＿＿＿ 方向上提喉镜以暴露声门。

3. 气管插管留置时间一般不宜超过 ＿＿＿＿ h。

4. 一般成人套囊通过声门后再进入 ＿＿＿＿cm 即可。

5. 鼻咽通气管以患者一侧外耳道窿至 ＿＿＿＿＿＿ 距离丈量选择尺码。

（三）判断题

1. 管芯距离导管开口保持 1cm，绝对不允许超出导管开口。 （ ）

2. 经气管插管吸痰插管深度为 10～25cm。 （ ）

3. 成年男性一般用内径 7.5～8.5mm 的导管。 （ ）

4. 听诊确认插管成功以后，退出喉镜；再放置牙垫于口腔内。　　　　　（　　）

5. 导管前 1/3 段的五个面均匀涂抹液状石蜡润滑。　　　　　（　　）

（四）问答题

1. 气管插管的目的是什么？

2. 简述确认导管在气管内的方法。

3. 气管插管时充分暴露声门裂的解剖标志是什么？

4. 简述气管插管的适应证。

5. 简述气管插管的禁忌证。

第34章 妇 科

一、阴道灌洗技术

（一）单选题

1. 下列哪项不是阴道灌洗的目的（　　）。

A. 清洁阴道，促进阴道血液循环，缓解局部充血

B. 清洁阴道，阴道流血多时，避免阴道内积血，减少阴道流血

C. 常用于控制和治疗阴道炎、宫颈炎

D. 用于妇科手术前的阴道准备

2. 进行阴道灌洗时，患者应取什么体位（　　）。

A. 膀胱截石位　　　　B. 仰卧位　　　　C. 平卧位　　　　D. 中凹卧位

3. 以下哪个选项符合阴道灌洗液温度（　　）。

A. 36℃　　　　B. 37℃　　　　C. 39℃　　　　D. 42℃

4. 进行阴道灌洗时，灌洗器距离床沿的高度一般是（　　）。

A. 45～55cm　　　B. 50～60cm　　　C. 60～70cm　　　D. 65～75cm

5. 下列哪个选项阴道灌洗液选择不当（　　）。

A. 术前准备：1∶10 000碘伏、碘液

B. 滴虫阴道炎：1∶5000高锰酸钾溶液

C. 念珠菌阴道炎：2%～4%碳酸氢钠溶液

D. 老年阴道炎：1∶5000高锰酸钾溶液

（二）填空题

1. 有上药者在灌洗完毕后，使用妇科棉签擦干阴道后缓慢上药至 _____，并交代用药目的。

2. 阴道灌洗常用于控制阴道炎和 _____。

3. 阴道灌洗操作时动作轻柔，避免患者疼痛及擦伤 _____。

4. 无性生活女性不作阴道灌洗，必要时用小号灌洗头或 _____ 代替。

5. 恶性肿瘤患者，有少量阴道出血，必要时可以慢速度、_____ 温和的灌洗。

（三）判断题

1. 阴道灌洗可以清洁阴道，促进阴道血液循环，缓解局部充血，常用于控制和治疗阴道炎、宫颈炎。 （ ）

2. 进行阴道灌洗时患者取膝胸位，暴露会阴部。 （ ）

3. 经期、孕期、产褥期、阴道出血者做阴道冲洗容易引起上行感染，一般禁止阴道冲洗。 （ ）

4. 恶性肿瘤患者，有少量阴道出血，必要时可以快速度、低高度温和的灌洗。 （ ）

5. 无性生活女性不作阴道灌洗，必要时用小号灌洗头或导尿管代替。 （ ）

（四）问答题

1. 简述阴道灌洗的目的。

2. 阴道灌洗需要准备哪些用物？

3. 说出阴道灌洗的灌洗顺序。

4. 什么情况下，应该禁止阴道灌洗？为什么？

5. 恶性肿瘤患者，有少量阴道出血，必要时如何进行阴道灌洗？

二、会阴擦洗技术

（一）单选题

1. 会阴擦洗应采取的体位是（ ）。

A. 仰卧位 B. 坐位 C. 侧卧位 D. 屈膝仰卧位

2. 会阴擦洗治疗车下层不用备（ ）。

A. 便器 B. 生活垃圾桶 C. 医用垃圾桶 D. 锐器盒

3. 会阴擦洗适应证除外（ ）。

A. 产后 B. 外阴炎 C. 术后 D. 慢性宫颈炎

4. 会阴擦洗前不需要评估（ ）。

A. 合作程度 B. 会阴的皮肤情况 C. 会阴清洁度 D. 会阴体弹性

5. 有关会阴擦洗护理，错误的做法是（ ）。

A. 留置尿管应注意保持尿管通畅

B. 注意观察会阴部及伤口周围有无红肿

C. 先擦洗有伤口感染者

D. 协助患者取仰卧外展屈膝位

（二）填空题

1. 会阴擦洗的体位 _____。

2. 会阴擦洗的目的是_____，_____，保持局部清洁、舒适、预防或减轻感染及并发症。

3. 会阴擦洗常用的溶液 _____。

4. 女性患者会阴擦洗的顺序_____、_____。

5. 会阴擦洗的温度 _____。

（三）判断题

1. 会阴擦洗后应用纱布擦干会阴，更换会阴垫，协助患者穿好衣裤。（ ）

2. 会阴擦洗后整理用物，再次核对，协助患者取舒适卧位，对患者的配合表示感谢。（ ）

3. 会阴擦洗后对物品进行分类处理：一次性用物外包装放于医疗垃圾桶内，其他物品消毒后再次使用。（ ）

4. 会阴擦洗后清洁双手应在执行单上签执行时间与全名。（ ）

5. 产后 12h 就可以开始会阴擦洗。（ ）

（四）问答题

1. 简述会阴擦洗的目的。

2. 男性会阴擦洗的顺序是什么？

3. 女性会阴护理第一次擦洗的顺序是什么？

4. 会阴护理第二遍消毒原则是什么？

5. 简述会阴擦洗的注意事项。

三、坐浴技术

（一）单选题

1. 坐浴法水温宜（ ）。

A. 39～41℃   B. 40～42℃   C. 38～41℃   D. 40～45℃

2. 下列不正确的是（ ）。

A. 女性患者在月经期不宜坐浴 B. 妊娠期后期不宜坐浴

C. 产后 4 周内不宜坐浴 D. 阴道出血和盆腔急性炎症期不宜坐浴

3. 下列哪项不是坐浴法应准备的用物（ ）。

A. 水温计 B. 毛巾 C. 坐浴椅 D. 拆线包

4. 关于坐浴时间正确的是（ ）。

A. 15～20min B. 20～30min C. 10～20min D. 30～40min

5. 下列做法正确的是（ ）。

A. 坐浴前协助患者排空小便

B. 操作时有伤口注意无菌操作

C. 室温适宜，调节合适的水温 39～41℃

D. 坐浴法不需要双人核对医嘱

（二）填空题

1. 坐浴法是利用药物直接作用局部达到 _____ 、_____ 、止痛的效果。

2. 在坐浴期间出现心慌、乏力、头晕等症状，应立即 _____ ，平卧休息。

3. 坐浴法主要用于 _____ 、_____ 及手术后患者。

4. 女性患者在 _____ 、妊娠期后期、_____ 、阴道出血和盆腔急性炎症期不宜坐浴。

5. 坐浴时将臀部完全泡入水中，一般坐浴时间为 _____ 。

（三）判断题

1. 应协助患者排空小便后再进行坐浴。 （ ）

2. 阴道出血和盆腔急性炎症期不宜坐浴。 （ ）

3. 坐浴是应将臀部完全泡入水中，一般坐浴时间为 20～30min。 （ ）

4. 在进行坐浴操作时有伤口注意无菌操作。 （ ）

5. 女性患者在月经期不宜坐浴。 （ ）

（四）问答题

1. 在进行坐浴操作之前应评估的内容有哪些？

2. 在进行坐浴操作过程中应注意的事项有哪些？

3. 哪些患者不能进行坐浴？

4. 坐浴时容易出现哪些不适？出现不适应如何处理？

5. 叙述坐浴实施步骤。

第35章 产 科

一、听诊胎心音技术

（一）单选题

1. 胎心率的正常范围是（   ）。

A. 80～90/min   B. 100～110/min   C. 110～160/min

D. 170～180/min   E. 80～100/min

2. 最常见的胎方位是（   ）。

A. 枕左前   B. 枕右前   C. 枕左横

D. 枕右横   E. 枕左后

3. 一般开始产前检查的时间为（   ）。

A. 确诊早孕时   B. 妊娠 12 周   C. 妊娠 18 周

D. 妊娠 20 周   E. 妊娠 24 周

4. 用一般听诊器经孕妇腹壁可听到胎儿心音，是在妊娠第几周开始（   ）。

A. 18～20 周   B. 30 周   C. 12 周

D. 24 周   E. 28 周

5. 关于产科腹部四步触诊法，叙述不正确的是（   ）。

A. 孕妇取仰卧两腿伸直位

B. 第一步了解宫高和宫底的胎儿部分

C. 第二步了解胎背及胎儿四肢的位置

D. 第三步确定胎先露

E. 第四部确定先露入盆程度

（二）填空题

1. 慢性胎儿窘迫多发生于 _____。

2. 听诊胎心音时应告知孕妇正常值范围 ____/min，及自我监测 _____ 的
方法。

3.注意胎心音的节律和速度，与 ＿＿＿＿＿＿＿ 、＿＿＿＿＿＿＿ 、＿＿＿＿＿＿＿ 及 ＿＿＿＿＿＿＿ 相鉴别。

4.孕妇常在妊娠 ＿＿＿＿＿＿＿ 左右自觉胎动，妊娠 28 周以后，正常胎动次数 ＿＿＿＿＿＿＿ 。

5.通常胎心音在靠近胎背上方的孕妇腹壁上听得最清楚。头位在孕妇脐 ＿＿＿＿＿＿＿ ；臀位在孕妇脐 ＿＿＿＿＿＿＿ ；横位在孕妇脐 ＿＿＿＿＿＿＿ 。

（三）判断题

1.用多普勒听 1min 胎心音，此法能获得每分钟胎心音，同时能分辨瞬间变化、胎心率变异及其与宫缩胎动的关系。　　　　　　　　　　　　　　（　　）

2.枕先露时胎心音在孕妇的脐右（左）下方，臀先露时胎心音在孕妇的脐右（左）上方听得最清楚。　　　　　　　　　　　　　　　　　　　　（　　）

3.孕妇，王某，第二胎，孕 40 周，第一胎因前置胎盘行剖宫产术，检查宫口开大 2cm，胎位为枕左前，胎心音 132/min。立即采取灌肠，备皮，勤听胎心音，密切观察产程。　　　　　　　　　　　　　　　　　　　　　　　（　　）

4.在宫缩期听诊胎心音，方能得到准确的数值，判断有无异常。　（　　）

5.多胎妊娠在胎心音听诊时，两个胎心音读数不应小于 10 次，如无法确认多胎胎心时应及时通知医生。　　　　　　　　　　　　　　　　　　（　　）

（四）问答题

1.听诊胎心音时，应注意与其他哪些声音相区别？胎心音有什么特征？

2.孕妇陈某，孕 1 产 0，孕 40 周，胎方位枕左前，临产后 6h，宫缩中等强度，间歇 4～5min，持续 45s，宫口扩张 2cm，胎膜未破，以往胎心音正常，现在听诊胎心音 100/min，不规律。该孕妇可能存在什么问题？助产士该如何处理？

3.听诊胎心音的目的是什么？

4.听诊胎心音有哪些注意事项？

5.听诊胎心音前的评估要点有哪些？

二、新生儿脐部护理技术

（一）单选题

1.脐部有感染的患儿，脐部护理时宜选用（　　）。

A. 75% 乙醇   B. 3% 过氧化氢   C. 2% 碳酸氢钠

D. 生理盐水   E. 95% 乙醇

2. 脐部无感染的患儿，脐部护理时宜选用（   ）。

A. 75% 乙醇   B. 2.5% 碘酊   C. 3% 过氧化氢

D. 95% 乙醇   E. 生理盐水

3. 脐部护理前评估内容包括（   ）。

A. 有无红肿、渗血   B. 异常气味   C. 尿布是否尿湿

D. 家属知识知晓度   E. 以上都是

4. 脐部有感染时，消毒应（   ）。

A. 由上到下   B. 由下到上   C. 由内向外

D. 由外到内   E. 没有要求

5. 脐带残端一般脱落时间是（   ）。

A. 3～5d   B. 5～7d   C. 3～7d

D. 7～10d   E. 7～14d

（二）填空题

1. 脐带未脱落前，勿强行剥落，结扎线如有脱落应 ＿＿＿＿＿＿＿＿＿＿＿。

2. 脐窝和脐根部有粘连时从脐根部呈 ＿＿＿＿＿＿＿＿＿＿＿ 动作擦拭，不可来回擦。

3. 脐部护理应每天 ＿＿＿＿＿＿ 次，直至脐带脱落后，脐轮 ＿＿＿＿＿＿＿＿＿＿＿。

4. 脐部有渗液或渗血者先用 ＿＿＿＿＿＿＿＿＿＿ 清洗，再用 ＿＿＿＿＿＿＿＿＿＿ 清洗后再用 ＿＿＿＿＿＿＿＿＿＿ 消毒。

5. 脐部无红肿及分泌物者用 ＿＿＿＿＿＿＿＿＿＿ 消毒脐带残端及脐轮。

（三）判断题

1. 脐部护理的目的是：保持脐部清洁，预防新生儿脐炎的发生。   （   ）

2. 脐部宜包裹，防止脐部被感染。   （   ）

3. 脐部护理应每天 1 次，直至脐带脱落。   （   ）

4. 清洗脐端不能只洗表面，应将脐带根部彻底清除，脐带未脱落前，勿强行剥落，结扎线如有脱落应重新结扎。   （   ）

5. 脐部护理前，只需要查看脐部有无红肿、有无渗血、渗液、异常气味。（   ）

（四）问答题

1. 如何预防新生儿脐部感染？

2. 新生儿脐部护理前评估内容有哪些？

3. 新生儿脐部护理的消毒原则是什么？

4. 请问新生儿脐部护理的注意事项有哪些？

5. 请问新生儿脐部护理的目的是什么？

第36章 儿 科

一、小儿静脉采血技术

（一）单选题

1. 关于静脉采血技术的描述，错误的是（　　）。

A. 采血前评估局部皮肤和血管情况

B. 如正在进行静脉输液可在针头连接处直接抽取，以减少患者的痛苦

C. 采血时避免导致溶血的因素

D. 需要抗凝的血标本，应将血液与抗凝剂混匀

2. 不需空腹采血的检验项目是（　　）。

A. 血糖　　　　　　B. 血脂　　　　　　C. 肝功能　　　　　　D. 交叉配血实验

3. 血液标本采集的注意事项，错误的是（　　）。

A. 静脉血标本最好于起床后 1h 内采集

B. 采血时只能往外抽，而不能向静脉内推

C. 使用止血带时为使血管更加明显，嘱患者进行握紧拳头的动作

D. 严禁在输液、输血的针头处抽取血标本

4. 不符合血培养标本采集要求的是（　　）。

A. 严格执行无菌操作　　　　　　B. 采集量一般为 3ml

C. 在使用抗生素前采集　　　　　　D. 血液注入标本瓶后轻轻摇匀

5. 需用抗凝试管采集血标本的是（　　）。

A. 血常规　　　　　　B. 血脂　　　　　　C. 电解质　　　　　　D. 肾功能

（二）填空题

1. 静脉采血时，若患者正在进行静脉输液、输血，不宜在 _____ 采血。

2. 在采血过程中，应避免导致 _____ 因素。需要抗凝的血标本，应将 _____ 与 _____ 混匀。

3. 做生化检验，应在 _____ 时采血；采取细菌培养标本尽可能

在 _____ 或 _____、_____ 采集血标本。

4. 采取全血标本时，选取 _____ 试管；采取血清标本时，选取 _____ 试管。

5. 真空管采血时，不可先将 _____ ，以免试管内负压消失而影响采血。

（三）判断题

1. 若患者正在进行静脉输液、输血，可在同侧肢体采血。　　　　　（　　）

2. 采血时不仅可以往外抽，且可以向静脉内推。　　　　　　　　　（　　）

3. 采血时，肘部采血不要拍打患者前臂，结扎止血带的时间以 1min 为宜。

　　　　　　　　　　　　　　　　　　　　　　　　　　　　　（　　）

4. 需采集多种血标本时，采血的顺序为血培养→抗凝管→干燥管。　（　　）

5. 取血清标本时，应选择抗凝试管，轻轻注入，勿将泡沫注入，避免震荡，以防红细胞破裂而造成溶血。　　　　　　　　　　　　　　　　（　　）

（四）问答题

1. 简述小儿静脉采血的操作要点。

2. 小儿静脉采血的注意事项有哪些？

3. 试述小儿静脉采血的用物准备。

4. 试述静脉采血误伤神经的处理。

5. 静脉采血前为避免检验结果偏倚，应对患儿做哪些方面的评估？

二、蓝光治疗法

（一）单选题

1. 光疗护理的措施错误的是（　　）。

A. 光疗前需清洁消毒光疗箱

B. 灯管与患儿的距离为 33～50cm

C. 调节箱温至 35℃

D. 患儿应全身裸露

E. 注意预防脱水

2. 下列不是光疗最常见的副作用的是（　　）。

A. 腹泻　　　B. 发热　　　C. 皮疹　　　D. 花斑纹　　　E. 青铜症

3. 新生儿光疗时（蓝光）其光源最有效波长是（　　）。

A. 320～350nm　　　　B. 425～475nm　　　　C. 400～420nm

D. 470～500nm   E. 550～600nm

4.高胆红素血症的最简单有效的治疗方法是（   ）。

A. 药物治疗   B. 蓝光治疗   C.换血治疗

D. 日光灯或晒太阳   E. 以上都对

5.光疗的退黄疸的原理是（   ）。

A. 将非结合胆红素通过化学作用转化为结合胆红素排出体外

B. 将结合胆红素通过光作用转化为非结合胆红素

C.将非结合胆红素通过光作用转化为光的异构体排出体外

D. 将结合胆红素通过化学作用转化为非结合胆红素

（二）填空题

1.胆红素对蓝绿灯光谱的吸收最佳。等灯光的光谱在 _____ 时，光穿透皮肤良好而且最大程度的被胆红素吸收。

2. 光疗停止后，胆红素水平至少应随访 _____ h 防止明显反弹的发生。

3. 新生儿在接受光疗时需佩戴合适的 _____，完全覆盖但防止过多的压力在眼睛上。放置时避免把鼻子封住。

4.光疗的不良反应有 _____、_____、_____、_____。

5. 双面光疗，患儿放置于上下光源当中，距离为 _____ cm。

（三）判断题

1.使用光疗时，距离没有限制，要尽量贴近患儿，以保证光疗效果。 （   ）

2.胆红素有神经毒性，能透过血脑屏障，能对中枢神经系统造成损害。（   ）

3. 足月儿比早产儿更容易发生新生儿黄疸。   （   ）

4.新生儿只要出现黄疸，就应该要进行干预。   （   ）

5.光疗时不能给患儿使用油剂或粉剂，因为这些物质会阻碍光线的穿透，影响治疗效果。   （   ）

（四）问答题

1.叙述光照疗法治疗高胆红素血症的原理。

2.简述光疗过程中的护理措施。

3.光疗的副作用有哪些？

4.哪些情况建议使用单面蓝光治疗？

5.新生儿病理性黄疸的特点是什么？

第37章 手术室

无菌技术

（一）单选题

1. 无菌容器打开后，应记录开启的日期、时间，其有效时间不超过（ ）。

A. 4h   B. 12h   C. 24h   D. 8h   E. 48h

2. 无菌盘的有效期不超过（ ）。

A. 4h   B. 24h   C. 3d   D. 7d   E. 14d

3. 下列哪项戴、脱无菌手套的操作是错误的（ ）。

A. 戴手套前先将手洗净擦干

B. 核对手套袋外标明的手套号码，灭菌日期

C. 取出滑石粉，用后放回袋内

D. 戴好手套后，两手置腰部水平以上

E. 脱手套时，将手套口翻转脱下

4. 无菌技术操作前，个人准备时首先衣帽整齐，不得（ ）。

A. 修剪指甲   B. 佩戴假发   C. 佩戴首饰

D. 穿无菌衣   E. 戴无菌手套

5. 下述哪项符合无菌技术操作原则（ ）。

A. 无菌操作前 20min 清扫地面

B. 无菌包潮湿待干后使用

C. 取出的无菌物品未用立即放回原处

D. 治疗室每周用紫外线照射一次

E. 操作时手臂保持在腰部水平以上

（二）填空题

1. 手持无菌容器时，应托住容器 _____，手指不可触及容器 _____ 及 _____。

2. 一套无菌物品只供 _____ 使用，以防 _____。

3. _____ 是指在 _____、_____ 操作中，防止一切微生物侵入人体和防止 _____ 和 _____ 被污染的操作技术。

4. 清除或杀灭环境中除 _____ 外的各种病原微生物的过程称为 _____。清除或杀灭外环境中一切微生物，包括 _____ 的过程称为 _____。

5. 灭菌处理后未被污染的物品称为 _____，灭菌处理后未被污染的区域称为 _____。

（三）判断题

1. 从消毒液中取出持物钳时尖端应张开，放入时应闭合。　　　　（　　）

2. 铺无菌盘时，上层无菌巾应扇形折叠，开口边缘向内。　　　　（　　）

3. 执行无菌操作过程中，应保持无菌钳下 2/3 不被污染。　　　　（　　）

4. 无菌容器应每周消毒灭菌一次。　　　　　　　　　　　　　　（　　）

5. 取出持物钳时，操作者只能手持钳上 1/3 处。　　　　　　　　（　　）

（四）问答题

1. 什么是无菌技术？

2. 无菌技术操作原则是什么？

3. 叙述灭菌的概念。

4. 无菌包的使用方法是什么？

5. 无菌容器的使用方法是什么？

第38章 肿瘤科

植入式静脉输液港维护技术

（一）单选题

1. 在经 PORT 输注药物前采用何种方法确定导管在静脉内（ ）。

A. 输入生理盐水　　　B. 推注生理盐水　　　C. 回抽血液　　　D. 推注肝素盐水

2. 连接 PORT 使用的专用无损伤针持续输液时，无损伤针常规更换时间是（ ）。

A. 3d　　　　　　　B. 5d　　　　　　　C. 7d　　　　　　　D. 10d

3. PORT 附加的肝素帽或正压接头应至少多长时间更换一次（ ）。

A. 1d　　　　　　　B. 3d　　　　　　　C. 5d　　　　　　　D. 7d

4. 输液港植入后（ ）确定导管尖端位置。

A. X 线　　　　　　　　　B. 体表测量

C. 患者主诉　　　　　　　D. 穿刺者经验判断

5. 输液港使用禁忌是（ ）。

A. 输液化疗药物　　　B. 抽血　　　　C. 输血　　　　D. 确诊败血症

（二）填空题

1. PORT 封管肝素盐水浓度 ＿＿＿＿＿＿＿＿＿＿＿。

2. PORT 的肝素帽应至少 ＿＿＿＿＿＿＿＿ 更换 1 次，肝素帽有 ＿＿＿＿＿＿＿＿＿、＿＿＿＿＿＿＿＿＿ 或 ＿＿＿＿＿＿＿＿＿ 后，应立即更换。

3. 输液港由 ＿＿＿＿＿＿＿＿＿、＿＿＿＿＿＿＿＿＿、＿＿＿＿＿＿＿＿＿ 构成。

4. 无损伤针 18～22G，是由 ＿＿＿＿＿＿＿＿ 到 ＿＿＿＿＿＿＿＿＿。

5. 输液港的三向瓣膜正压时阀门向 ＿＿＿＿＿＿＿＿ 打开，可以 ＿＿＿＿＿＿＿＿ 使用。

（三）判断题

1. 输液港是完全植入人体内的闭合输液装置。　　　　　　　　（　　）

2. PORT 不仅可用于任何性质的药物输注，还可使用高压注射泵注射造影剂。

（　　）

3. 无损伤针可连续使用 1 周，作为长期输液使用。　　　（　）

4. 穿刺隔可使 19G 无损伤针穿刺 10 000 次不漏液，故可终身使用。（　）

5. 输液港的三向瓣膜负压时阀门向内打开，可以采血使用。　（　）

（四）问答题

1. 输液港什么时候冲管？

2. 输液港如何冲、封管？

3. 什么是植入式静脉输液港？

4. 输液港的结构由什么组成？

5. 什么是无损伤针？

附录

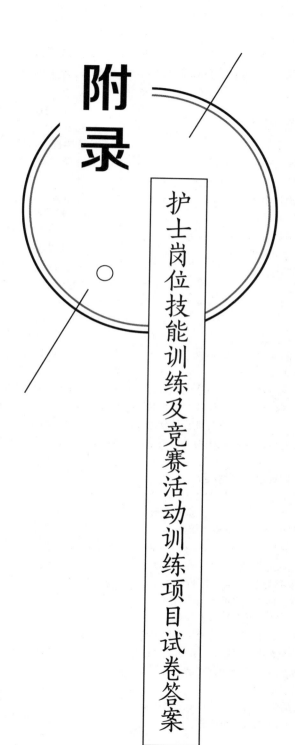

护士岗位技能训练及竞赛活动训练项目试卷答案

第 20 章　心血管内科

一、心电监护技术

（一）单选题

1. A　2. B　3. A　4. D　5. C

（二）填空题

1. 胸骨左缘锁骨中线第 1 肋间

2. 胸骨左缘第 4 肋间

3. 右锁骨中线剑突水平处

4. 左锁骨中线剑突水平处

5. 95%～100%

（三）判断题

1. ×　2. √　3. √　4. √　5. ×

（四）问答题

1. 答：准确监测患者的心率，了解心血管功能及血容量的变化，为疾病诊疗和制定护理措施提供依据。

2. 答：①清洁患者皮肤，保持皮肤良好导电性。②保证各种接头与电极片、电极片与皮肤接触良好。③患者体位合理，情绪稳定。④避免在心电监护仪附近使用手机等通讯设备。

3. 答：①密切观察心电图波形，及时处理干扰和电极脱落。②告知患者和家属避免在检测仪附近使用手机，以免干扰监测波形。③正确设定报警界限，不能关闭报警声音。④定期观察患者粘贴电极片处的皮肤，定时更换电极片和电极片位置。⑤对躁动患者，应当固定好电极和导线，避免打折、缠绕、脱位。⑥停机时，向患者说明，取得合作后关机，断开电源。⑦注意保护患者隐私。

4. 答：①未选择合适配置。②未使用正规袖带或系统检测到袖带漏气。③极限的心率。④压力迅速变化。⑤脉压差太低。⑥休克。⑦心律失常。⑧肥胖。

5. 答：P 波消失，以频率为 350～600/min 的 f 波出现，且心室率绝对不规则。

二、除颤技术

（一）单选题

1. B　2. C　3. C　4. C　5. A

（二）填空题

1. 360J

2. 心尖部、右锁骨下第 2 肋间

3. 室颤

4. 10

5. 导电糊

（三）判断题

1. ×　2. √　3. √　4. √　5. √

（四）问答题

1. 答：在短时间内使心肌瞬间同时除极，消除异位性快速心律失常，使之转复为窦性心律。

2. 答：胸骨右缘第 2 肋间及心尖区。

3. 答：①除颤仪未到达前应先予胸外按压及呼吸球囊辅助呼吸。②操作时注意保护患者隐私。③一定确认周围人员无直接或间接与患者接触才可以放电。④放电时应暂时关闭氧气，以防爆炸、起火。⑤放电后立即予心肺复苏术，2min 后评估患者心律。⑥如患者带有植入性起搏器，应注意避开起搏器部位至少 10cm，选择前后位放置电极板方式。

4. 答：①非同步直流电转复适应证：心室颤动、心室扑动、无脉性室速。②同步直流电电复律适应证：心房颤动、心房扑动、室上性心动过速、室性心动过速。

5. 答：①电能量的大小。②心脏异位兴奋性高低。③窦房结功能。

第 21 章　呼吸内科

一、经鼻 / 口腔吸痰法

（一）单选题

1. C　2. B　3. D　4. A　5. D

（二）填空题

1. 10～25

2. 15、3～5

3. 1/2

4. 气道内注水口、冲洗吸痰管用

5. 1cm

（三）判断题

1. × 2. × 3. √ 4. √ 5. ×

（四）问答题

1. 答：清除呼吸道分泌物，保持气道通，预防及控制肺部感染。

2. 答：是将吸痰管插入患者气道内加以负压吸出气道内分泌物的方法。

3. 答：①有气道不顺畅或通气功能低下的患者。②直接听到痰鸣音，或肺部听诊呼吸音粗糙或肺部有湿啰音。③机械通气采用压控模式时潮气量减少的患者。④患者不能自主咳嗽的患者。⑤气道内可见明显痰液的患者。⑥怀疑误吸的患者。⑦血氧饱和度下降的患者。⑧特殊需要留取痰标本的患者。

4. 答：①严格遵守标准预防原则。②严格遵守无菌技术操作。③吸痰管及其他用物应符合无菌标准，吸痰管应一用一灭菌或一用一更换。④口鼻腔吸痰后，更换吸痰管，再进行人工气道深部或气管内吸痰。⑤患者吸痰操作前后，均应认真洗手或手卫生消毒，防止致病菌在患者间交叉传播。⑥条件许可时，采用密闭式吸痰法，一般建议24h更换。⑦声门下吸引管的接口及其连接的负压引流管，应放置于颈部或锁骨下深静脉穿刺部位的对侧，定时更换负压引流管，痰液黏稠者每日换。

5. 答：吸痰前后，出现吸痰管置入困难或阻力很大；吸出痰液带有痰块、血块；呼吸机气道高压报警、分钟通气量过低报警或窒息报警；患者呼吸时出现明显困难、呼吸活动度大、呼吸时有很强的声音、氧饱和度急剧降低、大汗、心律失常、猝死，均应怀疑痰栓形成乃至窒息，可迅速导致患者意外死亡，应需要迅速证实并采取措施。

二、雾化吸入技术

（一）单选题

1. B 2. C 3. D 4. A 5. A

（二）填空题

1. 6～8

2. 一、一

3. 5～10

4. 雾化、电源

5. 3～5

（三）判断题

1. × 2. × 3. × 4. √ 5. √

（四）问答题

1. 答：吸入给药法是利用雾化装置将药液分散成细小的雾滴以气雾状喷出，使其悬浮在气体中经鼻或口由呼吸道吸入的方法。

2. 答：超声波雾化吸入法、氧气雾化吸入法、压缩雾化吸入法、手压式雾化器雾化吸入法。

3. 答：作用快、用量小、不良反应轻。

4. 答：治疗呼吸道感染，消除炎症和水肿，解痉，稀化痰液，帮助祛痰。

5. 答：布地奈德混悬液、沙丁胺醇、异丙托溴铵、特布他林等。

三、氧气吸入技术

（一）单选题

1. A 2. D 3. A 4. B 5. A

（二）填空题

1. 21+4×氧流量（L/min）

2. 1～2L/min

3. 应低浓度、低流量给氧

4. 15

5. 肺型氧中毒和脑型氧中毒

（三）判断题

1. × 2. × 3. × 4. × 5. √

（四）问答题

1. 答：病情、意识状态、呼吸、缺氧程度；患者口鼻及呼吸道有无损伤或畸形；患者的配合能力及理解能力。

2. 答：① $PaO_2 \leqslant 55mmHg$ 和使 $SaO_2 \leqslant 88\%$，有或没有高碳酸血症；② $PaO_2 55 \sim 60mmHg$，或 $SaO_2 < 89\%$，并有肺动脉高压、心力衰竭、水肿或红细胞增多证。

3. 答：胸骨后疼痛，咳嗽，呼吸困难，肺活量减少，氧分压下降；肺部呈炎症病变，有炎性细胞浸润、充血、水肿、出血和肺不张。

4. 答：①氧疗前必须告知家长早产儿血管不成熟的热点，早产儿用氧的必要性和可能的危害。②早产儿或新生儿，用控制氧浓度和吸氧时间防止晶状体后纤维组织增生。③早产儿在氧疗过程中，必须严密监测氧浓度、氧分压、血氧饱和度情况。④进行早产儿氧疗必须具备相应的监测条件，如血气分析仪、氧浓度监测仪或经皮氧饱和度监测仪等，如不具备以上条件者，应转到具备条件的医院进行治疗。

5. 答：①缺氧症状得到改善，心率、呼吸无加快，血压无升高，发绀改善，或心率、血压控制在正常范围，呼吸困难改善。②临床观察指标，氧浓度、氧分压、血氧饱和度等改善。③无并发症的发生。

四、胸部物理治疗

（一）单选题

1. A　2. B　3. A　4. A　5. A

（二）填空题

1. 由下至上，从外至内

2. 叩击法、体外震动排痰法、震颤法

3. 2h、30min

4. 应专人守护

5. 5～20min

（三）判断题

1. ×　2. ×　3. √　4. √　5. √

（四）问答题

1. 答：支气管扩张、慢性阻塞性肺疾病、肺脓肿及支气管疾病伴有大量痰液的患者。

2. 答：评估患者的病情、耐受能力、湿啰音集中的部位，以及胸片提示炎症病灶所在的肺叶或肺段；确定患者有无胸部物理治疗的禁忌证，禁止用于呼吸衰竭、有明显呼吸困难和发绀者，近期有大咯血、严重心血管疾病或年老体弱不能耐受者。

3. 答：①胸部叩击的原则是从下至上，从外至内，背部从第10肋间隙、胸部从第6肋间隙开始向上叩击至肩部。②胸部叩击时应避开肝、肾、脾区、脊柱、骨突处、乳房等处。③叩击时间一般不超过20min。④胸部叩击应在饭后2h，饭前30min进行。

4. 答：①引流的体位，必须肺叶处于最高位置，引流支气管开口向下。②由2个以上炎症部位，一般以痰液较多的部位开始，然后进行另一部位。③使用枕头等物品支撑患者以维持合适的体位。④多个部位引流总时间不超过45min。⑤引流通常在餐前或睡前进行。

5. 答：是指通过物理技术协助患者，将气道分泌物从细支气管移至主支气管、以便自行咳出和吸出的一种治疗方法。包括体位引流、叩击震颤、呼吸练习、体外震动排痰等。

第 22 章　消化内科

一、胃肠减压技术

（一）单选题

1. A　2. A　3. B　4. D　5. C

（二）填空题

1. 负压吸引

2. 肠梗阻

3. 气体、液体

4. 2～4、10～20ml

5. 禁食、禁饮

（三）判断题

1. √　2. ×　3. ×　4. ×　5. √

（四）问答题

1. 答：胃肠减压术是利用负压吸引和虹

吸的原理，将胃管自口腔或鼻腔插入，通过胃管将积聚于胃肠道内的气体及液体吸出。适用范围很广，常用于急性胃扩张，肠梗阻，胃肠穿孔修补或部分切除术，以及胆道或胰腺手术后。

2. 答：①在进行胃肠减压前，应详细检查胃管是否通畅，减压装置是否密闭，吸引管与排水管连接是否准确等防止引起事故。如减压效果不好，应仔细检查发生故障的原因并及时排除。②减压期间应禁止进食和饮水，如必须经口服药者，应在服药后停止减压 2h。为保持减压管的通畅，应定时用温开水冲洗胃管，以免堵塞。③根据每日吸出液体量的多少，应适当补充液体，以维持患者水和电解质的平衡。④电动吸引器的收集瓶内吸出的液体应及时倒掉，液面不可超过瓶子的 2/3，以免将水吸入抽气机内，损坏马达。⑤病情好转，肠蠕动恢复或开始排气后，可停止胃肠减压。

3. 答：①引流不畅；②插管困难；③上消化道出血；④声音嘶哑；⑤呼吸困难；⑥吸入性肺炎；⑦低钾血症；⑧败血症。

4. 答：插管动作熟练轻柔，勿强行插管，无胃液抽出时，不可强行回抽，有鲜血引出时应暂停吸引。

5. 答：①拔管指征：胃管通常在术后 3～4d，引流液减少，肠蠕动恢复，肛门排气后可拔出胃管。②拔管方法：拔胃管时，先将吸引装置与胃管分离，捏紧胃管末端，嘱患者吸气并屏气，迅速拔出，以减少刺激，防止患者误吸。擦净鼻孔及面部胶布痕迹，妥善处理胃肠减压装置。

二、三腔二囊管技术

（一）单选题

1. D　2. E　3. E　4. B　5. E

（二）填空题

1. 局部压迫性溃疡局部坏死

2. 胃囊→食管囊

3. 72h

4. 出血停止后 24h 食管囊胃囊内

5. 门脉高压合并上消化道大出血（食管胃底静脉出血）

（三）判断题

1. ×　2. √　3. √　4. √　5. ×

（四）问答题

1. 答：①保持三腔的通畅。②每隔一段时间需放气。③床旁备好抢救用物。④观察、记录胃肠减压引流液的色、质、量，判断出血是否停止。⑤拔管：三腔管放置时间不宜超过 3d，以免食管、胃底黏膜长时间受压而缺血、坏死。先放松牵引，彻底抽出气囊内气体，继续观察 24h，若无出血，让患者吞服液状石蜡 20ml，缓慢、轻巧地拔出三腔管。⑥每日做 2 次口腔护理，防止口腔溃疡发生。

2. 答：因气囊充气过快或牵引过猛，反射性引起迷走神经张力增高或因压迫刺激心脏，均可导致频繁期前收缩甚至心搏骤停。

3. 答：昏迷意识不清无法配合者；咽喉、食管肿瘤导致三腔二囊管无法插入者；胸、腹主动脉瘤患者；已确认的非食管、胃底静脉曲张所致的上消化道出血者；患者及家属不合作者；严重冠心病、高血压和新功能不全患者应慎用。

4. 答：出血停止后 24h，先放食管囊气体，后放胃囊内气体，继续观察有无出血。观察 24h 仍无继续出血者，可考虑拔除管道。拔管时患者先口服 20ml 液状石蜡，用注射器抽尽食管囊及胃囊气体，然后缓慢拔出三腔二囊管。

5. 答：①注气顺序：胃囊→食管囊，如果单用胃囊已止血，则食管囊不必充气。②必要时测量囊内压力：胃囊压力：50～70mmHg，食管囊压力：35～45mmHg。注气后必须用止血钳夹闭夹紧注气口，避免漏气。胃囊充气不足且牵拉过猛，可使胃囊进入食管下段，挤压心脏，甚至将胃囊拉至喉部，引起窒息，应立即放气。放气时间：胃囊：每隔 12～24h 放气 15～30min；食管囊：每隔 8～12h 放气 30～60min。

三、灌肠技术

（一）单选题

1. C　2. D　3. C　4. A　5. C

（二）填空题

1. 10cm、15～20cm

2. 500、1000ml、40～60cm

3. 39～41 ℃、28～32 ℃、4 ℃、7～10cm、30min、30min

4. 肥皂水、40ml、60ml、生理盐水

5. 急腹症、消化道出血、妊娠、严重心血管疾病

（三）判断题

1. √　2. ×　3. √　4. √　5. ×

（四）问答题

1. 答：①为便秘患者灌肠时，患者采取左侧卧位，因为直肠、乙状结肠、降结肠的解剖位置位于身体的左侧，因此借助重力作用，使溶液能较顺利流入结肠，以软化粪便，解除便秘之目的。②慢性痢疾病变多在乙状结肠和直肠，故灌肠时采用左侧卧位为宜，以提高治疗效果。③阿米巴痢疾病变多在回盲部，故应采取右侧卧位，以提高治疗效果。

2. 答：①嘱患者张口深呼吸。②降低灌肠筒的高度或暂停片刻。③指导患者不做排便动作。

3. 答：①将药液自肛门灌入，保留在肠道内，通过肠黏膜吸收达到治疗的目的。②用于镇静、催眠及治疗肠道感染。

4. 答：①肛周皮肤有无红肿、破溃。②有无药物过敏史。③操作前应了解病变的部位、以便掌握灌肠时的卧位和肛管插入的深度。④近期有无肛门、直肠、结肠等手术，有无大便失禁。

5. 答：①妊娠、急腹症、消化道出血、严重心脏病等患者不宜灌肠；直肠、结肠和肛门等手术后及大便失禁的患者不宜灌肠。②掌握溶液的温度、浓度、量及灌肠时的流速、压力。③伤寒患者灌肠时溶液不超过 500ml，液面不高于肛门 30cm，肝性脑病

患者禁用肥皂水灌肠。④保留灌肠时，肛管宜细，插入宜深，速度宜慢，量宜少，防止气体进入肠道。⑤对患者进行降温灌肠，灌肠后保留 30min 后再排便，排便后 30min 测体温。⑥灌肠过程中随时观察病情，发现脉速、面色苍白、出冷汗、剧烈腹痛、心悸气急时应立即停止灌肠，并报告医师。⑦保护患者的自尊，尽量少暴露患者的肢体，防止受凉。⑧插管时动作要轻柔，对有肛门疾病的患者更应小心，以免造成损伤。

四、营养泵使用技术

（一）单选题

1. A　2. A　3. C　4. C　5. B

（二）填空题

1. EMPTY

2. 滴数传感器探测到流量错误

3. 营养管内进入空气

4. 每 24 小时更换泵管一次

5. 中性清洁剂

（三）判断题

1. √　2. √　3. √　4. √　5. ×

（四）问答题

1. 答：①可以精准控制营养液输注速度，有利于营养物质的吸收。②有效减少胃和食管的不适感，同时为吸收能力有限的患者提供最大程度的营养支持。

2. 答：①肠内营养泵是专门为肠内营养支持设计的，不能用于其他目的。②在使用前，应注意校正输注速度和输注总量。③输注泵应定期维护和清洁，备用蓄电池电能充足，确保设备正常工作。④长期使用肠内营养输注泵者，每 24 小时更换泵管一次。⑤严密观察患者输注反应，如有不适，立即停止输注，通知医生处理。

3. 答：① OCCLUSION　输液管路阻塞（阻塞报警）。② AIR　管路混入气泡（气泡报警）。③ EMPTY　滴数传感器测不到滴数（空瓶报警）。④ DOOR　泵门未关闭（关门报警）。⑤ FLOW　ERR 滴数传感器探测到流量错误（流量错误）。⑥ COMPLETION　输

液完成设定输液限定量（完成指示）。

4. 答：①营养液输完。②营养管内进入空气。③营养管阻塞。④电压不足。⑤达到预置输注量时。

5. 答：①患者病情、意识状态、管饲通路情况、输注方式及合作程度 ②营养泵的性能、电池。

第 23 章　血液内科

一、密闭式静脉输血技术

（一）单选题

1. B　2. D　3. C　4. A　5. D

（二）填空题

1. 30 min

2. 24 h

3. 丙种球蛋白、红细胞

4. 全血、自体血

5. 15～20

（三）判断题

1. √　2. ×　3. √　4. √　5. √

（四）问答题

1. 答：①增加血容量：增加有效循环血量，改善心肌功能和全身血液灌流，提高血压，促进循环。用于失血、失液引起的血容量减少或休克患者。②增加血红蛋白：促进携氧功能。用于纠正贫血。③供给血小板和各种凝血因子：有助于止血。用于凝血功能障碍患者。④输入抗体、补体：增强机体免疫能力。用于严重感染患者。⑤增加白蛋白：维持胶体渗透压，减轻组织渗出和水肿。用于低蛋白血症患者。

2. 答：①核对血库存血领取单、交叉配血报告单、领血本上各项内容：受血者姓名、住院号、科别、床号、年龄、性别、血型（包括 Rh 因子）、血液的成分、血的剂量、交叉配血报告单上无凝集反应。②核对血袋标签上各项内容：血型 - 献血者与受血者血型（包括 Rh 因子）、血袋号（条形码）、血液成分、血液有效期。③检查血袋有无破损渗漏，血袋内血液有无溶血及凝块，输血装置是否完好。

3. 答：①血液、保养液、储血器和输血器等被致热源污染。②输血是无菌操作不严格，造成污染。③多次输血后，受血者血液中产生白细胞抗体和血小板抗体，再次输血时，对白细胞和血小板发生免疫反应，引起发热。

4. 答：①肺水肿。②出血倾向。③枸橼酸钠中毒反应。

5. 答：①输血前和床旁输血时应分别经双人核对输血信息，无误方可输入。②取回的血应尽快输用，不得自行贮血。全血、成分血和其他血制品应从血库取出后 30min 内输注，2 个单位的全血或成分血应在 4h 内输完。从发血到输血结束，最长时限按医院血库规定执行。输血前将血袋内成分轻轻混匀，避免剧烈震荡。③输血前先输注生理盐水，冲洗输血器。两个血之间应输注生理盐水，冲洗输血管道。输血起始速度宜慢15～20 滴 /min，观察 15min 后无不适后再根据患者病情、年龄及输注血制品的成分调整滴速，可调整为 40～60 滴 /min。待血液输完时，继续滴入少量生理盐水。④血液制品不应加热，血液内不可随意加入其他药品，如钙剂、酸剂及碱性药品、高渗或低渗液，以防血液凝集或溶解。⑤输血过程中，应密切观察患者，有无局部疼痛，有无输血反应，每 15 分钟巡视一次，并在输液卡上记录，如有严重反应，应立即停止输血，保留余血，以供检查分析原因。⑥输血完毕后，应将血袋送血库低温保存 24h。⑦凡输注全血、浓缩红细胞、红细胞悬液、洗涤红细胞、冰冻红细胞、浓缩白细胞、手工分离浓缩血小板应ABO 血型同型输注。

二、经外周静脉置入中心静脉导管（PICC）维护技术

（一）单选题

1. C　2. D　3. D　4. C　5. D

（二）填空题

1. 贵要、正中、头

2. S

3. 肘关节过度活动

4. 堵管、尿激酶

5. X 线片

（三）判断题

1. √　2. ×　3. √　4. √　5. ×

（四）问答题

1. 答：①输注液体的渗透压，高渗透压的药物。②输注药物的 pH 值，pH 大于 9 或小于 4.5。③药物的化学特性：化疗药物强刺激性药物。④输注治疗的留置时间：需要较长时间输液的患者。⑤患者情况：既往史如肿瘤手术史，患者血管情况较差。⑥短时间内需大量输液输血而外周静脉穿刺困难者。⑦各类休克、脱水、失血、血容量不足和其他重危患者。

2. 答：①连续使用超过 1 周。②无论何种原因取下肝素帽。③输注脂肪乳剂后。④输血后或采血后。⑤穿刺大于 18 次。

3. 答：①满足输液治疗的需要。②穿刺次数最少。③留置时间最长。④对患者的损伤最小。⑤风险最小。

4. 答：①经静脉导管输注药物前宜通过回抽血液来确定导管在静脉内。②给药前后宜用生理盐水脉冲式冲洗导管，如果遇到阻力或者抽吸无回血，应进一步确定导管的通畅性，不应强行冲洗导管。③输液完毕应用导管容积加延长管容积 2 倍的生理盐水或肝素盐水正压封管。④肝素盐水的浓度：PORT 可用 100U/ml，PICC 及 CVC 可用 0～10U/ml。

5. 答：带有血管内导管或者拔除血管内导管 48h 内的患者出现菌血症或真菌血症，并伴有发热（体温＞38℃）、寒战或低血压等感染表现，除血管导管外没有其他明确的感染源。实验室微生物学检查显示：外周静脉血培养细菌或真菌阳性；或者从导管段和外周血培养出相同种类、相同药敏结果的致病菌。

三、穿脱隔离衣

（一）单选题

1. D　2. D　3. B　4. A　5. C

（二）填空题

1. 感染源、传播途径、易感宿主

2. 1m 以内

3. 37.5℃

4. "标准预防"、"基于疾病传播途径的预防"

5. 隔离标志、黄色、粉色、蓝色

（三）判断题

1. ×　2. √　3. ×　4. ×　5. ×

（四）问答题

1. 答：①保护医护人员和患者；②防止病原微生物传播；③避免交叉感染。

2. 答：①隔离衣只限在规定区域内穿脱；②穿前应检查隔离衣有无破损，穿时勿使衣袖触及面部及衣领，发现有渗漏或破损时应及时更换，脱时注意避免污染；③隔离衣每天更换、清洗与消毒，遇污染时随时更换。

3. 答：采用各种方法、技术，防止病原体从患者及携带者传播给他人的措施。

4. 答：①手卫生：洗手和手消毒；②戴手套；③适时戴口罩、穿隔离衣、防护服、鞋套；④医务人员的工作服、脸部及眼睛有可能被血液、体液、分泌物等物质喷溅到时，应当戴一次性外科口罩或者医用防护口罩、防护眼镜或者面罩，穿隔离衣或围裙；⑤处理锐器时应当特别注意，防止被刺伤；⑥对患者用后的医疗器械、器具应当采取正确的消毒措施。

5. 答：①限制患者的活动范围；②减少转运，如需转运时，应采取有效的措施，减少对其他患者、医护人员和环境表面的污染。

四、手卫生

（一）单选题

1. C　2. C　3. A　4. B　5. C

（二）填空题

1.洗手、卫生手消毒、外科手消毒

2.暂居菌

3.皮肤表层、医院感染

4.速干手消毒剂

5.暂居菌、常居菌

（三）判断题

1.×　2.×　3.√　4.×　5.×

（四）问答题

1.答：①接触到患者的血液、体液和分泌物以及被传染性致病微生物污染的物品后；②直接为传染进行检查、治疗、护理或处理传染病患者污物后。

2.答：指医务人员用肥皂或皂液和流动水洗手，去除手部皮肤污垢、碎屑和部分致病菌的过程。

3.答：寄居在皮肤表面，常规洗手容易被清洁的微生物，直接接触患者或被污染物表面时可获得，可随时通过手传播，与医院感染密切相关。

4.答：也称固有性细菌，能从大部分人的皮肤上分离出来的微生物。这种微生物是皮肤上持久的固有的寄居者，不易被机械的摩擦清除。如凝固酶阴性葡萄球菌、棒状杆菌类、丙酸菌属、不动杆菌属等。

5.答：①手部有血液或其他体液等肉眼可见的污染时，应用肥皂（皂液）和流动水洗手；②手部没有肉眼可见污染时，宜使用速干手消毒剂消毒双手代替洗手。

第 24 章　肾脏内科

一、腹膜透析

（一）单选题

1.B　2.A　3.B　4.B　5.C

（二）填空题

1.颜色、性质、粉红色的引流液、浑浊的引流液、含有蛋白凝块的引流液

2.双联系统接头、连接短管接头、碘伏帽内部、丢弃

3.弥散、渗透

4.500、10、10

5.3

（三）判断题

1.√　2.√　3.×　4.×　5.×

（四）问答题

1.答：①发热；②腹痛；③腹透液浑浊。

2.答：①导管出口处周围发红；②肿胀；③触摸会疼痛；④导管出口处有脓性分泌物。

3.答：①腹膜透析管导管移位；②腹膜透析管堵塞；③疝；④胸腔积液；⑤渗漏；⑥会阴部水肿；⑦出血；⑧腹膜透析糖、脂代谢紊乱；⑨蛋白质丢失和营养不良；⑩腹膜功能衰竭；⑪心血管并发症等。

4.答：①慢性持续性或反复发作性腹腔感染或腹腔内肿瘤广泛腹膜转移导致患者腹膜广泛纤维化、粘连，透析面积减少，影响液体在腹腔内的流动，使腹膜的超滤功能减弱或丧失，溶质的转运效能降低。②严重的皮肤病、腹壁广泛感染或腹部大面积烧伤患者无合适部位置入腹膜透析导管。③难以纠正的机械性问题，如外科难以修补的疝、脐突出、腹裂、膀胱外翻等会影响腹膜透析有效性或增加感染的风险。④严重腹膜缺损。⑤精神障碍又无合适助手的患者。

5.答：腹膜透析有两种类型，即 CAPD 和 APD。CAPD:也叫作持续非卧床腹膜透析，是人工操作的。每天更换 3～5 次透析液，每次 2000ml。APD:也叫作自动化腹膜透析，需要借助腹膜透析机完成。腹膜透析患者在家里每天晚上使用腹膜透析机进行治疗。整个过程由机器自动完成，机器按照预先设置，进行自动换液。一般在夜间进行，而白天，你可以像正常人一样上班、上学。

目前，APD 相对 CAPD 费用要贵些。你适合哪种腹膜透析，要根据你的具体情况

（如个人需要、经济能力、腹膜特性等）并同医生商讨后决定。目前在中国，90%以上患者采用CAPD。

二、血液透析导管维护

（一）单选题

1.B 2.D 3.A 4.A 5.D

（二）填空题

1. 对流

2. 右颈内静脉

3. 跨膜压

4. 3%～5%

5. 1mg、100

（三）判断题

1. √ 2. √ 3. × 4. √ 5. √

（四）问答题

1. 答：血液透析是利用弥散、超滤和对流原理清除血液中有害物质和过多水分的最常用肾脏替代治疗方法之一，也可用于治疗药物或毒物中毒等。

2. 答：0.9%氯化钠注射液2ml+肝素钠注射液（1.25万单位/支）2ml。

3. 答：夹取无菌纱布垫于导管口，用氯己定消毒纱布块，180°翻转消毒导管口15s。另一侧同上。

4. 答：①置管部位如为颈部，操作时协助患者戴口罩或使用治疗巾遮盖口鼻，头偏向对侧。②根据导管容积定量抽取中心静脉导管管腔内肝素盐水。③导管端口连接紧密，防止空气进入管路。④打开肝素帽前，检查夹子处于夹闭状态，避免发生空气栓塞。⑤肝素帽为一次性使用，不能重复使用。⑥伤口敷料保持清洁、干燥，粘贴位置准确。

5. 答：①观察伤口，了解其愈合情况。②保持置管处皮肤清洁、干燥。③可直接敷有效药物，使炎症局限。④保护伤口，预防导管相关感染。

第25章　内分泌科

一、胰岛素注射技术

（一）单选题

1.C 2.D 3.B 4.C 5.A

（二）填空题

1. 2周

2. 低血糖

3. 肌肉组织

4. 30min

5. 超短效、短效、中效、长效、预混

（三）判断题

1. × 2. × 3. × 4. √ 5. ×

（四）问答题

1. 答：低血糖反应，体重增加，过敏反应，水肿，注射部位脂肪萎缩或皮下脂肪增生。

2. 答：每次使用新针头；注射常温保存的胰岛素；避免在皮肤感染或硬结处注射；避免在体毛根部注射；待乙醇挥发后放松肌肉再注射；选择直径较小、长度较短的针头。

3. 答：中效胰岛素、预混人胰岛素和预混胰岛素类似物。

4. 答：需要充分摇匀药液，5s内双手水平滚动胰岛素笔芯10次、然后10s内上下翻转10次（将注射笔或笔芯上下充分颠倒），重复多次直到笔芯液体呈均匀的白色混悬液，应当避免剧烈摇晃。

5. 答：每次注射，部位都应轮换，原则为同一穿刺点需间隔2周以上方可重复注射，每两个注射部位相隔至少1cm；每天同一时间注射同一部位，每天不同时间注射不同部位。

二、血糖监测

（一）单选题

1.C 2.C 3.C 4.A 5.D

（二）填空题

1. 简便、清晰易读、mmol/L

2. 75%、待干

3. 手指、脚趾、耳垂、水肿、感染

4. 第一滴血、第二滴血

5. 餐前血糖、餐后血糖、睡前血糖、夜间血糖、随机血糖

（三）判断题

1. √ 2. √ 3. × 4. × 5. ×

（四）问答题

1. 答：切勿将试纸反复插入仪器，尽量一次取足量血样，不要二次添血；消毒时应自然待干，手指垂直向下，切勿甩手；取血时不要用力挤压手指；注意无菌操作，切勿污染试纸及已消毒过的手指。

2. 答：头晕，乏力，手抖，心慌，出冷汗，饥饿感，严重者甚至昏迷休克。

3. 答：高血压、血脂异常、吸烟、缺乏运动、高热量饮食习惯、超重肥胖、天气因素、外伤手术或感染发热。

4. 答：评估糖尿病患者糖代谢紊乱的程度，制定合理的降糖方案；反映降糖治疗效果并指导治疗方案的调整。

5. 答：选择手指指尖，应选皮肤完好、无硬结、末端血液循环良好的手指，如果正在输液，则选择对侧肢体的手指。

三、微量泵的使用

（一）单选题

1. B 2. D 3. C 4. B 5. D

（二）填空题

1. 20ml、30ml、50ml

2. 8h

3. 过度活动

4. 单独

5. 速度、准确

（三）判断题

1. × 2. × 3. × 4. × 5. √

（四）问答题

1. 答：①患者的合作程度、患者病情、年龄、心理状况、合作能力；②微量泵的性能、电量；③药物的性质及量。

2. 答：①初次使用微量泵时应仔细阅读使用说明书，接受厂家的操作培训，熟悉操作程序、参数、报警界限的设定以及故障的排除。②使用前检查各部分的功能及报警系统，根据需要设定参数和报警界限。按要求连接专用配套微量注射装置。③评估患者的年龄、病情、生命体征，确认患者的心理状态、合作能力、对治疗的依从性。了解药物的性质、药物动力学及内在的代谢情况。

3. 答：①使用过程中加强巡视，观察微量泵的工作状态是否正常，参数是否正确，及时处理报警。②因微量泵在使用过程中具有一定的输注压力，要注意加强巡查，观察穿刺部位有无药液的渗漏、肿胀，微量泵注射速度是否准确。③观察患者的用药效果、对药物的反应等。准确及时记录注射过程中出现的特殊情况。

4. 答：①当药液注射至3ml以下时，微量注射泵会自动发出残余量报警，提示药物即将用完，需要尽快配制。②当微量注射泵通路完全阻塞（如泵管折叠、针头阻塞等），微量注射泵会自动发出阻塞报警，提示注射受阻。③当药物注射完毕时，微量注射泵会自动发出空量报警，提示药物注射完毕，需要更换或停止使用。④蓄电池低电量报警，提示电池电储备不足或没接通外电源。护理人员应熟练掌握微量注射泵报警的意义，及时给予快速的处理，保证药物的及时准确的进入，避免因为微量注射泵仪器和人为的因素给患者带来不良后果。

5. 答：①告知患者使用微量泵的目的，输入药物名称及注射速度；②告知患者输液肢体不要进行剧烈活动；③告知患者或家属不要随意搬动或调注射泵保证用药安全；④告知患者有不适感觉或机械报警及时通知医护人员。

第 26 章　神经内科

一、气管切开护理

（一）单选题

1. B　2. A　3. A　4. C　5. A

（二）填空题

1. 压迫止血、阻塞空气

2. 2

3. 24～48

4. 1

5. 2

（三）判断题

1. ×　2. √　3. ×　4. √　5. ×

（四）问答题

1. 答：①发生气管切开导管意外滑脱时，应立即通知医生并用无菌止血钳撑开气管切开处给氧；或用纱布盖住切口入口，面罩给氧；②有自助呼吸的患者，安慰患者，保持呼吸道通畅，面罩给氧，做好抢救准备，密切观察病情变化，协助医生更换套管重新置入；③无自主呼吸的患者，当患者气管切开时间超过一周窦道形成时，协助医生重新置管，并连接呼吸球囊加压给氧；④如切开时间在一周内未形成窦道，用纱布盖住气管切口处，同时立即协助医生行气管插管，并予球囊加压给氧，然后设法重新置管；⑤同时应迅速准备好抢救药品和物品，如患者出现心搏骤停时立即给予心脏按压；⑥查动脉血气，根据结果调整呼吸机参数；⑦严密观察生命体征及神志，瞳孔，血氧饱和度的变化及时通知医生进行处理；⑧做好护理记录，做好意外脱管的原因分析，提出改进措施，按护理不良事件上报程序上报。

2. 答：早期 24h 内有出血、皮下气肿或纵隔气肿、气胸。后期 24～48h 后有切开感染、气道阻塞、吞咽困难、气管食管瘘、无名动脉破裂大出血。

3. 答：固定密闭，防止漏气，保证潮气量的供给，防止咽部分泌物和胃内容物反流后误吸。

4. 答：保证充足的液体入量，呼吸机的加温湿化器，气管内直接滴注，气道冲洗，雾化吸入。

5. 答：①检查、观察伤口的恢复情况；②保持气管切开处清洁干燥，清除造瘘口周围的分泌物，减少细菌及分泌物的刺激；③预防切开感染；④保持患者气道通畅和舒适；⑤促进创面愈合，使患者舒适。

二、患者约束法

（一）单选题

1. B　2. C　3. D　4. B　5. A

（二）填空题

1. 双套结

2. 药物、心理、身体

3. 安全、各项治疗护理

4. 床栏、床栏

5. 15～30、2、15～30

（三）判断题

1. √　2. ×　3. ×　4. ×　5. √

（四）问答题

1. 答：目的是预防医疗干扰，防止意识障碍患者自我伤害。

2. 答：身体约束的工具包括约束带、带锁的轮椅、躺椅、床栏、约束背心及手套等。

3. 答：肩肘约束带、上肢约束带、膝部约束带，踝部约束带等。

4. 答：并发症有患者肢体皮肤、肌肉神经损伤，压疮、肌肉萎缩、跟腱挛缩、骨折、院内感染、便秘失禁、情绪沮丧、烦躁、愤怒、身体功能和认知状态下降等。

5. 答：①约束工具只能在短期内使用。②极度消瘦、局部血液循环障碍的患者，应加强内层保护。③患者舒适卧位，四肢舒展，约束带必须系成活结，松紧度适宜，不影响血液循环。④15～30min 巡视患者 1 次，约束带 2h 松解 1 次，间歇 15～30min。⑤翻身或搬运患者时，应松解约束带，注意观察末梢循环情况。

三、偏瘫患者卧位护理

（一）单选题

1. B　2. B　3. B　4. C　5. C

（二）填空题

1. 伸肌模式的反射活动

2. 诱发抓握反射而强化患侧手的屈曲痉挛

3. 足内翻下垂

4. 中风软瘫期患者

5. 屈曲 90°

（三）判断题

1. √　2. √　3. ×　4. ×　5. ×

（四）问答题

1. 答：①预防或减轻痉挛或畸形的出现。②使躯干及肢体保持在功能状态。③定时更换体位有助于预防并发症的发生。

2. 答：①为患者摆放良肢位时绝对不能托、拉患侧肢体，尤其是肩关节。②良肢位摆放也应定时变化体位、定时翻身。③注意仰卧位患者易出现压疮的位置要保持干净、干爽，尽量避免长时间仰卧位。足底不放任何东西，以防止增加不必要的伸肌模式的反射活动。④患侧卧位时一定要将患肩被动前伸，以免长时间受压，产生疼痛，影响患侧上肢循环。手中不用放置任何东西，避免诱发抓握反射而强化患侧手的屈曲痉挛。⑤健侧卧位时一定要注意患肢的细节，足不能内翻悬在枕头边缘，以防造成足内翻下垂。

3. 答：①该体位可以伸展患侧肢体，减轻或缓解痉挛。②使瘫痪关节韧带受到一定压力，促进本体感觉的输入。③有利于自由活动健侧肢体。

4. 答：①健侧肢体在下方，可放在自觉舒适的位置。患者的头下给予合适的软枕，胸前放一软枕。②患侧上肢：肩向前伸，患侧肘关节伸展、腕及指关节伸展放在枕上，掌心向下。③患侧下肢：髋关节和膝关节尽量前屈 90°，置于软枕上，踝略背伸，踝关节不能内翻悬在软枕边上，以防造成足内翻下垂。

5. 答：仰卧位容易受紧张性颈反射的影响，极易激发异常反射活动，从而强化了患者的屈肌痉挛和下肢的伸肌痉挛。因此应尽量缩短仰卧位时间或与其他体位交替使用。

第 27 章　普外科

一、换药技术

（一）单选题

1. D　2. A　3. C　4. C　5. A

（二）填空题

1. 头至脚、长度、垂直、宽度、最深部

2. 全身评估、局部评估

3. 炎症期、肉芽增生期、成熟期

4. 慢性伤口、急性伤口

5. 适度的环境、湿润的环境

（三）判断题

1. ×　2. ×　3. √　4. √　5. √

（四）问答题

1. 答：①清除刺激源；②清除坏死组织；③预防和控制感染；④保护伤口及周围组织；⑤为伤口愈合提供一个湿润的环境；⑥控制流出的液体和气体；⑦使患者感到舒适。

2. 答：①评估伤口大小、深度、潜行深度、组织形态，渗出液颜色、量，伤口周围皮肤或组织情况；②核对医嘱、患者姓名、住院号、床号、年龄、诊断、医嘱执行单；③无菌伤口由内向外、自上而下消毒，感染伤口由外到内，自伤口周围皮肤开始做环形向心性消毒；④选择碘伏对伤口进行消毒；⑤若发现伤口异常表现，应及时反馈给上级或主管医师；⑥换药期间注意患者保暖，避免腹部着凉。

3. 答：透明薄膜类敷料、水胶体敷料、藻酸盐类敷料、水凝胶、泡沫类敷料、银离子敷料、含碳敷料、无黏性敷料、水胶体油纱。

4.答：①切记伤口不能碰水；②如果发现敷料有渗液或渗血，请及时告知医护人员；③饮食上注意不能进食辛辣刺激的食物，应以清淡且富含营养食物为主；④如果不慎将敷料弄湿或脱落，请立即告知我们，我们将会为您重新更换敷料。

5.答：①该伤口应属于感染性伤口，可选择碘伏或过氧化氢溶液或生理盐水进行冲洗消毒，伤口内可采用高渗的敷料，如浓氯化钠或50%葡萄糖溶液浸泡的无菌纱条，也可选择藻酸盐类敷料；②对于感染性伤口应遵循由外到内，自伤口周围皮肤开始做环形向心性消毒的原则，注意及时清除刺激源和坏死组织，每天记录伤口的情况，及时反馈给上级和主管医师。

二、导尿技术

（一）单选题

1.D　2.B　3.C　4.A　5.C

（二）填空题

1.尿道内口 、尿道膜部、尿道外口

2.虚脱 、血尿

3.弱酸性

4.甲苯

5.2500ml

（三）判断题

1.√　2.×　3.×　4.√　5.×

（四）问答题

1.答：①采集患者尿标本做细菌培养；②为尿潴留患者引流尿液，减轻痛苦；③用于患者术前膀胱减压以及下腹、盆腔器官手术中持续排空膀胱，避免术中误伤；④患者尿道损伤早期或者手术后作为支架引流，经导尿管对膀胱进行药物灌注治疗；⑤患者昏迷、尿失禁或者会阴部有损伤时，留置导尿管以保持局部干燥、清洁，避免尿液的刺激；⑥抢救休克或者危重患者，准确记录尿量、比重，为病情变化提供依据；⑦为患者测定膀胱容量、压力及残余尿量，向膀胱注入造影剂或气体等以协助诊断。

2.答：①耐心解释以缓解焦虑情绪；②酌情改变体位帮助患者排尿；③局部热敷，按摩下腹部；④用温水冲洗外阴。

3.答：以防腹压急剧下降，血液滞留在腹腔血管内而致血压下降而虚脱，及膀胱内压急剧降低，导致膀胱黏膜充血而发生血尿。

4.答：①指导患者放松，在插管过程中协调配合，避免污染；②指导患者在留置尿管期间保证充足入量，预防发生感染和结石；③告知患者在留置尿管期间防止尿管打折、弯曲、受压、脱出等情况发生，保持通畅；④告知患者保持尿袋高度低于耻骨联合水平，防止逆行感染；⑤指导长期留置尿管的患者进行膀胱功能训练及骨盆底肌的锻炼，以增强控制排尿的能力。

5.答：①保持尿道口清洁，每日消毒1~2次；②尿管不能高于耻骨联合水平，防止尿液逆流；③鼓励患者多饮水；④长期留置尿管患者选择抗反流袋。

三、更换引流袋

（一）单选题

1.C　2.D　3.E　4.B　5.E

（二）填空题

1.3~4cm

2.4~6cm

3.每月

4.10~15cm

5.20~30cm

（三）判断题

1.√　2.√　3.×　4.√　5.×

（四）问答题

1.答：及时吸出胃肠道内的气体和液体，减轻腹胀，降低肠腔内压力；减少肠腔内的细菌和毒素，改善肠壁血循环 有利于炎症局限，促进肠蠕动的恢复；减轻腹胀，改善因膈肌抬高而导致的呼吸与循环障碍；利于麻醉和手术的安全，减少术后并发症，减轻患者痛苦，促进疾病恢复。

2.答：①根据病情需要，腹腔内可能安置几种引流物和数种引流管，患者转入病房必须清点，最好根据作用或名称做好标记，并接引流器。②分别观察记录引流出物质的性状和量，外层敷料湿透及时更换并估计液体量，一层中（纱布）湿透，失血30ml，引流管如无流出可能管道被堵塞，如引流液为血液且流速快、量多，应通知医生处理。③患者翻身、下床、排便时，应防止引流管脱出或折断，滑入腹腔，滑出者应换新管插入。④需负压引流者，应调整好所需负压压力，并注意持续负压状态，用封闭式负压引流时，负压可达20kPa，可减少腹腔内腔隙和清除积液。⑤纱布或凡士林纱布填塞止血者，应密切观察全身情况，若已稳定时应在48～72h内拔除，或换新的纱布再填塞。⑥预防性应用的引流管在48～72h内拔除，如为防止吻合口破裂后消化液漏入腹腔，则应在术后4～6h拔除；如引流腹膜炎的脓液应据流出物具体情况决定；如为引流脓肿的脓腔，则引流管应逐渐退出或逐根拔除，以免形成口小腔大的残腔；如皮管置入时间过久或被腐蚀，应调换皮管。⑦腹腔内引流管如2～3日不能拔除，则每2～3日转动皮管一次，以免长期固定压迫造成继发性损伤。⑧如需用外引流管滴抗生素等药物溶液或作管腔冲洗，应严格执行无菌原则。⑨观察引流物可能引起的并发症，如压迫坏死组织、出血、肠瘘、继发感染、疼痛等，应及时拔出或换管，并通知医生及时处理。

3. 答：拔管指征：①T管留置时间达2周左右，T管周围形成一纤维窦道，拔出T管后，胆汁不会渗入腹腔引起胆汁性腹膜炎。②引流量逐渐减少，色清、体温下降、黄疸消退、全身情况改善、食欲增加、大便色泽加深。③夹管1～2d，患者无腹痛、发热、黄疸。④T管造影显示胆管、胆总管、十二指肠通畅、无残余结石。

拔管后护理：了解患者食欲、大便色泽、有无腹痛、发热、黄疸等情况。

4. 答：①气体穿刺部位：锁骨中线第2肋间；液体穿刺部位：腋中线、腋后线6～

8肋间；拔管指征：一般48～72h后引流量减少，色淡，24h小于50ml，脓液小于10ml，X线示肺膨胀良好，无呼吸困难即可拔除。②拔管后观察：观察患者有无胸闷、呼吸困难、切口漏气、渗液、出血、皮下气肿等症状。

5. 答：①保持管道密闭，严格无菌操作，冲洗液一般可选用生理盐水、0.02%呋喃西林溶液。②间断冲洗，3～4/d，每次冲入冲洗液100～200ml。③持续冲洗，可将冲洗液以40～50滴的速度滴入膀胱，并持续引流尿液，防止速度过快导致膀胱挛缩及腹痛。④泌尿道有活动性出血时，如为膀胱出血，按需要应用肾上腺素溶液冲洗，每200ml冲洗液加入0.1%肾上腺素1ml，以助止血，冲洗过程中应密切观察血压、脉搏的变化。⑤保持管道通畅：及时观察引流液的颜色、量及性状，若冲洗管不通畅，考虑为血块或尿沉淀物过多堵塞，处理方法有：可用注射器抽50ml生理盐水自尿管内注入，也可调换冲入及冲出管道，用手直接挤压尿管。⑥尿道损伤及前列腺摘除术后，留置尿管时间一般2周，拔管前应训练膀胱逼尿肌功能，每4～6h放尿一次，拔出尿管后患者可自行排尿。

四、造口护理技术

（一）单选题

1. D　2. D　3. B　4. B　5. B

（二）填空题

1. 肠造口术

2. 2～3h

3. 从外向内

4. 15～20min

5. 0.1～0.2cm

（三）判断题

1. √　2. ×　3. ×　4. ×　5. ×

（四）问答题

1. 答：①便于患者自己能看到，便于自我护理；②便于选用适宜的造口用品；③有利于减少并发症，提高生活质量。

2. 答：出血水肿、缺血坏死、造口脱垂、造口狭窄、造口回缩。

3. 答：①保持造口周围皮肤的清洁；②帮助患者掌握护理造口的方法。

4. 答：①观察造口黏膜及周围皮肤情况；②观察患者及家属对造口的接受程度及反应；③记录造口情况及处理措施；④记录排泄物的颜色、性状、量及气味。

5. 答：①用测量板测量造口大小。②先用笔在底板背面画后用剪刀修剪出造口的大小，修剪小孔，造口底板孔径大于造口 0.1～0.2cm。③检查，将底板对准造口，检查开口大小是否合适。④粘贴，撕去底板的剥离纸，并均匀按压各处。在确定造口周围皮肤已完全干燥后才粘贴造口袋。如为二件式造口袋，则安装造口袋，轻拉造口袋以检查与底板是否紧密接牢。

第 28 章　骨科

一、轴线翻身法

（一）单选题

1. C　2. B　3. A　4. C　5. D

（二）填空题

1. 健侧卧位、平卧位

2. 专人维持牵引

3. 轴式翻身法

4. 更换

5. 对侧床栏

（三）判断题

1. ×　2. ×　3. √　4. ×　5. √

（四）问答题

1. 答：使患者舒适，预防压疮，减少并发症。保持脊柱的稳定性，避免翻身时引起脊髓损伤。

2. 答：使患者头、颈、肩、腰、髋保持在同一水平线上，翻转至于侧卧位。

3. 答：根据患者的病情、意识状态、肢体活动能力、年龄、体重，以及有无进行手术治疗、有无引流管或其他导管、有无脊柱疾病、有无骨折和牵引等，决定协助患者翻身的频率、体位、方式，选择合适的皮肤减压用具。

4. 答：全身评估：评估患者意识、生命体征、病情、年龄等。

专科评估：①翻身的目；②患者伤口情况（有无渗血渗液、疼痛情况）、引流情况等；③脊髓损伤的程度（四肢感觉、肌力情况）；④操作者的体力及可利用的翻身工具等。

心理社会支持评估：患者的文化水平、社会关系，患者（家属）对翻身目的、方法及注意事项的认识 程度、配合程度、心理状态。

5. 答：患者有颈椎损伤时，第一操作者固定患者头部，沿纵轴向上略加牵引，使头、颈随躯干一起缓慢移动，第二操作者将双手分别置于肩部、腰部，第三操作者将双手分别置于腰部、臀部，使头、颈、肩、腰、髋保持在同一水平线上，翻转至侧卧位。

二、患者搬运法

（一）单选题

1. C　2. B　3. B　4. A　5. D

（二）填空题

1. 背负法

2. 由高到矮

3. 钝角

4. 软担架

5. 后仰、水平上移

（三）判断题

1. √　2. ×　3. ×　4. √　5. ×

（四）问答题

1. 答：因为在医疗护理活动中患者和家属有知情同意的权利，患者在搬运途中随时都有可能出现病情变化及危及生命安全的一些因素，告知是为了让患者及家属知道上述这些风险因素以取得患者或家属的理解，同意及配合。

2. 答：搬运患者时评估的内容包括：患

者的病情及心理状态；患者四肢及全身的活动能力；患者语言沟通、理解能力及合作情况；患者受伤部位、程度、原因、环境；搬运距离和搬运者的体力。

3. 答：协助患者移臀部到床边，使其坐起，双脚平放于地面，患者身体前倾，头朝移动方向，肩部靠近护士腹部，护士双脚顶住患者偏瘫膝关节，协助其用健侧手扶住轮椅扶手，双手放在患者腰部，协助其移动重心到脚和健侧支撑手，让患者逐渐将臀部坐在轮椅上。

4. 答：四人搬运法：平车与病床平行放置，紧靠床边，在患者身下铺中单或大单。两人分别站在床头和床尾，分别托住患者的头肩部和两腿；另外两人分别站于平车及病床的两侧，抓住中单四角。一人喊口令，四人同时合力将患者抬起，放于平车。

5. 答：①搬运前紧急处理：先用颈托固定患者颈部。用小腿夹板包扎固定右小腿，保持呼吸道通畅（氧气吸入，药物新斯的明肌内注射等，必要时气管切开）。②转运途中注意：患者头颈部不要转动和抬起，保持头部和躯干成一直线，注意患者呼吸情况和病情变化。

三、协助患者移向床头法

（一）单选题

1. A　2. D　3. C　4. D　5. A

（二）填空题

1. 健侧卧位、平卧位

2. 更换

3. 放低

4. 专人维持牵引

5. 枕头

（三）判断题

1. ×　2. √　3. √　4. ×　5. √

（四）问答题

1. 答：协助不能自行运动的患者移向床头，保持患者舒适。

2. 答：单人法：使患者仰卧屈膝，双手握住床头板，双脚蹬床面。护士一手稳住患者双脚，一手在臀部提供助力，请患者双脚用力蹬床面，护士同时用力使其上移。

3. 答：双人法：护士两人分别站在床的同侧时，一人托住颈、肩及腰部，另一人托住臀部及腘窝，或护士站在床的两侧时，交叉托住患者颈、肩及腰臀部，同时抬起患者移向床头。

4. 答：全身评估：评估患者意识、生命体征、病情、年龄等。

专科评估：①移动的目的。②患者伤口情况（有无渗血渗液、疼痛情况）、引流情况等。③脊髓损伤的程度（四肢感觉、肌力情况）。④操作者的体力等。

心理社会支持评估：患者的文化水平、社会关系，患者（家属）对移动目的、方法及注意事项的认识程度、配合程度、心理状态。

四、预防压疮

（一）单选题

1. A　2. B　3. B　4. A　5. D

（二）填空题

1. 30°

2. 37℃

3. 深部组织损伤、1期压疮、2期压疮、3期压疮、4期压疮、不可分期

4. 压力、摩擦力、剪切力

5. 2

（三）判断题

1. ×　2. √　3. ×　4. ×　5. √

（四）问答题

1. 答：深部组织损伤，1期压疮，2期压疮，3期压疮，4期压疮，不可分期。

2. 答：压疮，又称为压力性溃疡，为皮肤或深部组织由于压力或者是压力混合剪切力及/或摩擦力作用引起局部损伤，常发生在骨隆突处。

3. 答：压疮高风险的患者包括瘫痪、意识障碍神经麻痹、营养不良、贫血、痴呆、病情危重、坐轮椅、强迫体位等长期卧床者，也包括局部皮肤循环不良、脱水、水

肿，大小便失禁和出汗等导致皮肤长时间处于潮湿、不洁状态，导管、吸氧管、通气管道、半硬式颈椎项圈等医疗仪器或长时间局部接触皮肤的患者。需要特别注意高风险科室（急诊科、手术，重症监护病房等）的患者。

4. 答：①更换体位，更换体位的频率受到个体差异的影响和使用的支撑面的影响。原则上，每2小时体位变换一次，但也可根据发生压疮危险的程度，适当缩短或延长变换体位的间隔时间。②床上体位基本采取30°的侧卧位，可以使用坐垫或者体位变化枕等保持姿势。③采取坐姿时，要保持关节、膝关节和足关节都处于90°的坐位。④使用可以分散身体压力的工具。例如减压装置或敷料、交替充气垫或动态空气电或空气悬浮床，高品质泡沫床垫，足跟保护装置等。

5. 答：压力指代表物体垂直作用在单位面积上的力；剪切力指作用于皮肤深层组织，施加于相邻物体的表面，引起相反方向的进行性平行滑动的力量；摩擦力指当两个物体接触时发生向不同方向移动时所形成的力。

五、冷敷法

（一）单选题

1. D　2. C　3. A　4. D　5. D

（二）填空题

1. 39

2. 前额、头顶部、体表大血管流经处

3. 使局部血流减少、妨碍炎症的吸收

4. 30

5. 39℃

（三）判断题

1. ×　2. √　3. √　4. ×　5. √

（四）问答题

1. 答：降低局部温度，消除局部肿胀，减轻充血或出血，限制炎症扩散或化脓，减轻疼痛。

2. 答：枕后、耳廓、阴囊处、心前区、腹部、足底。

3. 答：前额、头顶部、体表大血管流经处（颈部两侧、腋窝、腹股沟等）。

4. 答：撤去治疗用物，协助患者取舒适体位，整理床单位，对用物进行处理，冰袋内冰水倒空，倒挂晾干，吹入少量空气，加紧袋口备用，布袋送洗。

5. 答：①随时观察、检查冰袋有无漏水，是否夹紧。冰块融化后应及时更换，保持布袋干燥。②观察用冷部位局部情况，皮肤色泽，防止冻伤。倾听患者主诉，有异常立即停止用冷。如为了降温，冰袋使用后30min需测体温，当体温降至39℃以下，应取下冰袋，并在体温单上做好记录。

第29章　泌尿外科

膀胱冲洗技术

（一）单选题

1. D　2. C　3. B　4. B　5. C

（二）填空题

1. 80～100/min

2. 200～300ml

3. 60cm

4. 50ml

5. 冷水

（三）判断题

1. √　2. √　3. √　4. √　5. ×

（四）问答题

1. 答：是利用导尿管，将溶液灌入到膀胱内，再借用虹吸原理将灌入的液体引流出来的方法。

2. 答：①泌尿系统无感染可感染得到控制。②拔除尿管前、疾病恢复期。③泌尿系统手术或损伤的患者。

3. 答：膀胱冲洗的效果直接受膀胱冲洗速度的影响。快速冲洗能够提高冲洗效果，冲洗相对彻底。但冲洗速度过快，可刺激膀胱交感神经兴奋，使儿茶酚胺类物质释放增多，造成心率加快、血压升高、呼吸加速。此外，还可刺激膀胱逼尿肌，引起膀胱痉挛，甚至加重膀胱出血。然而慢速冲洗效果相对较差，速度过慢，达不到冲洗的目的，血液凝固成块易阻塞尿管致引流不畅，甚至引起膀胱内压增高，引发膀胱痉挛。所以应该根据患者病情和冲洗液情况随时调整冲洗速度，实行个体化，既保证患者生命体征平稳，减少膀胱痉挛的发生，又达到冲洗减轻尿路感染的目的。

4. 答：膀胱冲洗时应该指导患者不断变换体位，或每次冲洗时采取不同的体位，可减轻冲洗液对膀胱黏膜固定区域的机械性冲击造成的黏膜损伤，还可以冲洗到膀胱内壁的所有部分，包括沉积于黏膜皱褶部位的血液、分泌物及其他有害物质，及时引流至体外，发挥膀胱冲洗的最大作用。

5. 答：尿管前端的特殊结构，流入孔和流出孔距离较近，注入的液体很容易经捷径通过流出管腔流出而起不到冲洗作用。冲洗时，可先夹闭引流管，而后向膀胱内灌注冲洗液并随时询问患者的感受，观察患者的反应，灌注量根据每位患者的不同情况设定，待膀胱充盈到预定容量时，开放引流管，使膀胱冲洗液流出。因膀胱内充盈的液体较多，流出时可有较大的流量和较高的流速，坏死组织碎块、血块和分泌物容易被冲洗出来，提高膀胱冲洗的效果。注意观察引流液性状，有鲜血流出或剧烈疼痛、导管堵塞或患者感到剧痛不适等情况，回流量少于输注量，同时伴有腹痛、腹胀等异常情况应停止冲洗，查找原因，及时解除。

第 30 章　胸外科

一、胸腔闭式引流

（一）单选题

1. A　2. D　3. B　4. C　5. C

（二）填空题

1. 渗液、血液及气体

2. 6～8、1.5～2cm

3. ＜ 50ml/24h、脓液＜ 10ml/24h

4. 渗血、渗液或是皮下气肿

5. 气胸、血胸、脓胸

（三）判断题

1. √　2. ×　3. √　4. ×　5. √

（四）问答题

1. 答：①患者取半坐卧位。②定时挤压胸膜腔引流管。③鼓励患者作咳嗽、深呼吸运及变换体位，以利胸腔内液体、气体排出，促进肺扩张。

2. 答：①保持管道的密闭。②严格无菌操作，防止逆行感染。③维持引流通畅。④观察、记录。

3. 答：①患者术后血压心率平稳后，指导患者进行有效排痰、咳嗽。②吹气球。增加肺的收缩弹性，促进肺复张。③鼓励患者早期下床活动。局麻术后 4～6h 即可下床，全麻术后 1～2d 即可下床，全肺切除或更大手术者，1 周后可适当下床。

4. 答：①引流胸腔内渗液，血液及气体。②重建胸膜腔内负压，维持纵隔的正常位置。③促进肺的膨出。④发现胸膜腔内活动性出血，支气管残端瘘等。

5. 答：①引流积液：腋中线和腋后线之间的第 6～8 肋间、引流管径为 1.5～2cm 橡皮管。②引流积气：锁骨中线第 2 肋间、引流管径为 1cm 塑胶管。③脓胸脓液积聚的最低点（胸片或 B 超定位）。

二、有效咳嗽

（一）单选题

1. B 2. A 3. C 4. D 5. C

（二）填空题

1. 5～15min

2. 从下至上从外向内

3. 120～80/min

4. 15s

5. 1500ml

（三）判断题

1. √ 2. √ 3. √ 4. √ 5. √

（四）问答题

1. 答：①保持呼吸通通畅，避免痰液淤积。②提高药效，促进病情恢复。③预防感染，减少术后并发症。

2. 答：①协助患者坐位或侧卧位。②操作者五指并拢呈弓形，用中等以患者能承受为宜的力量、以腕关节的力量，以40～50/min 的频率、由下至上、由外至内叩击。③每次 10～15min。④同时指导患者深呼吸后用力咳痰。咳嗽时嘱患者身体略向前倾，腹肌用力收缩、在深吸气后屏气 3～5s 再咳嗽，重复数次。⑤咳嗽后注意心律，有无缺氧，听诊呼吸音。如果心率增加 20/min，喘息、缺氧则应暂缓咳痰，并予以吸氧。

3. 答：①扣背排痰；②有效咳嗽；③体位引流；④机械排痰。

4. 答：痰液的黏稠度分为三度。1 度，痰液如米汤或泡沫样，吸痰后玻璃接头内壁上无痰液滞留。2 度，痰的外观较 1 度黏稠，吸痰后有少量痰液在玻璃接头内壁滞留，但容易被水冲净。3 度，痰的外观明显黏稠，呈黄色，吸痰管常因负压过大而塌陷，玻璃接头内壁上常滞留大量痰液。

5. 答：长期卧床的患者因痰液过多，不能靠咳嗽除尽痰液，要利用重力的作用和物理振动，即体位引流及背部拍打，帮助痰液咳出。

第 31 章　心外科

动脉血标本的采集技术

（一）单选题

1. C 2. A 3. A 4. A 5. C

（二）填空题

1. 搏动最明显处

2. 桡动脉、股动脉、肱动脉

3. 3～5、10～15

4. 0.5ml（12 500U/ 支）肝素

5. 浓度、方式、流量

（三）判断题

1. × 2. × 3. × 4. √ 5. √

（四）问答题

1. 答：血气分析是测定动脉血液中氧分压、二氧化碳分压、血氧饱和度，以及血液酸碱度、碳酸氢盐、阴离子间隙等参数，通过分析判断，了解肺的通气和换气功能，呼吸衰竭类型及严重程度，和各种类型的酸碱失衡情况。

2. 答：需注明采血时间，记录体温、给氧浓度、给氧方式、给氧流量、穿刺部位、机械通气的参数和循环评估于检验申请单上。

3. 答：选择穿刺动脉，常用部位为桡动脉、肱动脉、股动脉、足背动脉等。

4. 答：①选择采血动脉，确定搏动最明显处采血。多选用桡动脉、股动脉、肱动脉。选用桡动脉穿刺前行 Allen 试验，阳性者不宜选用该处桡动脉，应先取其他部位采血。②检查采血动脉周围皮肤有无水肿、结节、瘢痕。严重凝血障碍患者应避免桡动脉穿刺。③血气分析时注射器内勿有空气，出血倾向者慎用。如使用注射器采血时，应先铺无菌治疗盘，再选用 0.5ml（12500U/ 支）肝素湿润注射器后排尽空气置于无菌治疗盘内，写好铺盘时间备用。标本及时送检。④若饮热水、洗澡、运动，需休息 30min 后再采血，避免影响结果。

5. 答：①记录体温、给氧浓度、给氧方式、给氧流量、穿刺部位、机械通气的参数和循环评估于检验申请单上。②拔针后立即将针头斜面刺入橡皮塞或专用凝胶针帽隔绝空气。③将血气针轻轻转动，使血液与肝素充分混匀，立即送检。④患者穿刺处垂直按压 5～10min，按压至止血。⑤采血后再次核对患者信息，并嘱患者卧床休息 30min 以上，行桡动脉（或肱动脉）穿刺的患者当天穿刺的肢体尽量不提重物。

第 32 章　血管外科

一、医用弹力袜使用技术

（一）单选题

1. C　2. B　3. A　4. A　5. A

（二）填空题

1. 促进下肢静脉回流、减轻下肢肿胀

2. 皮肤的温度、颜色、足背动脉的搏动

3. 腿部

4. 3cm

5. 1 周

（三）判断题

1. √　2. √　3. √　4. ×　5. ×

（四）问答题

1. 答：促进下肢静脉回流、减轻下肢肿胀，预防大手术及长期卧床患者的下肢深静脉血栓形成。

2. 答：①卧床时间超过 72h。②各种大、中型手术时间大于 2h 或术后制动。③下肢静脉曲张术前预防和手术 1 周后治疗。④下肢淋巴水肿、下肢深静脉血栓后遗症、怀孕、从事站立或重体力劳动者。

3. 答：①腿部及足部存在感染或感觉迟钝者。②动脉硬化或动脉缺血性疾病。③腿部及足部皮炎、溃疡、出血、坏疽等。④刚做完皮肤移植或静脉剥脱手术。⑤腿部严重

畸形。⑥充血性心力衰竭。⑦对弹力袜材料过敏者。

4. 答：①弹力袜的选择必须合乎患者腿部周径，在腿部肿胀消退之后卧床测量踝部和小腿的周径及膝下 3cm 或腹股沟下 3cm 至足底的长度，穿着时应无褶皱。②勤剪趾甲，防止在穿或脱弹力袜时，刮破弹力袜。③检查脚和鞋，预防脚后跟皮肤皲裂而刮伤弹力袜。经常检查鞋内，防止杂物造成弹力袜磨损。

5. 答：两手拇指撑在弹力袜内侧，其余四指抓紧弹力袜，把脚伸入弹力袜内，两手拇指撑紧弹力袜，四指与拇指协调把弹力袜拉向踝部，并把弹力袜跟部置于足跟处。

二、间歇充气加压装置（IPC）使用技术

（一）单选题

1. D　2. B　3. A　4. A　5. A

（二）填空题

1. 充气压力带、充气软管、气泵

2. 预防深静脉血栓栓塞症

3. 充气、放气、按摩腿部肌肉

4. 30

5. 75% 乙醇

（三）判断题

1. ×　2. ×　3. ×　4. √　5. √

（四）问答题

1. 答：预防深静脉血栓栓塞症。

2. 答：①高 VTE 风险手术，如全髋关节置换术、全膝关节置换术、髋关节骨折等。②存在 VTE 发生风险的无禁忌证的患者。③可用于对抗凝治疗有禁忌的 VTE 高危患者（如神经外科、头部创伤的患者等）。

3. 答：①任何可能妨碍充气压力带作用的腿局部情况，例如皮炎、静脉结扎（在手术后即刻）、坏疽，或者刚做完皮肤移植手术。②严重的动脉硬化症或其他缺血性血管病。③腿部大范围水肿或由充气性心力衰竭引发的肺水肿。④腿部严重畸形。⑤疑似已出现 VTE。

4. 答：①评估患者精神状况及配合程度、患肢伤口情况。②评估患肢是否有深静脉血栓。③评估患者皮肤是否有破损。④评估 IPC 性能是否良好。⑤选择合适的充气压力带。

5. 答：①未拔除引流管的患者应妥善固定引流管，以防脱落。②对于糖尿病或血管病患者，必须经常进行皮肤检查。③腿长型充气压力带使用过程中，膝盖部位应暴露于腿套之外。④使用过程中，经常检查皮肤有无红肿及任何可能导致组织坏死的早期迹象，必要时终止治疗。⑤充气压力带避免与皮肤直接接触，以免引起皮肤不适。

第 33 章　急诊科

一、人工呼吸器使用

（一）单选题

1. D　2. B　3. B　4. C　5. A

（二）填空题

1. 10

2. E—C

3. 10～12

4. 仰

5. 2/3

（三）判断题

1. √　2. √　3. √　4. √　5. ×

（四）问答题

1. 答：维持和增加机体通气量；维持有效呼吸，纠正威胁生命的低氧血症。

2. 答：①使用球囊，要保证气道通畅，并持续有效开放。②面罩大小合适，确保紧贴不漏气。③球囊通气动作速度均匀，吸气相时间为 1s/ 次，避免通气过快，造成急性胃扩张。④无自主呼吸的患者，通气频率为 10～12/min；有微弱呼吸的患者，则尽量在患者吸气时挤压球囊。⑤使用后的人工呼吸器，应进行擦拭消毒后，晾干，检查无损

后，将部件组装后备用。

3. 答：呼吸囊、呼吸活瓣、面罩、衔接管。

4. 答：E–C 手法标准：一手中指、环指、小指置于患者下颌部，拇指、示指置于面罩上。

5. 答：呼气阀、鸭嘴阀、压力阀、进气阀、储氧安全阀、储氧阀。

二、洗胃技术

（一）单选题

1. A　2. C　3. B　4. A　5. D

（二）填空题

1. 6

2. 温开水

3. 45～55

4. 发际到剑突

5. 4～6

（三）判断题

1. √　2. ×　3. √　4. √　5. √

（四）问答题

1. 答：清除毒物、减轻胃黏膜水肿、为特殊检查和手术做准备。

2. 答：在洗胃过程中，患者出现腹痛、流出血性液体或有虚脱表现，应立即停止操作，并通知医生进行处理。

3. 答：非腐蚀性毒物中毒，如有机磷、安眠药、重金属类、生物碱及食物中毒等。

4. 答：强腐蚀性毒物（如强酸、强碱）中毒、肝硬化伴食管胃底静脉曲张、胸主动脉瘤、近期内有上消化道出血及胃穿孔、胃癌等。

5. 答：洗胃是将胃管插入患者胃内，反复注入和吸出一定量的溶液，以冲洗排出胃内容物，减轻或避免吸收中毒的胃灌洗方法。

三、心肺复苏术

（一）单选题

1. B　2. C　3. C　4. A　5. A

（二）填空题

1. 仰头抬颏法

2. 5～6

3. E-C

4. 两乳头连线中点

5. 30 : 2

（三）判断题

1. √ 2. × 3. √ 4. × 5. √

（四）问答题

1. 答：快速按压；用力按压；让胸廓充分回弹；尽量减少中断按压时间；避免过度通气。

2. 答：①突然面色死灰、意识丧失。②大动脉搏动消失。③呼吸停止。④瞳孔散大。⑤皮肤苍白或发绀。

3. 答：电击除颤电极板的位置（右）心底（STERNUM）：锁骨下，胸骨右缘第2～4肋间；（左）心尖（APEX）：左腋中线与第5肋交界处（心尖区）。

4. 答：肋骨骨折，血气胸，胸骨骨折，肝破裂。

5. 答：以徒手操作来恢复猝死患者的自主循环、自主呼吸和意识，抢救发生突然、意外死亡的患者。

四、气管插管配合技术

（一）单选题

1. C 2. C 3. C 4. D 5. B

（二）填空题

1. 下颌角

2. 45°

3. 72

4. 2

5. 鼻孔

（三）判断题

1. √ 2. √ 3. √ 4. × 5. √

（四）问答题

1. 答：通过人工手段建立呼吸通道，解除上呼吸道阻塞，为心跳呼吸骤停者进行人工呼吸，便于清除气管及支气管内的分泌物和给氧。

2. 答：双侧胸廓均匀抬起；上腹部无气过水声；双肺呼吸音清，对称一致。

3. 答：悬雍垂（第一解剖标志）与会厌（第二解剖标志）。

4. 答：心跳、呼吸骤停的抢救；呼吸衰竭；任何原因引起的自主呼吸障碍及呼吸保护反射迟钝或消失；气道梗阻；严重的感染造成气道分泌物过多；全身麻醉。

5. 答：喉水肿；急性喉炎；喉头黏膜下血肿；胸主动脉瘤压迫气管；严重凝血功能障碍；不稳定的颈椎损伤。

第34章 妇科

一、阴道灌洗技术指导

（一）单选题

1. B 2. A 3. C 4. C 5. D

（二）填空题

1. 阴道后穹隆

2. 宫颈炎

3. 阴道黏膜

4. 导尿管

5. 低高度

（三）判断题

1. √ 2. × 3. √ 4. × 5. √

（四）问答题

1. 答：清洁阴道，促进阴道血液循环，缓解局部充血，常用于控制和治疗阴道炎、宫颈炎。也可用于妇科手术前的阴道准备。

2. 答：垫巾、窥阴器、灌洗器、弯盘、大棉签、一次性手套污物桶、温度适宜的灌洗药液。

3. 答：用灌洗液先冲洗外阴部，将窥阴器插入阴道内，将灌洗头沿阴道纵壁方向插至后穹隆处开始灌洗，灌洗时轻轻旋转窥阴器更换位置，使灌洗液能达到阴道各部冲净为止，取出灌洗头，再次冲洗外阴。

4. 答：经期、孕期、产褥期、阴道出血者做阴道冲洗容易引起上行感染，一般禁止阴道冲洗。

5.答：恶性肿瘤患者，有少量阴道出血，必要时可以慢速度、低高度温和的灌洗。

二、会阴擦洗技术

（一）单选题

1.D 2.D 3.D 4.D 5.C

（二）填空题

1.屈膝仰卧位

2.清洁会阴、去除异味

3.0.5% 碘伏

4.由外向内、自上而下

5.40～42℃

（三）判断题

1.√ 2.√ 3.× 4.√ 5.√

（四）问答题

1.答：清洁会阴，去除异味，保持局部清洁、舒适，预防或减轻感染及并发症。

2.答：翻开包皮，暴露冠状沟，由上而下，环形擦洗，依次是阴茎头部、下部、阴囊和肛门口。

3.答：阴阜、大阴唇、小阴唇、尿道口、阴道口和肛门。

4.答：自上而下，由外到内。

5.答：①注意擦洗顺序，保护患者隐私；②注意观察阴道分泌物及产后恶露的颜色、性状和量，会阴部有无水肿；③观察记录伤口有无红肿热痛等炎症反应，尿道口有无分泌物，分泌物的颜色、有无异味。

三、坐浴技术

（一）单选题

1.D 2.C 3.D 4.A 5.B

（二）填空题

1.消炎、消肿

2.停止坐浴

3.会阴部、肛门疾病

4.月经期、产后周内

5.15～20min

（三）判断题

1.× 2.√ 3.× 4.√ 5.√

（四）问答题

1.答：患者病情、治疗情况；患者局部皮肤情况；患者的活动能力及合作程度。

2.答：药物准备及配制浓度应遵医嘱严格执行，并做好查对制度；注意保暖及保护患者隐私；室温适宜，调节合适的水温；女性患者在月经期、妊娠期后期、产后2周内、阴道出血和盆腔急性炎症期不宜坐浴；有伤口注意无菌操作。

3.答：女性患者在月经期；妊娠期后期；产后2周内；阴道出血和盆腔急性炎症期不宜坐浴。

4.答：坐浴时，由于血管扩张和重力的作用，使回心血量减少，容易出血头晕、乏力等症状，出现这些症状后，应立即停止坐浴，卧床休息。

5.答：①暴露患者臀部；②患者缓慢坐于浴盆内，至臀部完全泡入坐浴液中；③坐浴时间 15～20min；④观察患者面色、呼吸，询问其感受；⑤坐浴完毕，擦干臀部，有伤口时予换药；⑥协助患者整理衣物；⑦整理用物。

第35章 产科

一、听诊胎心音技术

（一）单选题

1.C 2.A 3.A 4.A 5.A

（二）填空题

1.妊娠末期

2.110～160、胎动

3.子宫杂音、腹主动脉音、胎动音、脐带杂音

4.20 周、≥10 次 /2h

5.下方，左或右、上方，左或右、周围

（三）判断题

1.× 2.√ 3.× 4.× 5.√

（四）问答题

1. 答：①听诊胎心音时应与子宫杂音、腹主动脉音、脐带杂音相鉴别。②胎心音的特征是：胎心音呈双音，第一音和第二音很接近，似钟表"滴答"声，速度较快，110～160/min。

2. 答：①胎儿宫内窘迫。②该如下处理：A. 给孕妇高流量吸氧，嘱孕妇取左侧卧位，同时报告医生。B. 密切观察胎心音，5～10min 听一次胎心音，行胎心电子监护，观察胎心音与宫缩之间的关系，判断胎儿缺氧情况。C. 按医嘱给予氨茶碱、地塞米松、维生素 C 等药物治疗。D. 做好阴道检查的准备，协助医生行人工破膜术，观察羊水性质、颜色，判断胎儿缺氧情况。E. 必要时按医嘱做好剖宫产手术前准备。

3. 答：准确测量胎心音，了解胎心音是否正常，了解胎儿在子宫内情况，为正确处理产程提供依据。

4. 答：①注意保持环境安静、保护孕妇隐私，操作手法轻柔，注意保暖。②注意胎心音的节律和速度，并与子宫杂音、腹主动脉音、胎动音及脐带杂音相鉴别。为有宫缩的孕妇听胎心时，选择在宫缩后间隙期听诊。③根据不同胎方位选择听胎心音响亮部位进行听诊，通常胎心音在靠近胎背上方的孕妇腹壁上听得最清楚。A. 头位：孕妇脐下方（左或右）。B. 臀位：孕妇脐上方（左或右）。C. 横位：孕妇脐周围。④若胎心变化＜110/min 或＞160/min，需至少听诊 1min。可触诊孕妇的脉搏做对比。必要时给孕妇吸氧、左侧卧位并及时通知医生。⑤多胎妊娠在胎心音听诊时如无法确认多胎胎心时应及时通知医生。

5. 答：①孕妇孕周大小、胎方位、胎动情况。②孕妇自理能力、合作程度及耐受力。孕妇局部皮肤情况、膀胱充盈情况。

二、新生儿脐部护理技术

（一）单选题

1. B　2. A　3. E　4. D　5. D

（二）填空题

1. 重新结扎

2. 螺旋

3. 1、无分泌物

4. 3% 过氧化氢溶液、0.9%NS、0.5% 安尔碘

5. 75% 乙醇

（三）判断题

1. √　2. ×　3. ×　4. √　5. ×

（四）问答题

1. 答：①为新生儿进行脐部护理时，应当严密观察脐带有无特殊气味及脓性分泌物，发现异常及时报告医师。②经常保持脐部清洁、干燥。脐带未脱落前，勿强行剥落，结扎线如有脱落应当重新结扎。③勤换尿布，避免尿液污染脐部。④脐部护理每日 1 次，直至脐带脱落，脐轮无分泌物。

2. 答：查看脐部有无红肿、有无渗血、渗液、异常气味；残端有无脱落；尿布是否尿湿；患儿家属对脐部护理知识知晓度。

3. 答：脐部无感染者，按无感染伤口处理，消毒时由内向外；脐部有感染者，按感染伤口处理，消毒由外到内。

4. 答：①脐部护理应每天 1 次，直至脐带脱落后，脐轮无分泌物。②脐部无感染者，按无感染伤口处理，消毒时由内向外；脐部有感染者，按感染伤口处理，消毒由外到内。③清洗脐端不能只洗表面，应将脐带根部彻底清除，脐带未脱落前，勿强行剥落，结扎线如有脱落应重新结扎。④脐窝和脐根部有粘连时从脐根部呈螺旋状作擦拭，不可来回擦。⑤脐部无红肿及分泌物者用 75% 乙醇消毒脐带残端及脐轮，脐部有渗液或渗血者先用 3% 过氧化氢溶液清洗，再用 0.9%NS 清洗后再用 0.5% 安尔碘消毒。

5. 答：保持脐部清洁、干燥，预防新生儿脐炎的发生。

第36章 儿科

一、小儿静脉采血技术

（一）单选题

1. B　2. D　3. C　4. B　5. A

（二）填空题

1. 同侧手臂

2. 溶血、血液、抗凝剂

3. 清晨空腹、使用抗生素前、伤口局部治疗前、高热寒战期

4. 抗凝、干燥

5. 真空采血管与采血针相连

（三）判断题

1. ×　2. ×　3. √　4. √　5. ×

（四）问答题

1. 答：①核对医嘱，做好准备工作。②协助患儿做好准备，取舒适体位。③选择患儿适宜的穿刺部位，按无菌技术原则进行穿刺。④采集适量血液后，松止血带。⑤按正确要求处理血标本。

2. 答：①严格执行查对指导和无菌操作原则。②使用电子条形码应竖贴在管上，不能遮挡管中的刻度。③小儿静脉采血时，建议不要用一次性采血针，最好用头皮针加注射器连接，避免针在血管内而抽不出血。④对于住院时间短、短期输液且头皮静脉明显的患儿，采用头皮静脉采血方便快捷，但由于体位限制，不适用于上呼吸机患儿及颅内出血不宜搬动体位患儿的采血。⑤股静脉采血穿刺时要绝对避开股神经，否则容易造成下肢运动障碍；不要在同一部位反复穿刺或左右摆动，以免造成血肿或较大范围的损伤；斜刺时向上刺入不可过深，以免伤及髋关节或腹腔内组织，穿刺时密切观察患儿的意识、面色、生命体征等变化，如有异常，立即停止操作。⑥采集血标本的方法、采血量和时间要准确。静脉血液标本最好于起床后 1h 内采集。做生化检验，应在清晨空腹时采血。采集细菌培养标本尽可能在使用抗生素前或伤口局部治疗前、高热寒战期采集血标本。⑦通过使用止血带、重力、热敷、挤压血管或嘱患者握拳松拳等方法以使静脉充盈。⑧止血带压迫静脉时间不宜过长，推荐时间为 40～120s。⑨采血时，肘部采血不要拍打患者前臂，结扎止血带的时间以 1min 为宜，过长可导致血液成分变化影响检验结果。⑩采血时只能往外抽，而不能向静脉内推，以免注入空气，形成血栓而造成严重后果。⑪如果在对静脉选择定位时需要使用止血带，推荐再次使用前应保证至少间隔 2min。使用止血带时，患者不要进行松紧拳头的动作。⑫采全血标本时，需注意抗凝，血液注入容器后，立即轻轻旋转摇动试管 8～10 次，使血液和抗凝剂混匀。抽血清标本须用干燥注射器、针头和干燥试管，避免溶血。采集血培养标本时，应防污染，除严格执行无菌技术操作外，抽血前应检查培养基是否符合要求，瓶塞是否干燥，培养液不宜太少。血培养标本应注入无菌容器内。⑬严禁在输液、输血的针头处抽取血标本，最好在对侧肢体采血。⑭真空管采血时，不可先将真空采血管与采血针相连，以免试管内负压消失而影响采血。⑮凝血功能障碍患儿拔针后按压时间延长至 10min。

3. 答：治疗盘内放一次性 5～10ml 注射器或采血针、一次性手套、2% 碘酊、75% 乙醇、棉签、棉球、止血带、弯盘、小枕、检验单、标本容器（干燥试管、抗凝试管或血培养瓶或真空采血管）。

4. 答：立即拔针；安抚患者，给予解释；给予营养神经的药物和物理疗法。

5. 答：评估饮食时间是否符合采集要求；评估有无运动、吸烟、饮酒或服用影响检查结果的药物。

二、蓝光治疗法

（一）单选题

1. C　2. D　3. B　4. B　5. C

（二）填空题

1. 425～475nm

2. 24

3. 眼罩

4. 青铜症、皮疹、发热、腹泻

5. 25～35

（三）判断题

1. ×　2. √　3. ×　4. ×　5. √

（四）问答题

1. 答：通过光的能量来改变胆红素的形状和结构，将胆红素转换为光胆红素结构异构体。在胆汁和尿液中排出。

2. 答：保证患儿安全，戴好合适的眼罩；将患儿置于蓝光中央，确保患儿全身皮肤可以被照射；充分暴露皮肤，监测体温；耐心喂养，给予足够的奶量；密切观察生命体征及皮肤情况；做好胆红素水平的监测。

3. 答：青铜症、皮疹、不显性水分丢失、发热、腹泻。

4. 答：早产儿皮下脂肪少；脊椎后突畸形患儿；烦躁好动的患儿；生后 24h 内出现黄疸，TSB ＞ 102.6μmol/L；足月儿 TSB ＞ 220.6μmol/L，早产儿 ＞ 255μmol/L；血清结合胆红素 ＞ 26μmol/L；TSB 每天上升 ＞ 85μmol/L；黄疸持续时间长，超过 2～4 周，或进行性加重。

5. 答：①黄疸出现早，出生后 24h 以内就出现黄疸；②每天 TSB 上升幅度 ＞ 85.5μmol/L（5mg/dl）或每小时上升幅度 ＞ 8.5μmol/L（0.5mg/dl）；③结合胆红素 ＞ 25.6～34μmol/L（1.5～2mg/dl）；④黄疸持续时间长，反复出现。

第 37 章　手术室

无菌技术

（一）单选题

1. C　2. A　3. C　4. C　5. E

（二）填空题

1. 底部、边缘、内面

2. 一位患者、交叉感染

3. 无菌技术、医疗、护理、无菌物品、无菌物区域

4. 细菌芽孢、消毒、细菌和芽孢、灭菌

5. 无菌物品、菌区域

（三）判断题

1. ×　2. ×　3. √　4. √　5. √

（四）问答题

1. 答：是指在医疗、护理操作过程中，防止一切微生物侵入人体和防止无菌物品、无菌区域被污染的操作技术。

2. 答：①在进行无菌操作前，操作者要戴好口罩、帽子并洗手；②在进行无菌操作时，环境要保持清洁；③无菌物品和非无菌物品应分开放置，无菌物品不可暴露在空气中，必须存放于无菌容器或无菌包内，无菌物品使用后必须重新灭菌方可再用，无菌物品一旦从无菌容器或包内取出，即未使用也不可放回；④无菌包外应注明物品名称、灭菌日期，并按灭菌日期先后顺序存放和使用；⑤夹取无菌物品，必须使用无菌持物钳（镊），未经消毒的手臂及用物不可跨越无菌区；⑥无菌操作中，无菌物品被污染或疑被污染，不可再用，应予以更换或重新灭菌；⑦一份无菌物品，只能供一位患者使用一次，以防止交叉感染。

3. 答：①无菌包的使用期限一般为 7d；②如包内物品未使用完，按原折痕包好，系带横向扎好，并注明开包日期及时间。包内剩余物品 24h 内可使用。如包内物品被污染或包布受潮，需重新灭菌。

4. 答：取物时，打开容器盖，内面向上置于稳妥处或拿在手中容器盖内面斜下方。用无菌持物钳从无菌容器内夹取无菌物品。拿盖时手不可触及容器盖的边缘及内面。取出无菌物品时，不可触及容器的边缘。

5. 答：取物时，打开容器盖，内面向上置于稳妥处或拿在手中容器盖内面斜下方。用无菌持物钳从无菌容器内夹取无菌物品。

拿盖时手不可触及容器盖的边缘及内面。取出无菌物品时，不可触及容器的边缘。

第 38 章　肿瘤科

植入式静脉输液港维护技术

（一）单选题

1. C　2. C　3. C　4. A　5. D

（二）填空题

1. 100U/ml

2. 每 7 天、血迹残留、完整性受损、取下

3. 穿刺座、导管锁、导管

4. 粗、细

5. 外、输液

（三）判断题

1. √　2. ×　3. √　4. ×　5. √

（四）问答题

1. 答：①每次输液前后；②输注血液、TPN、化疗药、甘露醇、脂肪乳等大分子、黏稠药液后；③前后两组液体不相容或形成结晶时；④治疗间歇期每 4 周 1 次。

2. 答：①根据患者的情况正确选择冲、封管液体，常用的封管液有：0.9% 的氯化钠溶液，每次 10~20ml，输液期间每隔 6~8h 冲管 1 次，治疗间歇期间每隔 4 周冲、封管 1 次；肝素稀释液，浓度为 100U/ml，每次用 2~5ml，冲管后使用。②使用正确的冲、封管手法：脉冲式冲管：用 20ml 的 0.9% 氯化钠溶液，采用一推一停交替的方法推注，使冲管液在静脉导管内形成小漩涡，有利于冲刷干净导管内残留的药物。正压封管：将针尖斜面留在肝素帽内，用肝素稀释液 2~5ml 正压冲管，当注射器剩余 0.5~1ml 封管液时，边推边拔针，直至针头完全退出为止，确保静脉导管内全是封管液。③冲、封管过程中观察输液港座周围有无肿胀、疼痛；患者是否有寒战、发热等不适症状出现。

3. 答：植入式静脉输液港 PORT 是一种完全植入体内的闭合静脉输液系统，又称植入式中央静脉导管系统。

4. 答：输液港包括穿刺座、导管锁、导管，其中穿刺座由穿刺隔、储液槽、侧壁和基底、缝合孔组成。

5. 答：无损伤针是输液港专用输液配件，因其含一个折返点，避免成芯作用，其针尖的斜面不会切削穿刺隔膜，从而避免损伤穿刺隔形成漏液，因此称为无损伤针。